G. WEISS · Diagnostische Bewertung von Laborbefunden

Diagnostische Bewertung von Laborbefunden

Von Dr. German Weiss
Facharzt für Innere Krankheiten

Mit einem Geleitwort von
Professor Dr. A. Schretzenmayr

J. F. LEHMANNS VERLAG
MÜNCHEN

Druck + Bindung: Verlagsdruckerei E. Rieder, Schrobenhausen
Printed in Germany
ISBN 3-469-00535-4

Inhalt

Geleitwort

Dieses Buch ist aus der Sprechstunde heraus geboren und für eben diese Sprechstunde des Praktikers und des Facharztes geschrieben. Die rasante Entwicklung der labordiagnostischen Methoden in den letzten Jahren hat den Arzt der Praxis mit neuen Problemen konfrontiert. Der eine Teil — es ist vorwiegend die jüngere Generation — macht freudig, oft zu ausgiebig von den neuen diagnostischen Möglichkeiten Gebrauch, ein anderer Teil verhält sich ablehnend, ja begründet diese Ablehnung nicht selten mit dem Argument, die moderne Medizin ginge einen falschen Weg. Die Mehrzahl der in der Praxis stehenden Ärzte bemüht sich jedoch ehrlich und oft auch beschwerlich, das Neue, den Fortschritt mit Hilfe der Labordiagnostik in den Griff zu bekommen. Der Kollege sammelt Laborprospekte, er besucht labordiagnostische Fortbildungskurse und Seminare, er macht sich viele Notizen, er kauft sich ausgezeichnete Laborbücher in neuester Auflage — aber die Zeitnot der Praxis hindert ihn, all dies Wissen im speziellen Fall zu integrieren und bei dem vor ihm sitzenden Patienten sofort in Anwendung zu bringen. Wenn er erst nach seinen Notizen suchen muß, wenn er sich erst durch mehrere Seiten verschiedener Bücher mit den vielen „wenn“ und „aber“ hindurchmühen muß, um sich über Möglichkeiten und Bewertung einer bestimmten Laboruntersuchung zu orientieren, dann resigniert er.

Diese Lücke zwischen dem großen Interesse an der medizinischen Labordiagnostik und der schwierigen Bewertung der Ergebnisse in der Praxis will das vorliegende Buch überbrücken. Der erste Teil geht dabei von den Labortesten aus, zählt sie stichwortartig auf, und ordnet ihnen nur die Krankheitsbilder und Syndrome zu, bei denen diese Labormethoden eine Rolle spielen können. Eine kritische Bewertung, gleichfalls in Schlagworten, bewahrt vor Über- und Unterschätzung der Befunde, Hinweise auf zugehörige Abschnitte des Buches erweitern die Kenntnisse der differentialdiagnostischen Möglichkeiten.

Der zweite Teil* geht von den Krankheitsgruppen und Symptomen aus und ordnet diesen die Labormöglichkeiten zu. Beide Blickrichtungen zusammen ermöglichen ein rasches Finden und Erfahren, sei es, daß der Arzt Bedeutung und Bewertung eines Laborbefundes sucht, sei es, daß er einen klinischen Verdacht durch rationellen Einsatz von Labormethoden erhärten will.

---

* Der zweite Teil wird in einem bald folgenden 2. Band veröffentlicht.

Möge dieses Buch dem Arzt der Praxis „zur Hand gehen“, in der Sprechstunde und am Krankenbett, möge es ihm helfen, den Anschluß zu ebnen an die großen Fortschritte, die heute die Labordiagnostik für die Diagnose, Therapie, Prognose und Prophylaxe auf allen Gebieten der Medizin gebracht hat.

Professor Dr. A. Schretzenmayr

Die technische Entwicklung hat auch die Zahl der Laboratoriumsuntersuchungen und Methoden in den letzten Jahren sprunghaft ansteigen lassen. Dadurch wird dem Arzt eine Fülle von Informationsmaterial zur Verfügung gestellt, welches er bis in alle Einzelheiten nur noch schwer zu übersehen vermag. Vor allem die Wechselbeziehungen der einzelnen Ergebnisse zueinander können wertvolle diagnostische Hinweise geben. Weiss hat sich deshalb bemüht, diese Problematik besonders herauszustellen.
Er geht aus der praktischen Erfahrung heraus von dem Krankenbild aus und setzt die Laborergebnisse dazu in Beziehung. Es wäre interessant, auch den umgekehrten Weg noch zu gehen und von dem Laborbefund ausgehend die Palette der zuzuordnenden Krankheiten auszumalen.
Sicherlich ist die Arbeit von Weiss auch wertvoll für die Datenspeicherung und Datenverarbeitung, da Zuordnungen dieser Art bisher nicht vorhanden sind.
Die Laboratoriumsdiagnostik müßte eine tote Wissenschaft bleiben, wenn es nicht gelänge, ihre Ergebnisse den Krankheitsabläufen zuzuordnen.

Dr. Fenner

Vorwort zur 4. Auflage

Das positive Echo seit dem Ersterscheinen des Büchleins gibt mir Mut zur weiteren Arbeit. Der Erfolg, der sich in der Auflagenzahl, positiven Zuschriften und positiven Buchbesprechungen ausdrückt, beweist, daß bis zum Erscheinen des Buches eine Lücke bestand. Die Anregungen für Veränderungs- oder Verbesserungswünsche waren sehr gering. Auch in der neuen Auflage möchte ich auf Funktionsprüfungen nicht primär Laboratoriums-diagnostischer Methodik und kompliziertere Untersuchungen, die nicht in den meisten Labors durchgeführt werden können, verzichten. Auch stärker spezifische Untersuchungsmethoden, die nur in geringem Grade eine Differentialdiagnostik des Ergebnisses erforderlich machen, wurden wiederum nicht berücksichtigt, da ihre Bedeutung bei Einleitung der Diagnostik dem Studenten und Arzt schon bekannt sind.
Die manchmal nicht ganz konsequent durchgeführte Einheitlichkeit der einzelnen Kapitel ist einerseits auf verschiedene Literaturangaben zurückzuführen, andererseits darauf, daß Schönheitskorrekturen oft mit größerem Zeitaufwand verbunden sind als die eigentliche Grundarbeit. Da mir jedoch Assistenten und Doktoranden zur Unterstützung nicht zur Verfügung stehen und ich diese Arbeit neben der normalen Praxistätigkeit durchführe, habe ich nur in dringenden Fällen zur besseren Verständlichkeit Änderungen durchgeführt.
An Ergänzungen und Neueinführungen finden sich in der Neuauflage vor allem neu eingeführte Teste, wie Gamma-GT, LAP usw., die in der Diagnostik bereits einen festen Platz eingenommen haben, weiterhin wurden v. a. Veränderungen bezüglich der Haltbarkeit der einzelnen Bestimmungen eingeführt, da neuere und exaktere Literaturangaben vorliegen.
Für eine weitere Zusendung von Anregungen und Vorschlägen bin ich sehr dankbar. Ich bitte um Verständnis, wenn ich nicht jede der Zuschriften persönlich beantworten kann oder aber die Antwort erst lange Zeit später kommt.

Augsburg, den 1. 11. 1975

Abkürzungen

Alb.	Albumine
α_1Glob.	α_1-Globuline
α_2Glob.	α_2-Globuline
alk.	alkalisch
Alk. Phos.	Alkalische Phosphatase
BB	Blutbild
βGlob.	β-Globuline
BKS (= BSG)	Blutkörperchensenkung
Bili	Bilirubin
BSP	Bromsulphalein
C	Celsius
Ca	Calcium
CHE (ChE)	Cholinesterase
Chol.	Cholesterin
chron.	chronisch
Cl	Chlorid
CO_2	Kohlendioxyd
CRP	C-reaktives Protein
Cu	Kupfer
dir.	direkt
Elphor	Elektrophorese
Ery	Erythrozyten
Fe	Eisen
F. I.	Färbeindex
γ Glob.	γ-Globuline
GE	Gesamteiweiß
GLDH	Glutaminsäuredehydrogenase
Glob.	Globuline
GOT (= SGOT)	Glutamat-Oxalazetat-Transaminase
GPT (= SGPT)	Glutamat-Pyruvat-Transaminase
h	Stunde(n)
Hb	Hämoglobin
HCG	Human-Chorion-Gonadotropin

IE	Internationale Einheit
indir.	indirekt
IU	International Unit (= IE)
K	Kalium
KBR	Komplementbindungsreaktion
LDH	Laktatdehydrogenase
LE	Lupus erythematodes
Leuko	Leukozyten
Mg	Magnesium
Min (= min)	Minute
mval/l	Milliäquivalent pro Liter
Na	Natrium
P	anorganischer Phosphor (entspr. d. Phosphat)
PCP	Primär chronische Polyarthritis (= progressiv chronische Polyarthritis = Rheumatoide Arthritis)
pH	negativer dekadischer Logarithmus der Wasserstoffionenkonzentration
Phos.	Phosphatase
PO_4	Phosphat
RES	Retikuloendotheliales System
Rest-N	Reststickstoff
RF	Rheumafaktor
Sec (= Sek)	Sekunde
Std (= h)	Stunde
vgl.	vergleiche
Vol.	Volumen
Vol.-%	Volumenprozent
z. B.	zum Beispiel
z. T.	zum Teil

Zeichen und Symbole

< Weniger als

> Mehr als

↑ Erhöhte Werte

↗ Leicht erhöhte Werte

→ Normale Werte

↘ Leicht erniedrigte Werte

↓ Erniedrigte Werte

↳ Die Befunde können normal oder erhöht sein

⟨ Die Ergebnisse schwanken zwischen leicht erhöhten und leicht erniedrigten Werten

∠ Normale oder leicht erhöhte Werte

↑↑ Stark erhöhte Werte

↑↑↑ Extrem erhöhte Werte

⇈ Die Befunde können zwischen starken Erhöhungen und normalen Werten schwanken

↳ Meist normale, selten erhöhte Werte

↳ Meist liegen erhöhte Werte vor, es können aber auch normale Befunde vorkommen

⇾ Normale oder hochnormale Werte (d. h. im oberen Grenzbereich der Norm)

⇾ Normale oder niedernormale Werte (d. h. im unteren Grenzbereich der Norm)

~ Schwankende, unsichere oder nicht festlegbare Werte

♂ Symbol für das männliche Geschlecht allgemein, im Text zur besseren Hervorhebung auch für „Männer“ gesetzt

♀ Symbol für das weibliche Geschlecht allgemein, im Text zur besseren Hervorhebung auch für „Frauen“ gesetzt

α alpha

β beta

γ gamma

μ my

Einleitung

Die Laboruntersuchungen finden sich alphabetisch geordnet, um ein rasches Auffinden der Kapitel zu ermöglichen. Die einzelnen Abschnitte beginnen jeweils mit den Normalwerten, soweit erforderlich auch nach verschiedenen Altersstufen und Geschlecht gegliedert. Die angegebenen Werte dienen nur zur orientierenden Übersicht. Es bestehen je nach Art der verwendeten analytischen Methodik gewisse Abweichungen der Normalwerte, ebenso können in Abhängigkeit von ernährungsbedingten und geographischen Unterschieden Verschiebungen der Norm auftreten. Weitere Abweichungen bestehen bei manchen Untersuchungen im Zusammenhang mit der Tageszeit, der Körperlage und der vorhergegangenen Nahrungsaufnahme. So sind z. B. beim liegenden Patienten die Hämatokritwerte, Eiweißwerte und Cholesterinwerte um etwa 10% höher als beim sitzenden Patienten. Daher sollte bei Untersuchungen und Verlaufskontrollen von möglichst konstanten Bedingungen ausgegangen werden. Welche Normalwerte gelten, wird vom jeweiligen Labor festgestellt. Im Anhang findet sich eine Tabelle, in die die Normalwerte des eigenen Labors und die erforderliche Menge des Untersuchungsmaterials eingetragen werden können. Bei der Bewertung darf keine Verwechslung der Einheiten (Enzymeinheiten) oder Maße (mg % und mval/l) vorkommen. Es ist zu beachten, daß der Normalbereich immer eine Größe statistischer Art darstellt und der Übergang vom Normalen zum Pathologischen nicht an einem starren Grenzwert erfolgt, sondern in einem mehr oder weniger fließenden Bereich.

Ebenso wie bei der Festsetzung der Normalwerte Unterschiede auftreten können, sind durch viele Faktoren Veränderungen und Verfälschungen der Laborergebnisse zu erwarten. Auch einem guten Labor gegenüber sollte der Arzt kritisch sein und mit falschen Ergebnissen bis zu 10% der angeforderten Untersuchungen rechnen. Es ist daher grundsätzlich zu fordern, daß die Laborergebnisse immer im Zusammenhang mit dem klinischen Bild bewertet werden. Bei pathologischem Ausfall sollte noch vor Beginn einer einschneidenden therapeutischen Maßnahme, aber auch bei fraglich normalen Befunden das Ergebnis durch Wiederholung der Laboruntersuchung kontrolliert werden. Es ist jedoch besser, ein Spektrum mehrerer Untersuchungen durchzuführen, als wenige Teste häufig zu wiederholen. So wird z. B. die Diagnose einer chronischen Hepatitis wesentlich sicherer, wenn neben dem klinischen Befund nicht nur das Ergebnis einer vermehrten SGPT-Aktivität, sondern auch erhöhte SGOT-Werte und evtl. ein erhöhtes Serumbilirubin vorliegen. Eine mehrfache alleinige Erhöhung der SGPT kann z. B. durch einen systematischen Fehler im Labor entstehen. Diese

Fehler des Labors werden dem aufmerksamen Arzt dadurch auffallen, daß alle Werte eines Tests bei verschiedenen Patienten auffällig oft erhöht, d. h. pathologisch ausfallen. Zufällige Streuungsfehler spielen bei der Diagnostik keine so entscheidende Rolle, da sie bei der Verlaufskontrolle ausgeglichen werden. Grobe Fehler des Labors, z. B. durch Verwechslungen, falsche Reagenzien oder Photometerfilter können durch das Herausfallen eines Wertes aus dem klinischen Gesamtbild erkannt werden. Wer sich nur auf einen oder wenige Laborbefunde verläßt, wird hier oft mit seiner Diagnose versagen.

Jedes Labor sollte die Zuverlässigkeit seiner Untersuchungen ständig überprüfen. Hierzu gehört auch die Verwendung von Kontrolllösungen, mit denen die Ergebnisse der Analysen laufend kontrolliert werden. Wenn die Werte der Analysen nicht täglich wirkungsvoll überprüft werden, so kommt es zu einer beträchtlichen Streuung der Laborergebnisse. Es sei noch daran erinnert, daß die Fehler, die vor der eigentlichen Analytik entstehen können, oft eine wesentlich größere Rolle spielen als technische Analysenfehler. So ist bei vielen Untersuchungen die Art der Probenverwahrung und Vorbereitung von großer Bedeutung. Dazu gehören der Zeitpunkt und die Art der Abtrennung des Serums (bzw. Plasmas) von den zellulären Blutelementen, die Zeit, Temperatur und Lichteinwirkung bei der Aufbewahrung, die Beschaffenheit des Gefäßmaterials sowie evtl. Erschütterungen und Nachgerinnung. Im Rahmen des Möglichen wurde bei den einzelnen Kapiteln auf Fehlermöglichkeiten hingewiesen. Die Umstände der Probennahme, z. B. Tageszeit, Körperlage, Zeit und Intensität der Stauung, Beschaffenheit der Nadel und Entnahmegefäße, Zahl der Stiche (bei Blutentnahme) sowie Zeitpunkt und Zusammensetzung der letzten Nahrungsaufnahme haben ebenfalls einen Einfluß auf das Ergebnis. Die Forderung, daß der Patient *nüchtern* sei, ist jedoch fast immer *unnötig*. Nur bei wenigen Untersuchungen, z. B. bei der Bestimmung des anorganischen Phosphors, bei der Magensonde und bei Blutzuckerbelastungsproben, muß der Patient nüchtern sein. Bei ambulanten Untersuchungen (besonders bei langer Anreisezeit, Wartezeit beim Arzt usw.) können durch zu langes Nüchternsein vegetative Sensationen ausgelöst werden, die ihrerseits eine Verfälschung der Ergebnisse bewirken können. Das Frühstück sollte jedoch in jedem Falle fettfrei sein, also ohne Butter, Milch, Wurst usw. Schwacher Tee und ein Brötchen können empfohlen werden. Eine nüchterne Blutentnahme in der Klinik hat natürlich ihre Vorteile, wenn sie frühzeitig erfolgt.

Ich habe versucht, die wichtigsten und am häufigsten vorkommenden Krankheitsbilder an den Anfang der Kapitel zu setzen. Zur besseren Übersicht, aus kausalgenetischen Gründen oder infolge

topographischer Unterschiede wurden jedoch teilweise Gruppierungen nötig. Deshalb steht nicht immer die häufigste Ursache einer Laborveränderung am Beginn, bzw. die seltenste am Ende. Manchmal konnte überhaupt keine befriedigende Einteilung gefunden werden, so daß die verschiedenen Punkte nur aufgezählt wurden. Da das Bändchen kein Lehrbuch darstellt, wurde auf Erklärung der verschiedenen Krankheitsbilder verzichtet. Es wird vorausgesetzt, daß der Arzt die genannten Krankheiten kennt oder sich in den entsprechenden Nachschlagewerken, Lehrbüchern usw. orientiert. Bei seltenen Syndromen wurde in der rechten Spalte (Rubrik Bemerkungen) eine Zusammenstellung der wichtigsten Befunde und evtl. der Ursache gegeben. Sonst findet sich unter Bemerkungen mancher Hinweis, der mir wichtig erschien, oder eine Angabe über andere ebenfalls pathologisch ausfallende Laborbefunde.
Obwohl das Buch im allgemeinen in alphabetischer Reihenfolge gehalten ist, wurden die Harnbefunde meist hinter die Serumbefunde der entsprechenden Substanz gesetzt (z. B. Calcium), da infolge häufig bestehender Zusammenhänge manchmal auf das vorhergehende Serumkapitel verwiesen wurde.

Aceton s. Azeton S. 43
Acetessigsäure s. Azetessigsäure S. 42 und S. 205
Achylie s. Magensonde, fraktionierte

ACTH-Test *

1. Mit Bestimmung des Na/K-Quotienten im Harn

Normalwerte:

Na/K-Quotient < 1,0 nach ACTH-Injektion

Technik:

An zwei aufeinanderfolgenden Tagen werden um 8 Uhr jeweils 120 I.E. (= 40 I.E. alte Methodik) ACTH i.m. injiziert. Der 24-Stunden-Urin wird 24 Stunden vor der ersten Injektion sowie an den zwei darauffolgenden Tagen gesammelt. Die Veränderung des Na/K-Quotienten ergibt sich aus der Summenwirkung aller mineralokortikoid-wirkenden Steroide der zona fasciculata. Diese Methode ist als Screening-Test brauchbar, da auch in kleinen Laboratorien Na und K einfach bestimmt werden können.

Bewertung:

Na/K-Quotient sinkt nicht unter 1,0 bei:
1. Morbus Addison
2. Adrenogenitales Syndrom
3. Hypophysenvorderlappeninsuffizienz: *Die Umkehr des Quotienten unter 1,0 kommt vor, jedoch nicht regelmäßig.*

2. Eosinophilen-Test (Thorn-Test)

Normalwerte:

Abfall der Eosinophilen 4 Stunden nach ACTH-Injektion um 50—60% des Ausgangswertes (= positiver Thorn-Test).

Bewertung:

Abfall geringer als 50%:

1. Primäre Nebennierenrinden-insuffizienz
2. Hypophysenvorderlappen-insuffizienz
3. Hypothyreosen

Bemerkungen:

Da die Eosinophilen auch spontane Schwankungen bis ± 50% zeigen, ist der Wert des Testes gering!

---

* Literatur: 335

3. Mit Bestimmung der 17-Hydroxykortikoide

Normalwerte:

Gesamtkortikoide im Plasma 6—30γ%, nach Belastung Anstieg um 100%.
24-Stunden-Ausscheidung im Urin ca. 8,5 mg, nach ACTH-Belastung Anstieg um ca. 250% (am Tag nach der Belastung).

Technik:

Nach Dauertropfinfusion einer physiologischen Kochsalzlösung, der 50 I.E. ACTH hinzugefügt wurden, kommt es bei einer gesunden Nebenniere zu einer Steigerung der 17-Hydroxykortikoid-Ausscheidung.

Bewertung:

Fehlen eines Anstiegs der 17-Hydroxykortikoide:
1. Morbus Addison
2. Adrenogenitales Syndrom
Erhöhte Ausgangswerte der 17-Hydroxykortikoide (mit unterschiedlichem Ansprechen) finden sich beim Cushing-Syndrom.

Bemerkungen:

Diese Methode ist die genaueste, kommt im allgemeinen jedoch nur für die Labors großer Kliniken in Frage.

Adrenalin (Ausscheidung im Harn) *

Normalwerte:

Jahre	µg/24 Stunden
0—10	9,2 ± 8,6
10—30	22 ± 14
30—50	26 ± 22
50—70	28 ± 21
70—99	19 ± 12

Über Normalwerte s. auch Normalwerte des eigenen Labors zu Beginn.

Die Normalwerte hängen von der Analysenmethodik ab. Der 24-Stunden-Urin wird mit Essigsäure angesäuert (nach mindestens fünftägiger medikamentenfreier Pause) zur Untersuchung gebracht.

Einheiten:

Keine, sondern Gewichtsangabe pro Zeit.

Funktion:

Das Adrenalin hat zusammen mit Noradrenalin eine stimulierende und reizübermittelnde Wirkung auf das sympathische Nervensystem. Unter anderem bewirkt Adrenalin eine Erhöhung

* Literaturauswahl: 75, 76, 108, 142, 147, 240, 245.

des systolischen und mittleren Blutdrucks bei Senkung des diastolischen Blutdrucks (Vasodilatation), Vergrößerung des Schlagvolumens und der Schlagfrequenz des Herzens (Pulsfrequenz). Weiterhin bewirkt es einen Anstieg des Blutzuckers, des Serumkaliums und des Serumkalziums, einen Anstieg der Lymphozyten- und der Leukozytenzahlen bei gleichzeitiger Verminderung der Eosinophilen.

Vorkommen:

Das Adrenalin wird vor allem im Nebennierenmark synthetisiert, weniger in sympathischen Nerven und Ganglien, die vor allem Noradrenalin synthetisieren. Adrenalin wird ebenso wie Noradrenalin direkt ins Blut sezerniert, wo sich weniger als 10^{-10} g/l Adrenalin bzw. weniger als 10^{-9} g/l Noradrenalin befinden.

Erhöhte Werte:

Phäochromozytom
(= Tumor der chromaffinen Zellen)
a) der Nebenniere (80%) meist einseitig, selten doppelseitig
b) der Paraganglien/sympathische Ganglienkette (ca. 20%)

Bemerkungen:

Beim Phäochromozytom werden pro 24 Stunden bis zu 0,25 mg Adrenalin ausgeschieden.

Es gibt 3 verschiedene Verlaufsformen:

1. *Paroxysmale Hochdruckkrisen bei sonst normalem Blutdruck (ca. 25—30% aller Phäochromozytome).*
2. *Dauerhochdruck vom Bilde der essentiellen Hypertension oder malignen Sklerose (Hypertoniker haben in etwa 0,5% ein Phäochromozytom).*
3. *Kombination von Dauerhochdruck und gelegentlichen akuten Anfällen.*

Leichte Erhöhungen der Adrenalinausscheidung können zustande kommen durch

1. Insulininduzierte Hypoglykämie
2. Stress-Situationen
3. Ängstliche, passiv emotionelle Erregung
4. Operationen
5. Reizung des sympathischen Nervensystems.

N. B.: Bei der Diagnostik des Phäochromozytoms spielt neben der Messung der Ausscheidung von Adrenalin auch die Ausscheidung von Noradrenalin und Vanillin-Mandelsäure (3-Methoxy-4-Hydroxy-Mandelsäure) eine besondere Rolle (s. dort).

Weniger zuverlässige diagnostische Methoden sind pressorische und depressorische Testverfahren. Bei normalem Blutdruck wird entweder der „Cold-pressure-Test“ (Hand in Eiswasser tauchen), die Tumorpalpation (Knetversuch) oder die Histamininjektion (0,01—0,05 mg Histamin in 10 ml physiologischer Kochsalzlösung rasch i.v.) durchgeführt. Letzteres Verfahren zeigt bei etwa 75% ein positives Ergebnis. Als am zuverlässigsten wird der Thyramin-Test bezeichnet. Nach 1000 γ Thyramin steigt beim Phäochromozytom der systolische Blutdruck mehr als 20 mm Hg.

Kontraindikationen für pressorische Test-Verfahren:

1. Blutdruck über 170 mm Hg
2. Herzinsuffizienz
3. Zerebrale Komplikationen

Bei konstanter Hypertonie werden die depressorischen Verfahren angewandt (Regitin oder Benzodioxan). Positives Ergebnis bei Blutdruckabfall von mindestens 35 mm Hg systolisch, bzw. 25 mm Hg diastolisch. Falsch positive Ergebnisse kommen auch bei essentieller Hypertonie vor. Siehe auch unter Vanillin-Mandelsäure und unter Noradrenalin.

Adrenalin (Serum)

Normalwerte:

4,1—9,6 μg.

Bewertung:

Erhöhte Werte wie bei Adrenalin-Harn.

N. B.: Bei der Insulinhypoglykämie kann der Adrenalinspiegel auf das Zehnfache ansteigen; bei katecholamin-produzierenden Tumoren noch wesentlich höher (ein Noradrenalinanstieg wurde hier bis über das Hundertfache beobachtet).

Agammaglobulinämie s. Elektrophorese S. 153

Agglutinations-Reaktion

Das serologische Agglutinationsverfahren wird durchgeführt, um evtl. im Blutserum vorhandene Antikörper (Agglutinine) nachzuweisen, wobei lebende und abgetötete Bakteriensuspensionen verwandt werden. Die Agglutinine sind die immunologische Reaktion des Organismus auf die Einwirkung verschiedener Krankheitserreger (s. 2. Teil bei entspr. Krankheiten).

Agranulozytose *

Typische Werte:

Leukozyten 1000—3000/mm³ (Gesamtzahl)
Neutrophile Granulozyten 500/mm³ und weniger bzw. 0—20%

Nicht jede Leukopenie mit Werten unter 3000/mm³ ist eine Agranulozytose. Wenn es auch subakute Verlaufsformen gibt (ca. 20%), so ist doch das akute Bild meist im Vordergrund stehend. Ätiologisch handelt es sich um einen anaphylaktischen Mangelzustand der Granulozyten, verursacht durch Sensibilisierung mit chemischen Stoffen, vor allem Medikamenten. Diese werden von den Körperproteinen zu Vollantigenen komplettiert, die eine Agglutination der Granulozyten bewirken.
Folgende Tabelle bringt die am häufigsten in der Literatur aufgeführten Stoffe, Medikamente und Wirkungsgruppen, die eine Agranulozytose verursachen können. Zur leichteren Auffindung handelt es sich um eine rein alphabetische und nicht um eine logische Reihenfolge. Durch Anführung von Gruppen, chemischen oder Handelsbezeichnungen können manche Stoffe doppelt aufgeführt sein. Die Tabelle ist nicht vollständig, denn es können hier unmöglich alle Kombinationspräparate aufgezählt werden, die einen der aufgeführten Stoffe enthalten.

Acetazolamid
Acetanilid
Amidopyrin
Aminophenazon
Analgetika
Antibiotika
Antidiabetika
Antimon-Verbindungen
Antiepileptika
Antihistaminika
Antiphlogistika
Antipyrin
Antistin
Antithyreotoxika

Arsenverbindungen
Aspirin
Atophan

Benzol
Busulfan
Butazolidin

Chinin
Chloralhydrat
Chloramphenicol (meist jedoch toxische Leukopenie)
Chloromycetin
Chlorophenotan

Chlorpromazin
Cibalgin
Conteben

DDT
Diamox
Dihydrostreptomycin
Dinitrophenol
Diuretika

Eu-med

Favistan

Goldpräparate

* Literaturauswahl: 31, 109, 125, 128, 177, 206, 279, 285, 296.

Hydantoin

Irgapyrin
Isoniacid

Karbutamid

Lachgas (Anästhesie)
Leukomycin

Megaphen
Melubrin
Mepyramin
6-Merkaptopurine
Mesantoin
Methylmerkapto-
imidazol
Methylthiouracil
Myleran

Neostibosan

Optarson

Pamaquin
Paraaminosalizyl-
säure

Paraxin
Penicillin
Phenothiazine
Phenylbutazon
Phosphor
Phenacetin
Plasmochin
Procainamid
Prontosil
Psychopharmaka
Pyramidon
Pyribenzamin
Pyrithyldion

Quecksilberdiuretika
und andere
Quecksilber-
präparate

Salizylsäure
Salvarsan
Sedativa
Senfgasabkömmlinge
Spirocid
Streptomycin
Sulfapyridin
Sulfathiazol

Sulfonamide
Sulfonylharn-
stoffe

Tebethion
Tetanusantiserum
Thiantoin
Thioglykollate (Zusatz bei der Anti-Streptolysin-Titerbestimmung, Kaltwellmittel für die Haare)
Thiosemikarbazon
Thiouracil
Tolbutamid
Tranquilizer
Trimethadion
Trinitrotoluen

Uliron
Urethan

Wismutpräparate

Zytostatika

Albumin s. Elektrophorese S. 141

Albumin-Globulin-Quotient s. Elektrophorese S. 155

Albuminurie, schlechte Bezeichnung für Proteinurie s. S. 205

Aldehyd-Probe (Harn) *

Normalwerte:

Tägliche Ausscheidung:

Säuglinge	0— 4 mg
Kleinkind	4— 8 mg
Erwachsener	3—25 mg

(Sterkobilinogen/Urobilinogen)

* Literaturauswahl: 16, 34, 104, 159, 214, 239, 286, 305, 334.

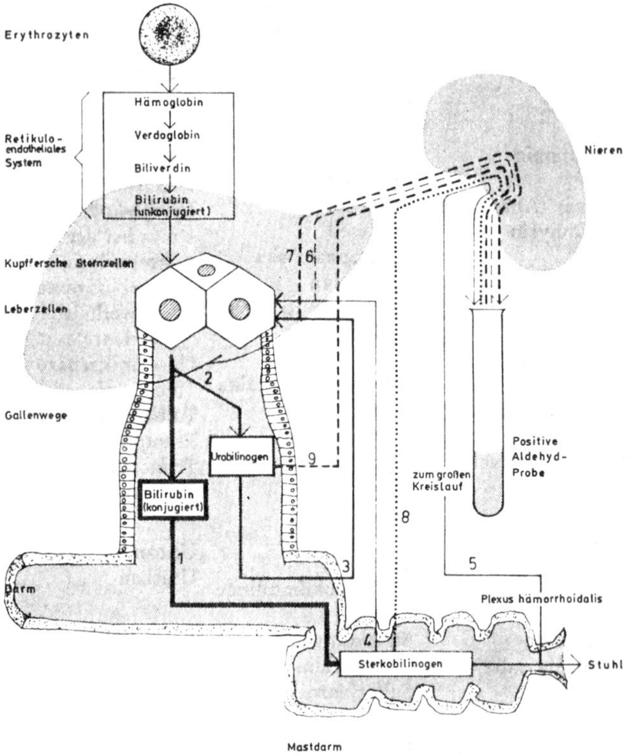

1 = Normaler Weg des Bilirubins
2 = Teilweise Entstehung von Urobilinogen in den Gallenwegen
3 = Urobilinogen wird normal im Darm resorbiert und in der Leber wieder abgefangen
4 = Entstehung von Sterkobilinogen im Darm
5 = Normale Reaktion Ubg —/+ (geringe Sterkobilinogen-resorption)
6 = Sterkobilinogen und
7 = Urobilinogen bei Leberzellschaden (verstärkte Aldehydprobe)
8 = Vermehrte Resorption bei Obstipation
9 = Ubg bei Entzündung der Gallenwege

Abb. 1: Schematische Darstellung der Urobilinogen/Sterkobilinogen-Entstehung und -Ausscheidung

In der Praxis genügt die grobe Abschätzung der Ausscheidung mit dem Ehrlichschen Aldehyd-Reagens. **Normalwert:** —/+

Der 1. Wert — bedeutet „in Kälte negativ", der Wert nach dem Schrägstrich bedeutet „in Wärme positiv", also Rotfärbung.

N. B.: Frische Urine können bei sofortiger Untersuchung infolge der Körperwärme fälschlicherweise +/+ ergeben.

Die Aldehyd-Probe (schlechter auch Urobilinogen-Probe genannt, denn Urobilinogen bildet nur einen Teil der Aldehyd-Probe und ist oft nicht vorhanden) wurde oft als wertlos bezeichnet. Während dies ohne kritische Wertung der Möglichkeiten noch dazu als Einzelsymptom sicher der Fall ist, kann die Aldehyd-Probe unter Beachtung der vielen Möglichkeiten und zusätzlichen Befunde, nicht zuletzt wegen ihrer Schnelligkeit und Billigkeit nach wie vor als wertvolles Hilfsmittel bezeichnet werden.

Die normalerweise vorhandene leichte Ausscheidung (Aldehyd-Probe —/+) kommt vom im Darm gebildeten und über den Plexus haemorrhoidalis resorbierten Sterkobilinogen, das über die Nieren ausgeschieden wird. Das über die anderen Darmabschnitte resorbierte Sterkobilinogen wird über den Pfortaderkreislauf in der Leber abgefangen und daher nicht ausgeschieden. Ähnlich wird das in den Gallenwegen gebildete Urobilinogen in der Leber abgebaut. Bei Leberschäden ist dieser Mechanismus gestört, weshalb dann eine positive Aldehyd-Probe vorliegt.

Vgl. auch das Schema der Sterkobilinogen- und Urobilinogenentstehung.

N. B.: Beim Stehen an der Luft, besonders unter Lichteinwirkung geht Urobilinogen in Urobilin über, bzw. Sterkobilinogen in Sterkobilin.

Bei der Bestimmung der 24-Stunden-Menge muß der Harn vor starker Belichtung geschützt werden. Um die Oxydation zu hemmen, kann der Patient mit Ascorbinsäure belastet werden.

Erhöhte Werte:

(+/+ bis ++/+++)

Hämolyse/Erythrozytenzerfall

Erworbene hämolytische Anämie (chronisch)

Kongenitaler (familiärer) hämolytischer Ikterus

Bemerkungen:

Acrocyanosis haemopathica (= chronische Kälteagglutininkrankheit)	*Blaßbläulich verfärbte Akren bei Kälte, chronische Bilirubinämie, Retikulozyten ca. 40‰, mäßige Anämie, Eryresistenzbestimmung bei 38° C normal.*
Schwarzwasserfieber (Malaria)	
Transfusionsunverträglichkeit	*Vorausgesetzt, daß es nicht zur Anurie kommt.*
Lungeninfarkt	
Perniziöse Anämie	
Bleivergiftung	*Nur bei starkem Erythrozytenzerfall.*
Große Hämatome	
Hepatogene Ursachen	
Cholangitis	
Mit Infektion verbundene Gallenwegsverschlüsse	
Akute schwere Hepatitis	*Auf dem Höhepunkt oft —/—*
Frühe Stadien der akuten Hepatitis	
Heilungsphase der akuten Hepatitis	
Chronische Hepatitis	*Unzuverlässig; am häufigsten findet sich zwischen 16.00 und 18.00 Uhr eine erhöhte Aldehydausscheidung infolge der Tagesrhythmik.*
Leberzirrhose	*In 70% der Fälle ist die Aldehyd-Probe +/+*
Toxische Leberschäden	
Leberatrophie	
Herzfehler mit starker Stauungsleber	
Schwere Infektionen mit Leberbeteiligung	
Andere Ursachen	
Obstipation	*Vermehrte Resorption*
Porphyrie	*Porphobilinogen läßt sich im Gegensatz zu Urobilinogen nicht mit Chloroform ausschütteln.*

Hohes Fieber
Pneumonien
Thyreotoxikose

Prognostisch ernstes Zeichen, die verstärkte Aldehyd-ausscheidung gibt Anlaß zur genaueren Leberuntersuchung wegen Verdacht auf thyreo-toxische Leber.

Scharlach — *Bei Leberbeteiligung*
Formalinvergiftung — *Solange keine Anurie auftritt.*
Zustand nach Äthernarkose und Äthervergiftung
Langdauernder Gebrauch von barbitursäurehaltigen Schlafmitteln
Zuführung weiterer chemischer Substanzen und Medikamente z.B. Sulfonamide, Senna etc.
Nach großen Mengen vegetabilischer Nahrung

Chlorophyll wird in Phylloery-thrinogen umgewandelt, das bei der Aldehyd-Probe +/+ reagiert.

Negative Aldehyd-Probe

(—/—)

Vollständiger Gallenwegs-verschluß — *Wenn nicht gleichzeitig ein Gallenwegsinfekt besteht.*

Zu Beginn, aber auch auf dem Höhepunkt einer akuten, schweren Hepatitis. — *Es können aber auch Ubg-Werte +/+ gefunden werden (s.o.)*

Physiologisch bei Neugeborenen.

Mangel an reduzierenden Bakterien im Darm.

Andere Färbungen bei der Aldehyd-Probe

Schmutzige Blaufärbung:
Verdacht auf Dünndarm-Carcinoid — *Die Untersuchung auf 5-Hydroxyindolessigsäure ist angezeigt.*

Intensiv orangerote Färbung:
Die meisten Sulfonamide reagieren so.

Aldolase *

Normalwerte:

Im allgemeinen können als oberer Grenzwert 6 mU/ml angenommen werden. Bei den einzelnen Altersstufen werden folgende Werte gefunden:

4.— 8. Tag	6,4 ± 2,9 mU/ml
2.— 3. Monat	3,8 ± 1,8 mU/ml
4.—12. Monat	3,1 ± 1,3 mU/ml
2.— 6. Jahr	2,4 ± 0,9 mU/ml
7.—15. Jahr	2,4 ± 0,7 mU/ml
Erwachsene	6,2 ± 2,4 mU/ml (2,7 mU/ml)

In Bruns-Einheiten:

Alter	♂	♀
Nabelschnurblut	13,5 ± 4,7	18,3 ± 7,3
0—24 Monate	12,5 ± 3,8	14,1 ± 5,7
2— 5 Jahre	10,9 ± 3,7	11,1 ± 2,9
5—10 Jahre	10,6 ± 3,0	9,1 ± 2,4
10—15 Jahre	10,3 ± 2,8	9,2 ± 3,2
15—25 Jahre	10,0 ± 2,1	9,4 ± 6,1
25—40 Jahre	8,8 ± 2,0	8,7 ± 3,0
40—60 Jahre	9,3 ± 2,4	9,7 ± 3,8
über 60 Jahre	8,8 ± 3,1	9,5 ± 2,8

Hauptfunktion:

Unentbehrliches Enzym beim Abbau der Glukose, bzw. beim Aufbau des Glykogens; es kondensiert aus Dioxyacetonphosphorsäure und Glycerinaldehyd die 1-Fructosephosphorsäure.

Vorkommen:

Skelettmuskel	48 U/g Organ	Glatter Muskel	2,6 U/g Organ
Leber	5,7 U/g Organ	Niere	1,1 U/g Organ
Herz	4,9 U/g Organ	Erythrozyten	1 U/g Organ

Einheiten:

I.U. = μmol/min./l bei 25° C.
Bruns-E. = 1 μl Fructose — 1,6-diphosphat/Std./ml
Schapira-E. = 1 mg Triosephosphat — P/1 min × 1000 ml bei 37° C.

Umrechnungsfaktoren:

Bruns × 0,16 = mU/ml
Schapira × 16 = mU/ml

* Literaturauswahl: 56, 71, 141, 201, 234, 253, 275, 284, 297, 306.

Haltbarkeit:

Serumaktivität bei + 4° C — 8% nach 5 Tagen
bei Raumtemperatur — 15% nach 15 Tagen

Erhöhte Werte:	**Bemerkungen:**
Progressive Muskeldystrophie (Erb) a) Typ Duchenne b) Gliedergürteltyp c) Facio-scapulohumoraler Typ (dϰ) Dystrophia myotonica	*Die höchsten Aldolasewerte finden sich im Beginn einer Erkrankung, oft bevor noch wesentliche neurologische Symptome erkennbar sind. Mit zunehmender Erkrankung gehen die Werte schließlich bis zum Normalen zurück. S. auch Tab. S. 363 über Muskelkrankheiten.* **N. B.:** *Neurogene Muskelerkrankungen, z. B. die Poliomyelitis gehen ohne oder nur mit geringen Aldolaseerhöhungen einher. Häufigkeit und durchschnittliche Höhe des Enzymanstiegs nehmen von a) nach d) ab.*
Dermatomyositis Paroxysmale Myoglobinurie Muskelgangrän	*Leichte Erhöhungen*
Traumatische Muskelschädigung (Operation, Unfall)	*Nur geringe Erhöhungen, differentialdiagnostisch darf ein begleitender Leberschaden nicht übersehen werden.*
Herzinfarkt	*Maximum nach 24—48 Stunden, Normalisierung nach 2—9 Tagen. S. Abb. S. 16*
Schwere körperliche Arbeit	*Durch eine fünfstündige schwere körperliche Arbeit steigt die Aldolaseaktivität auf das Doppelte an.*
Akute Hepatitis Intoxikation mit Lebergiften (z. B. Tetrachlorkohlenstoff) Megaloblastenanämie	
Hämolytische Anämie	*Nur selten und bei schweren Erkrankungen erhöht.*
Neoplastische Erkrankungen, vor allem bei Lebermetastasen	
Akute Paramyeloblastenleukämie	*Meist erhöhte Werte*

Abb. 2: Die wichtigsten Laborbefunde beim Herzinfarkt

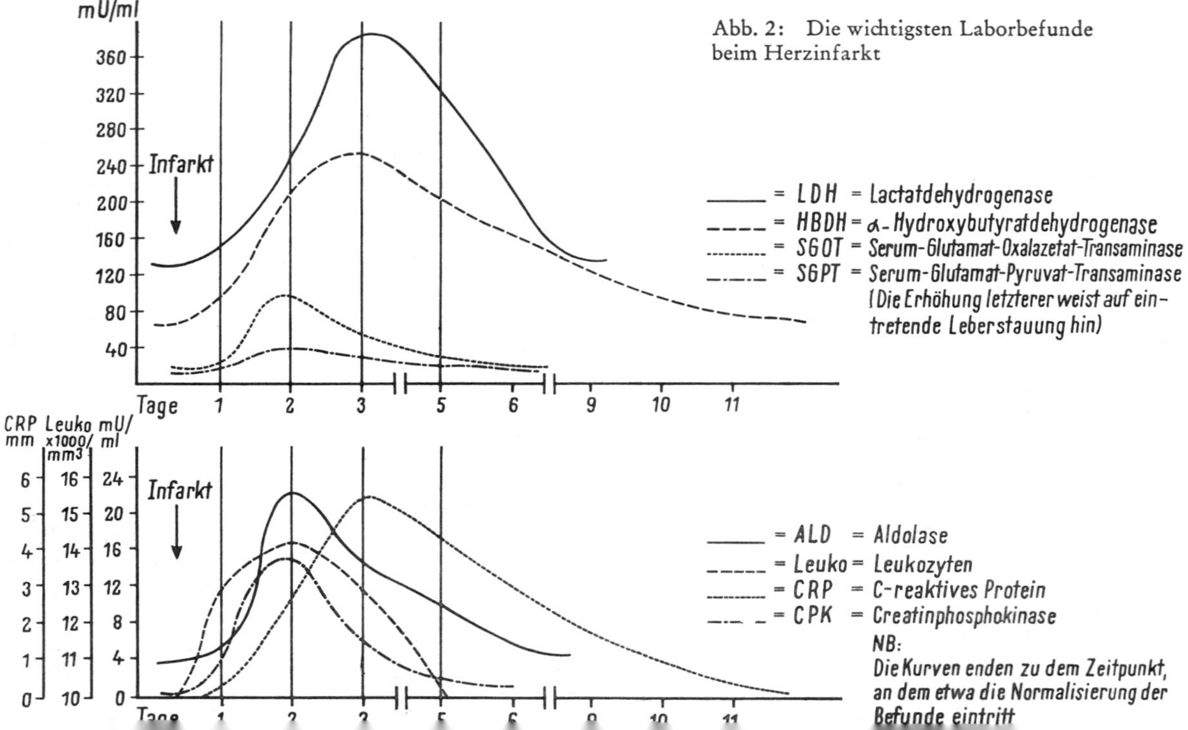

Chronische myeloische Leukämie	*Ebenso oft normale wie erhöhte Werte*
Chronische lymphatische Leukämie	*Nur selten erhöhte Werte*
Lungeninfarkt	*Nur leicht erhöhte Werte mit schwachem Anstieg*
Herzinsuffizienz	*Stauungsbedingte geringe Anstiege*

Fehlerquellen:

Bei hämolytischen Seren können erhöhte Werte gefunden werden, die der Erythrozyten-Aldolase entstammen.

Alkalireserve (Serum) *

Normalwerte:

53—68 Vol.-% (CO_2)
(53—77 Vol.-%)
(Verschiedene Literaturangaben)

Umrechnungsfaktor:

Vol.-% dividiert durch 2,2 sind mÄq/l(= mval/l)

Definition:

Unter Alkalireserve versteht man diejenige Menge säurebindender Valenzen im Blut, die zur Absättigung der im Organismus auftretenden Säuren v. a. der freiwerdenden Kohlensäure vorhanden ist.

Bedeutung:

Die Methode wird verwandt zur Erkennung von Störungen des Säure-Basen-Gleichgewichtes. Sie ist nicht geeignet zur Unterscheidung von primären metabolischen Störungen und sekundären Reaktionen. Der differentialdiagnostische Wert der Untersuchung ist gering. In Ergänzung zur übrigen klinischen Diagnostik vermag sie jedoch einen wertvollen zusätzlichen Hinweis für Prognose und Therapie zu geben.

Erhöhte Werte:

Physiologisch:

Trainierte Hochleistungssportler

* Literaturauswahl: 121, 187, 327

	Serum-Alkalireserve	Blut-pH	Urin-pH
Respiratorische Azidose	↑	↓	↓
Metabolische Alkalose	↑	↑	↗↘
Renale Alkalose	↑	↑	↓→
Respiratorische Alkalose	↓	↑	↑
Metabolische Azidose	↓	↓	↓↓
Renale Azidose	↓	↓	↑ – ↘

Pathologisch:

I. Respiratorische Azidose

Mit CO_2-Retention im Plasma einhergehend, zur Erhaltung des Plasma-pH steigt die Alkalireserve.

1. pulmonal
z. B. Lungenemphysem
Asthma bronchiale
Pneumonie
Silikose
Asbestose usw.
Weitere Krankheiten, die mit fortschreitender Destruktion der Lungen einhergehen.

Alle Erkrankungen, bei denen entweder eine schwere pulmonale Ventilationsstörung oder eine Störung des alveolären Gasaustausches vorliegt.

Pulmonale Stauung bei Herzfehlern
Pulmonale Hypertonie (M. Ayerza)

Die Alkalireserve ist sonst bei Herzkrankheiten normal oder leicht erniedrigt.

2. zentral, durch Hemmung des Atemzentrums
z. B. unter Einwirkung von
Opiaten,
in der Narkose.

II. Metabolische Alkalose

Vermehrte Aufnahme von Kationen z. B. in Form von Bikarbonat Laktaten Zitraten	
Burnett-Syndrom	*= Milchtrinker-Syndrom, bis jetzt nur bei ♂ beobachtet, die bei Ulcus ventriculi oder duodeni große Mengen von Milch oder alkalisierende Substanzen über längere Zeiträume zu sich nahmen. Ca ↑, PO_4 ↑↘↗, Alkalireserve ↑↘↗, Niereninsuffizienz.*
Vermehrter Chloridverlust z. B. unstillbares Erbrechen Magensaftdaueraspiration (Sonde) Akute Gastroenteritis(?) Ruhr(?)	
Chloriprive Tetanie	*Alkalireserve ↑, Cl ↓, Na ↓, Phosphat ↑↘↗, Rest-N ↑, Ca ↗→*

Erniedrigte Werte:

I. Respiratorische Alkalose

Hirnschäden
Hitzschlag
Narkose mit forcierter Beatmung
Fieber
Psychogene Hyperventilation
Absichtliche, bewußte Hyperventilation

II. Metabolische Azidose

Diabetische Ketose	*Alkalireserve > 40 Vol.-% = leichte Ketoazidose Alkalireserve 30—40 Vol.-% = mittelschwere Ketoazidose Alkalireserve < 30 Vol.-% CO_2 = schwere Ketoazidose (Koma)*

Hungerketose	
Starke Durchfälle	*Größerer Natrium- als Chloridverlust!*
Und deren Folgestadium, die saloprive Exsikkose (= Salzmangelsyndrom) Säuglingsintoxikation	*Na ↓, Cl ↓, die Alkalireserve kann bis unter 30 Vol.-% sinken.*
Methylalkoholvergiftung	*Alkalireserve-Werte bis unter 10 Vol.-% können vorkommen, unter 20 Vol.-% Sehnervenschädigung!*
Cholinesteraseblocker z. B. E-605	
Weitere Ursachen:	
Unterkühlung	
Anämien	
Allergosen	
Gallen-Pankreas-Fisteln	
Zystinspeicherkrankheit	
Ammoniumchloridaufnahme	*Das Anion wird nicht metabolisiert.*
Calciumchloridaufnahme	
Kala-Azar	*Alkalische Phosphatase ↓, BKS ↑↑*
III. Renale Azidose	
Akutes Nierenversagen, II. Stad.	*Oligurie oder Anurie Harnstoff ↑, K ↑, Phosphat ↑, Ca ↓, Mg ↑; Bei einer Alkalireserve unter 30 Vol.-% HCO_3 ist eine Dialyse angezeigt.*
Chronische Niereninsuffizienz	*Harnstoff ↑, Harnsäure ↑, Kreatinin ↑, Sulfate ↑, Phosphate ↑, K ↑, Mg ↑, Ca ↓, Cl ↓→, Na veränderlich.*
Tubuläre Azidose	
1. Kongenitale Form	*Cl ↑, wesentliche Harnstofferhöhungen liegen in der Regel nicht vor, häufig Pyelonephritis aufgepfropft, Nephrokalzinose, Skelettveränderungen.*

2. Chronische Pyelonephritis (bei ausgedehnter distaler Tubulusepithelatrophie)	*Cl ↑, Albuminurie, häufig Leukozyturie, Polyurie mit Isosthenurie. Als Folge der Azidose kann es zu einer Osteoporose kommen.*
3. Toxische Nephrose bei Gelbfieber	
4. De-Toni-Debré-Fanconi-Syndrom	*= renale Rachitis mit renalem Phosphoglukoaminodiabetes*
5. Tubuläre Azidose mit Osteomalazie	*Cl ↓, PO_4 ↓, K ↓, Ca ↗, Alkal. Phosphatase ↑↗, häufig Nephrolithiasis.*

Alkalische Leukozytenphosphatase

Die Bestimmung der alkal. Leukozytenphosphatase hat in letzter Zeit auch allgemein in der Praxis eine erhöhte Bedeutung erlangt.

Normalwerte: 20—80

Prinzip:

Die alkal. Leukozytenphosphatase hydrolisiert das Substrat-Alpha-Naphthyl-Phosphat. Das dabei frei werdende Naphthol wird mit einem Diazoniumsalz gekoppelt, mit dem es einen unlöslichen Azofarbstoff bildet.

Einheiten:

Die Summe der positiven Wertungen in 100 Zellen ergibt den Index der alkal. Leukozytenphosphatase. Die Wertungen werden dabei von negativ über einfach bis fünffach positiv je nach Dichte der Granulation durchgeführt.

Erhöhte Werte:	**Bemerkungen:**
Physiologisch	
Schwangerschaft	
Pathologisch	
Polycythaemia vera	
Osteomyelosklerose	
Myeloische Reaktionen	
Agranulocytosen	
Leukämische Reticulosen	
Lymphadenosen	
Aplastische Anämien	*Wenn eine aplastische Anämie (was selten einmal vorkommt) in eine paroxysmale nächtliche*

Haemoglobinurie sich umwandelt, kommt es zu einem Abfall der alkal. Leukozytenphosphase.
Im fortgeschrittenen Stadium

Morbus Hodgkin
Essentielle Thrombozythaemie
Tumoren
Gewebszerfall verschiedener Ursachen
Infekte
Stress-Situationen
Azidosen
u. a. Coma diabeticum

Erniedrigte Werte:

Chronisch-myeloische Leukämie
Unreifzellige Leukämien
Sideroachrestische Anämien
Paroxysmale nächtliche Haemoglobinurie

Literaturangaben: 371, 368.

Alkalische Phosphatase *

Normalwerte:

Abweichungen bei den verschiedenen Einheiten ergeben sich aus den verschiedenen Literaturangaben.

Erwachsene: bis 30 mU/ml, optimierte Methode: bis 170 U/l
Kinder: bis über das Doppelte der Erwachsenen-Norm!

Ältere Angaben in anderen Einheiten:

Kinder:	Nabelschnurblut	22— 99 I.U.
	2.— 3. Monat	39—157 I.U.
	4.— 6. Monat	35—162 I.U.
	7.—12. Monat	48—145 I.U.
	2.—15. Lebensjahr	38—138 I.U.
Erwachsene:		13— 45 I.U.

* Literaturauswahl: 57, 71, 108, 111, 126, 148, 160, 164, 168, 169, 196, 199, 216, 229, 234, 235, 263, 264, 275, 319.

Schwangere: (letztes Schwangerschaftsdrittel)	28—115 I.U.
Neugeborene:	2,7— 12 BE
Kinder ca.:	4,2— 17 BE
Erwachsene:	2 — 5 BE
Schwangere:	3,5— 14 BE
Kinder:	11 — 20 KAE
Erwachsene:	3 — 13 KAE

Hauptfunktion:

Mobilisierung biologisch aktiver Phosphate aus ihren organischen Verbindungen.

Vorkommen:

Duodenum	51,1 U/g Organ
Knochen	42,5 U/g Organ
Leber	33,1 U/g Organ
Niere	28,8 U/g Organ
Prostata	7,2 U/g Organ

Granulozyten: In den Granulozyten ist die alkalische Phosphatase bei Entzündungen, Allgemeininfekten, Polyzythämien, Osteomyelofibrosen und Osteosklerosen vermehrt, bei chronisch myeloischer Leukämie und präleukämischen Zuständen stark vermindert oder verschwunden.

In der Zelle kommt die alkalische Phosphatase vor allem im Nucleus und in den Mikrosomen vor.

Einheiten:

1 internationale Einheit (I. U.) = die Enzymmenge, die 1 μ Mol Substrat in 1 Min. bei 37° C umsetzt.

1 Bodansky-Einheit (BE) = die Phosphatasemenge, die innerhalb einer Stunde bei 37° C und pH 8,6 aus α-Glyzerin-Phosphorsäure 1 mg Phosphor freisetzt.

1 King-Armstrong-Einheit (KAE) entspricht der Freisetzung von 1 mg Phenol durch 100 ccm Serum in 30 Min.

1 Huggins-Talalay-Einheit (HE) = 0,1 mg Phenolphthalein / 60 Min/100 ml Serum.

1 Sommer Einheit (SoE) = mMol/Std/1 ml Serum.

Soweit es die Methode zuläßt, sollten allgemein nur noch I.U. verwandt werden.

Umrechnungsfaktoren:

1 BE	=	8,3 I.U.
1 KAE	=	4,0 I.U.
1 HE	=	4,9 I.U.
1 SoE	=	16,7 I.U.

Haltbarkeit:

Serumaktivität bei + 4° C	*unverändert nach 7 Tagen*
bei Raumtemperatur	*— 10% nach 7 Tagen*

Erhöhte Werte:	**Bemerkungen:**
Physiologisch	
Im Wachstumsalter	*Knochenwachstum!*
In der Schwangerschaft im letzten Schwangerschaftsdrittel	*Aus der Plazenta stammend. Plötzlicher Abfall weist auf drohende Fehlgeburt hin!*
Pathologisch	
Extrahepatische Gallenwegsstenose Stein, Gallenwegstumor, Gallenblasen-Ca, Striktur, Pankreatitis, Pankreastumor, Tumoren von Magen, Duodenum, Kolon ausgehend, die den Abfluß behindern.	*93% der Fälle zeigen mehr als 12 BE. (S. auch unter Bilirubin)*
Cholangitis/Cholangiolitis	
Leberschäden:	*S. auch unter Bilirubin*
Hepatitis	*40% der Hepatitisfälle zeigen mehr als 12 BE.*
Cholangiohepatitis (!)	
Leberzirrhose	*Stenosierung kleiner Gallengänge durch Umbauvorgänge?*
Lebermetastasen	*Aus Mamma, Lunge, Prostata, Magen, Ovarien und Knochen stammend. Die alkalische Phosphatase ist lange vor dem Bilirubin erhöht.*
Leberabszeß	*(Amöbiasis!)*
Leberechinokokkus	
Sarkoidose der Leber (Morbus Boeck)	

Intrahepatische Cholestase durch Ovulationshemmer	*↗ extrem selten (Äthinyl-östrenol + Mestranol)*
Medikamente	*S. auch unter Bilirubin* *S. Tab. S. 56*
Zieve-Syndrom	*Leberschädigung bei Alkoholismus, starke Hyper-lipidämie, Hämolyse, Anämie, Ödeme.*
Leberregenerationsvorgänge	
Gallengangsproliferation	
Vitamin-D-Mangel:	
Rachitis	*Empfindlichstes und sicherstes Kriterium!* *Ein Anstieg der alkalischen Phosphatase läßt sich bereits bis zu 1½ Monaten vor der klinischen Manifestation der Krankheit nachweisen. Der Ca-Spiegel ist dabei →, der anorganische P ↓.*
Osteomalazie	*Anorgan. P →, Serum-Ca ↓*
Renale Rachitis	*Anorgan. P ↑, Serum-Ca ↓*
Debré-de-Toni-Fanconi-Syndrom	*= renale Rachitis mit Hyper-Aminoazidurie und Hyper-phosphaturie*
Renale Azidose	
Renale Ostitis fibrosa	
Hyperparathyreoidismus	*Erst bei Skelettveränderungen, dabei Ca ↑, P ↓.*
Morbus Paget — Ostitis deformans	*Serum-Ca und anorgan. P →.*
Knochenmetastasen	*Mit vermehrter Osteoblasten-tätigkeit!* *Anorgan. P →, Serum-Ca ↑↗→.* *Die Primärtumoren liegen in Mamma, Prostata (gleichzeitig saure Phosphatase ↑), Thyreoidea, Blase, Uterus, Niere, Parathyreoidea oder Lunge.*
Osteosarkom (osteoblastisches)	
Ostitis fibrosa Recklinghausen	*Anorgan. P ↗↘, Serum-Ca ↑↑.*
Osteosklerose	

Primärer Kalzium- und Phosphormangel:	
Malabsorptionssyndrom	
Steatorrhoe	
Chronische Diarrhoe	
Gastro-kolische Fistel	
Morbus Cushing	
Morbus Hodgkin	*Nur wenn Knochen oder Leber betroffen sind — das Bilirubin ist dabei meist →.*
Infektiöse Mononukleose	*Höchster Anstieg in der 3. Krankheitswoche.*
Adenokarzinom des Ileums	
Paramyeloblastenleukämie	↳
Chronische myeloische Leukämie	↳
Chronische lymphatische Leukämie	↳
Abortus imminens	
Chronische Pyelonephritis	
(Dubin-Johnson-Syndrom)	*Meist →, selten ↗*
(Plasmozytom)	*Meist →, selten ↗*
(Osteoklastisches Knochensarkom)	*Meist →, selten ↗*

N. B.: ACTH und Kortikoide können einen Abfall der alkalischen Phosphatase bewirken, häufig folgt aber ein Reboundeffekt mit starkem Wiederanstieg der alkalischen Phosphatase.

Erniedrigte Werte:	**Bemerkungen:**
Schilddrüsenunterfunktion/ Kretinismus	
Skorbut	
Strahlenschäden durch radioaktive Strahlung	*Vermutlich durch Osteoblastenschädigung*
Schwere Anämie	
Kwashiorkor	
Achondroplasie	
Kala Azar	
Hypophosphatasämie (hereditäre)	*Weitgehend ungeklärtes Krankheitsbild mit gestörter Kalzifizierung des Knochens bei normalen Kalzium- und Phosphatwerten im Kindesalter.*

N. B.: Normale Werte werden gefunden bei benignen Knochengeschwülsten, bei Vitamin-D-Überdosierung, bei Hypoparathyreoidismus und Osteoporose (bei gleichzeitiger Osteomalazie besteht hier jedoch auch Erhöhung).

Alkohol-Probetrunk, veraltete Methode zur Magensaftuntersuchung, ungenügender Aussagewert. Am besten ist die fraktionierte Ausheberung nach Lambling (s. S. 316).

Alpha-Amylase s. Amylase.

Alpha-Globulin s. Elektrophorese S. 145.

Ammoniak

Normalwerte: ca. 50—80 μ/ml

Je nach Methodik bestehen erhebliche Unterschiede, weshalb hier die Normalwerte des eigenen Labors besonders zu beachten sind. Im Vollblut liegen die Normalwerte etwa doppelt so hoch als im Plasma, in Erythrocyten etwa 3 × so hoch als im Plasma.

Funktion und Bedeutung: *Ammoniak entsteht im Stoffwechsel beim Abbau von Aminosäuren, auch im Stoffwechsel der Darmbakterien durch Abbau von Eiweiß. Die Ammoniakkonzentration im Blut ist physiologischerweise sehr niedrig wegen Giftigkeit des A. Im Körper erfolgt die Entgiftung in der Leber unter Bildung von Harnstoff, in der Niere durch Bildung von Glutamin.*

Wegen der Schwierigkeit der Bestimmung, vor allem im Zusammenhang mit der Flüchtigkeit und wegen der relativ seltenen Anforderung der Bestimmung wird die Untersuchung auf A. nur in wenigen Labors durchgeführt.

Haltbarkeit: *Ausgeprägte Flüchtigkeit, Verluste treten schon innerhalb*

	weniger Minuten ein. Aus diesem Grunde muß auch zur Herabsetzung des Gasdrucks das Blut vom Patienten eingekühlt ins Labor transportiert werden.
Erhöhte Werte:	**Bemerkungen:**
Leberzirrhose	*nach proteinreicher Ernährung*
Oesophagusvarizenblutung	
Nach Einnahme von Ammoniumchlorid	
Agonal	
Praecoma hepaticum / Coma hepaticum	*normalerweise können Werte über 80 µl/ml als pathologisch bezeichnet werden. Eine direkte Korrelation zwischen Ammoniak-Konzentration und der Schwere der neurologischen Symptome besteht nicht. Respiratorische Alkalose begünstigt den Durchschritt des nicht ionisierten Ammoniaks durch die Liquorschranke. Opiate steigern die Gefahr eines Coma hepaticums.*
Leberzerfalls-Koma	*tritt bei schweren Leberschäden auf, z. B. bei schweren Vergiftungen, v. a. Tetrachlorkohlenstoff und Knollenblätterpilz.*
Leberausfalls-Koma	*tritt bei Leberzirrhose auf, wenn toxische Substanzen aus dem Darm unter Umgehung der Leber über einen portocavalen Umgehungskreislauf ins Gehirn gelangen.*

Metabolische Azidose:
- Hungerzustände
- Länger andauernde diabetische Ketose unter Dehydratation
- Hyperemesis
- Profuse Diarrhoen

Respiratorische Azidose

Verbrennungen

Schockzustände
- Trauma
- Operationsfolge

Niereninsuffizienz
Kongenitale Störungen des Harnstoff-Stoffwechsels

Erniedrigte Werte :

Keine klinische Bedeutung bekannt.

Ammoniak — Harn

Normalwerte: 20—100 mMOL / 24 Std.

Erhöhte Werte:

Physiologisch
Vermehrung des Fleischgehaltes in der Nahrung
Durch Kohlenhydratreduktion
Kataboler Stoffwechsel (Abbau von Körperproteinen z. B. bei Hungerzuständen)
Gravidität
Zufuhr von Ammoniumchlorid oder ähnlichen Substanzen.

Pathologisch
Siehe wie bei „Erhöhte Werte" Ammoniak (Serum)
Weitere Faktoren einer vermehrten Ausscheidung sind:
Kaliummangelzustände
Natriummangelzustände
Primärer Hyperaldosteronismus
Fanconi-Syndrom
Metabolische Azidose
Respiratorische Azidose

Erniedrigte Werte:

Physiologisch
Vegetarische Ernährung

Pathologisch
Metabolische Alkalose
Respiratorische Alkalose
Nephritis mit Schädigung der distalen Nierentubuli
Addison-Syndrom

Amylase (Alpha-Amylase) — Serum*

Normalwerte:

1. Internationale Einheiten:

Erwachsene	230—3500 I. E.
Neugeborene	0— 593 I. E.

* Literaturauswahl: 44, 117, 136, 138, 164, 186, 190, 213, 234, 246, 258, 338.

Die Werte nehmen im Laufe des ersten Lebensjahres zu bis nahe zu den Erwachsenenwerten.

2. *Somogyi-Einheiten:*

Erwachsene	20— 150	S. E./100 ml
bei Kinder und Neugeborene		S. E./100 ml

3. *Smith-Roe-Einheiten:*

Ca. 10% unter den Somogyi-Einheiten liegend.

4. *Wohlgemuth-Einheiten:*

Erwachsene	16—	128 W. E.
Säuglinge und Kleinkinder		32 W. E.
Neugeborene	4—	8 W. E.

Funktion:

Fermentativer Abbau höher molekularer Kohlenhydrate (Stärke) im Verdauungstrakt.

Vorkommen:

Pankreas
Speicheldrüsen (Parotis)
Physiologisch tritt von dem Ferment immer eine geringe Menge in das Serum über und kann dort nachgewiesen werden. Über die Nieren wird das Ferment im Harn ausgeschieden und kann auch dort nachgewiesen werden.

Einheiten:

1 *internationale E.* (I. E. oder I. U.) ist die Zahl der Mole-Substrat, die pro Minute durch 100 ml Serum (Harn) bei 37° C gespalten werden.

1 *Somogyi-E.* entspricht derjenigen Enzymmenge, die bei pH 7,5 und 37° C innerhalb 30 Min. 10 mg Stärke hydrolisiert.

1 *Smith-Roe-E.* entspricht dem fermentativen Abbau von 10 mg Stärke in 30 Min. bei 37° C.

1 *Wohlgemuth-E.* (W. E.) ist diejenige Verdünnungszahl (×2) einer fortlaufenden Verdünnungsreihe einer Stärkelösung, in der die Stärke gerade noch abgebaut wird (gemessen im Indikator n/50 Jodlösung).

Umrechnungsfaktor:

1 S. E. × Faktor 0,185 = I. E. bei 37° C.

Haltbarkeit:

Sehr stabil, Aktivität bleibt bei Zimmertemperatur mindestens eine Woche konstant.

Erhöhte Werte:

Bemerkungen:

Falsch erhöhte Werte:

1. Speichelbeimengung beim Pipettieren
2. Versprühte Speicheltröpfchen beim Sprechen

Sprechverbot bei der Blutentnahme und Amylase-Bestimmung.

Pathologisch erhöhte Werte:

A. Pankreaserkrankungen (ca. 82%)

Akute Pankreatitis
a) ohne erkennbare Ursache
b) Verschluß
c) traumatisch

Die höchsten Blutspiegel werden 5—12 Stunden nach dem akuten Beginn festgestellt, dann fallen die Serumspiegel rasch zu Normwerten und darunter ab, während die Harnamylase noch längere Zeit erhöht ist.

Chronische Pankreatitis im akut entzündlichen Schub

Über Provokationstest und Evokationstest s. am Schluß dieses Kapitels.

1. Chronisch kalzifizierende Pankreopathie

Genese: Kommt bei Personen mit ständig erhöhtem Alkohol- und Fettgenuß vor.
Symptome: Heftige durchdringende Schmerzkrisen im Epigastrium können für 2—3 Tage vorkommen, sind jedoch nicht die Regel, können durch Anteflexion gelindert werden. In einem Drittel der Fälle findet sich im Anschluß an die Schmerzkrise ein flüchtiger Ikterus. Hauptalter: 33—45 Jahre, meist Männer betroffen, kein oder nur wenig Fieber, röntgenologisch nachweisbare Verkalkungen des Pankreas auf Spezialaufnahmen.

2. Primäre sklerosierende Pankreatitis ohne Verkalkungen

Vermutlich Autoaggressionskrankheit, Pathogenese unbekannt.
Symptome: Schmerzen sind selten oder nur gering vorhanden trotz besonders schweren Verlaufs. Meist finden sich ein Ikterus und Fieber, das durch Antibiotika unbeeinflußbar ist; meist höheres Alter betroffen, Prognose schlecht: Hypoproteinämie, Ödeme, Kachexie; eine Kortikoidbehandlung ist wirksam.

3. Sekundäre Pankreassklerose

Genese: Mechanisch durch Abflußhindernis erzeugt (Papillitis, operative Läsion, Kompression, Pseudozyste).
Symptome: Oft verlaufend wie eine Gallenkolik mit Ikterus und Fieber meist über 39°. Falls nicht operiert wird, kommt es zur cholestatischen Zirrhose.

4. Familiäre verkalkende Pankreopathie

5. Pankreatitis bei Parathyreoidea-Adenom

Auch verkalkend.

B. Oberbaucherkrankungen (ca. 7%)

Magengeschwür, ins Pankreas perforierend
Darmgeschwür, ins Pankreas perforierend
Perforierte Gallenblase
Obstruktion des afferenten Schenkels nach Billroth-II-Operation (wenn keine Braun'sche Anastomose angelegt worden war)
Peritonitis
Hoher Ileus
Mesenterialinfarkt
Milzruptur

Verschluß der abführenden Pankreaswege:	*Als auslösende Ursache einer akuten Pankreatitis ebenfalls in Frage kommend.*
durch Stein aus: a) den Gallenwegen b) dem Pankreas (?) b) Pankreas (?)	
durch Tumor	*Nur mittelgradige Erhöhung der Alpha-Amylase.*
Verschluß des Sphinkter Oddi durch Medikamente: Morphin andere Opiate Codein Methylcholin	
Kortikosteroid-Therapie	*In einigen Fällen wurde der Beginn einer akuten Pankreatitis beobachtet.*
Cholezystitis	*Fortgeleitete Entzündung?*
C. Speicheldrüsenerkrankungen (ca. 3,5%)	*Vermutlich ist der prozentuale Anteil höher!*
Parotitis epidemica	*Die Alpha-Amylase-Erhöhung stammt nicht immer allein von der Parotis, denn bei der Parotitis epidemica kann ebenso das Pankreas betroffen sein.*
Parotitis purulenta	*Leukozytose*
Speichelsteinverschluß	
D. Andere Ursachen (ca. 4%)	
Vergiftungen a) Methyalkohol	
b) Äthylalkohol	*Vor allem nach starken Alkoholaufnahmen bei chronischen Säufern.*
Salpingitis Rupturierte Tubargravidität Zysten, die mit Tubenepithel ausgekleidet sind Aortenaneurysma Hepatitis	

Nierenerkrankungen mit Niereninsuffizienz (ca. 3,5%)	*Im algemeinen nur geringer Anstieg, Alpha-Amylase-Serum > Alpha-Amylase-Harn! Eine isolierte Ausscheidungsstörung für Alpha-Amylase kann aber auch ohne Niereninsuffizienz vorkommen.*
Diabetische Azidose (Koma!)	
Medikamentös:	
Sekretin	*Volumenvermehrung des Pankreassekrets*
Pankreozym	*Erhöhung der Fermentkonzentration des Pankreassekrets*
Mecholyl	*Erhöhung der Fermentkonzentration des Pankreassekrets*
Äther intraduodenal	*Ferment- und Volumenvermehrung*
Erniedrigte Werte:	*Im allgemeinen ohne große diagnostische Bedeutung, andere Symptome stehen mehr im Vordergrund!*

1. Akute schwere Pankreasnekrose
2. Vergiftungen
   a) Tetrachlorkohlenstoff
   b) Barbiturate
   c) Arsen
3. Hepatitis
4. Cholezystitis
5. Schwere Verbrennungen
6. Schwere Thyreotoxikose
7. Schwangerschaftstoxikose
8. Gelegentlich bei dekompensierten Herzinsuffizienzen
9. Gelegentlich bei Diabetes mellitus
10. Physiologisches Fehlen der α-Amylaseaktivität in den ersten beiden Lebensmonaten

N. B.: Der **Prostigmin-Test** ist ebenso wie Teste mit anderen Azetylcholin-Derivaten (z. B. Doryl, Mecholyl, Urecholin) *ungeeig-*

net zur Diagnostik chronischer Pankreaserkrankungen. Die Grundidee im sog. Provokationstest ist, mit Anregung der äußeren Pankreasfunktion, eine Verschiebung des Amylasespiegels zu erreichen. Der Test ist ungeeignet, weil etwa zu 70% bei Gesunden ebenfalls eine Erhöhung der Amylase eintritt.
Der **Evokationstest** (Stimulation mit Sekretin oder Pankreozymin) zeigt bessere Werte. Zur Zeit werden klinische Erprobungen durchgeführt.
Normalwerte: Amylase (und Lipase) bleiben im Normbereich.
Pathologische Werte: Anstieg (bei entzündlichen und tumorösen Erkrankungen).

Amylase (Alpha-Amylase) — Harn

Normalwerte:

5—50 g Stärkeabbau in 30 Min. bei 37° C durch den 24-Stunden-Urin.
Die Harnwerte liegen etwa ähnlich wie die Serumwerte. Es besteht bei normaler Nierenfunktion eine parallele Beziehung zwischen der Aktivität der Alpha-Amylase im Plasma und im Urin. Infolge Schwankungen der Diurese im Tagesablauf treten jedoch nicht selten Unterschiede zwischen Harn- und Plasma-Aktivitäten auf, weshalb die Bestimmung der Tagesausscheidung empfohlen wird.

Leicht erhöhte Werte:

50—75 g Stärkeabbau / 24 Std.

Pathologische Werte:

75 g bei einmaliger Bestimmung.
Ausgeschiedene Amylaseaktivität pro Tag =

$$\frac{\text{g \% Amylaseaktivität}}{100} \times \text{Tagesharnmenge.}$$

Veränderungen der Amylase-Aktivitäten im Harn wie bei Serum-Amylase angegeben. Besonderheiten siehe unter Bemerkungen.
Bei akuter Erkrankung:
z. B. Pankreatitis
α-Amylase-Serum $>$ α-Amylase — Harn
im späteren Verlauf:
α-Amylase-Serum $<$ α-Amylase — Harn

Bemerkungen:

Bei Nephritiden und anderen Nierenerkrankungen kommen niedrige Urinaktivitäten trotz hoher Serumaktivitäten vor (Ausscheidungssperre). Umgekehrt können reduzierende Substanzen im Urin wie Stoffwechselprodukte und Arzneimittel z. B. bei der Wohl-

gemuth'schen Technik die Jodlösung reduzieren, so daß falsche hohe Werte gefunden werden. Es sollten am besten immer sowohl die Serum- als auch die Harnamylase bestimmt werden, da die Harnamylase-Aktivitäten (Tage) immer viel länger erhöht bleiben als die Serumaktivitäten (Stunden).

Amyloid-Test
s. Kongorotprobe S. 271

Anazidität
s. Magensaftuntersuchung S. 316

Anämie
s. Erythrozyten S. 163
s. Färbe-Index S. 182
s. Hämoglobin S. 202

Anisozytose
s. S. 170

Anorganischer Phosphor
s. Phosphat S. 334

Anti-Hyaluronidase-Reaktion (AHR) *

Normalwerte

oder Grenztiter können nur im Zusammenhang mit einer bestimmten Untersuchungstechnik angegeben werden. Es empfiehlt sich die Rücksprache mit dem jeweiligen Labor.

Bedeutung:

Die Anti-Hyaluronidase ist ein Antikörper bzw. Antiferment des Organismus gegen die von Streptokokken produzierte Hyaluronidase. Etwa $^2/_3$ der Streptokokken der Gruppe A besitzt die Fähigkeit, Hyaluronidase zu bilden. Es handelt sich um ein Ferment, das die im Bindegewebe reichlich vorhandene Hyaluronsäure depolymerisiert (aufspaltet), wodurch es zu einer Diffusionssteigerung von toxischen Stoffen infolge Auflockerung des Interzellulargefüges kommt.

Bewertung:

Die Antihyaluronidase-Reaktion verläuft etwa gleichsinnig wie die Antistreptolysin-Reaktion.

Bemerkungen:

Die AHR-Reaktion hat eine höhere serologische Konversionsrate als die Antistreptolysin-Reaktion, die bei etwa 85% der Patienten mit rheumatischem Fieber erhöhte Titer aufweist. Wenn man beide Reaktionen (Antistreptolysin-Reaktion und Anti-Hyaluronidase-Reaktion) zusammen durchführt, kommt man etwa auf 96% positive Ergebnisse bei rheumatischem Fieber.

---

* Literaturauswahl: 82, 249

Anti-Nikotinamid-Adenin-Dinukleotidase * (Anti-NAD-ase)

(= Anti-Streptokokkendiphosphopyridinnukleotidase-Reaktion [Anti-DPNasereaktion])

Normalwerte:

Werte von mehr als 300 Einheiten sind als positiv zu bewerten.

Bedeutung:

Mit diesem Test werden die Antikörper des Organismus gegen von Streptokokken gebildete Nikotinamid-Adenin-Dinukleotidase bestimmt.

Erhöhte Werte:

Der Test verläuft im allgemeinen parallel der Anti-Streptolysin-Reaktion. Normale -Anti-NADase-Titer bei erhöhtem Anti-Streptolysin-Titer können dadurch erklärt werden, daß die betreffenden Erreger keine NADase produzieren oder daß der Anti-Streptolysin-Titer „unspezifisch“ ist. Unspezifische Anti-NADase-Titer wurden bisher nicht beobachtet.

Bemerkungen:

Der Test hat den Vorteil der photometrischen Auswertung, wozu die Alkoholdehydrogenase-Methode verwandt wird. Zur Bestimmung der Anti-DPNase stehen noch kein internationales Standardserum und noch keine gereinigten Enzympräparate zur Verfügung.

Anti-Staphylolysin-Reaktion (AStaL-Reaktion) **

Normalwerte:	0,2—2,0 I. E./ml
leicht positiv	2,5—3,2 „
mittelstark positiv	4 —5 „
stark positiv	5 „

Bedeutung:

Pathogene Staphylokokken bilden neben verschiedenen exogenen Stoffwechselprodukten auch Staphylolysin (Staphylokokken-α-Hämolysin). Dieses Staphylolysin vermag Kaninchenblutkörperchen zu hämolysieren, weshalb diese als Indikator verwandt werden. Im Organismus enthaltenes Antitoxin (Anti-Staphylolysin) vermag die Hämolyse zu hemmen, woraus bei einem Vergleich mit

---

* Literaturauswahl: 249

** Literaturauswahl: 82, 122, 124, 125, 249

dem bei der Untersuchung mitgeführten Standardserum das Ergebnis abgelesen werden kann.
Pat. Serumverdünnung = I. E./ml Standardserumverdünnung.
Die AStaL-Reaktion sollte ebenso wie die ASL-Reaktion vor allem im Krankheitsverlauf beobachtet werden mit mehreren Bestimmungen. Einmalige schwach positive Ergebnisse haben nur geringe Aussagekraft.

Erhöhte Werte:	**Bemerkungen:**
Staphylokokkenosteomyelitis	*Sehr hohe Titer! Die AStaL-Reaktion ist wichtig zur Differentialdiagnose von anderen Knochenerkrankungen, z. B. bei Tbc, Lues und Geschwülsten.*
Staphylokokkensepsis	*Sehr hohe Titer!*
Mastitis	*Fast immer deutlich erhöhte Titer.*
Meningitis Pneumonie Prostatitis	
Akute Tonsillitis	*Nach Tonsillektomie lassen sich abfallende Titer feststellen.*
Chronische Tonsillitis	
Akute Polyarthritiden (Rheumatisches Fieber)	*40% positiv.*
Primär chronische Polyarthritis	*30,4% erhöhte Titer (zusätzliche Infekte?)*
Morbus Bechterew	*72% positiv. Auffällig häufig positiv bei „Verdacht auf beginnenden Morbus Bechterew".*
Degenerative Gelenkprozesse Degenerative Wirbelsäulenprozesse	*20%. Auf die Möglichkeit zusätzlicher Infekte bei den degenerativen Erkrankungen wird in den letzten Jahren zunehmend hingewiesen.*
Entzündliche Herzerkrankungen	*34,6%*
Kongenitale Herzklappenfehler	*30,8%*
Erworbene Herzklappenfehler	*22,8%*

Erkrankungen der Urogenitalorgane (Nephritis) Lebererkrankungen Tuberkulose	*Diese Erkrankungen bedürfen im Einzelfall jeweils kritischer Erörterung, auch wenn eine Staphylokokkenbeteiligung nicht ohne weiteres ersichtlich ist, da sich hier in gewissen Prozentsätzen ebenfalls positive AStaL-Werte finden.*

Anti-Streptokinase-Reaktion

Wie bei der Anti-Streptolysin-Reaktion wird der Antikörper-Titer bestimmt. Die Reaktion verläuft etwa gleichsinnig wie die Anti-Streptolysin-Reaktion.

Bemerkungen:

Der Nachteil liegt in einer fehlenden Standardisierung.

Antistreptolysin-Reaktion / Antistreptolysin-Titer *

Normalwerte:	—200 I. E./ml
Mäßige Erhöhung:	200—500 I. E./ml
Starke Erhöhung:	>500 I. E./ml
(Durchschnittswerte!)	

Andere Bezeichnung:

Leichte Erhöhung:	—450 I. E.
Mittelstarke Erhöhung:	450—600 I. E.
Starke Erhöhung:	>600 I. E.

Für den Grundtiter sind auch Jahreszeit, Geographie und Lebensalter von Bedeutung.

(Kinder	5 Mon. — 5 Jahre	150 E.
	6 Jahre — 59 Jahre	250 E.
	über 60 Jahre	200 E.)

Mehrmalige Bestimmungen sind angezeigt.

Bedeutung:

Die Antistreptolysinbildung ist die immunologische Reaktion des Organismus auf das von den Streptokokken gebildete Streptolysin-O bzw. auf die Infektion mit β-hämolysierenden Streptokokken der Gruppe A (C und G). Bei der Ausführung des Testes wird geprüft, bei welcher Patientenserumverdünnung eine bestimmte

* Literaturauswahl: 82, 95, 122, 124, 125, 127, 134, 174, 203, 220, 249, 254;

Streptolysinmenge noch gehemmt wird, d. h. in welcher Verdünnung die Hämolyse von Hammelblutkörperchen als Indikator noch verhindert wird.

Einheiten:

1 Antistreptolysin-Einheit ist diejenige Streptolysinmenge, die zur Neutralisierung der 2½fachen minimalen hämolysierenden Dosis Antistreptolysin erforderlich ist.
Als internationale Einheit des Streptolysin-O wird diejenige Aktivität definiert, die in 0,0213 mg des internationalen Standardserums enthalten ist.

Erhöhte Werte:

Diagnostische Erhöhungen:
Rheumatisches Fieber (= akuter Gelenkrheumatismus) 80 bis 100%
(Rheumatische) Karditis *(der erhöhte ASL ist der Laborbefund, der bei der Karditis am häufigsten positiv gefunden wird: 11,1% ++, 40,7% +, 27,7% [+]).*
Streptokokkenangina (Tonsillitis)

Akute Glomerulonephritis (in über 80% der Fälle erhöhte ASL, meist um 1000 E.)
Chronische Glomerulonephritis (in 36% der Fälle positiv)
Pyelonephritis
(in 35% der Fälle positiv)

Bemerkungen:

Eine einmalige Feststellung einer Titererhöhung besitzt noch keinen sicheren Aussagewert, nur der Titeranstieg sollte für die Beurteilung maßgebend sein. Allerdings muß einschränkend gesagt werden, daß die Behandlung mit Penicillin oder Kortikosteroiden die Entwicklung eines Titeranstiegs oder überhaupt eines erhöhten Wertes verhindern kann. In der Regel erfolgt die Erhöhung des ASL 1—3 Wochen nach dem Streptokokkeninfekt und erreicht ihr Maximum in der 3. — 6 Woche. Beim rheumatischen Fieber ist der Antikörperanstieg meist um 2 Wochen verzögert. Bleibt die Titererhöhung länger als 6 Monate bestehen, ist mit einem Rezidiv zu rechnen. Ein Titeranstieg um wenigstens 2 Stufen bei einem schon erhöhten Titer weist auf eine erneute Streptokokkeninfektion hin. Als Titersteigerungen oder Titerabfälle dürfen nur Werte aufgefaßt werden, die sich im Vergleich zur vorhergehenden Titerbestimmung um ±20 bis ±30% unterscheiden.

Jugendliche Hypertonie *(in 57% der Fälle pathologisch erhöhter ASL)*	*Eine nephrogene Ursache wird hierbei angenommen, bzw. sollte im Vordergrund differentialdiagnostischer Überlegungen stehen. Die Kreatininwerte sind hierbei signifikant erhöht.*
Scharlach	
Erysipel	
Erythema marginatum (= Erythema anulare)	
Purpura rheumatica (Erythema nodosum)	*Nur selten bei Tuberkulin-Negativen im Rahmen einer Rheumatose vorkommend, meist ist die Ursache eine Tuberkulose.*
Chorea minor	*Es besteht eine starke zeitliche Verschiebung zwischen Streptokokkeninfekt und Auftreten der Chorea minor (bis zu 7 Mon.), weshalb häufig niedrige oder abfallende ASL-Werte gefunden werden, trotzdem ein Zusammenhang mit dem Formenkreis des rheumatischen Fiebers unbestritten ist.*
Weiterhin können Erhöhungen vorkommen bei:	
Spondylarthritis ankylopoetica	*39%*
Primär chronische Polyarthritis	
Unspezifische und falsch positive Erhöhungen: Hypercholesterinämie Hepatitis Leberzirrhose Pneumonie Pleuritis Lungen-Tuberkulose Morbus Boeck Maligne Tumoren Nephrosen	*Unspezifisch erhöhte Werte kommen durch Inhibitoren zustande, die in den Alpha-2- und Beta-Lipoproteinen sitzen. Diese lassen sich mit Dextransulfat und mit $CaCl_2$ fällen. Die vorher (falsch) erhöhten Antistreptolysin-Titer zeigen dann wesentlich niedrigere (richtige!) Werte. Albuminzusätze werden zur Ausschaltung unspezifischer Reaktionen ebenfalls verwendet, sind in ihrer Wirkung jedoch nicht so sicher.*

Ikterisches Serum
Lipämisches Serum
Hämolytisches Serum
Bakteriell verunreinigtes Serum

Antithrombinzeit

Normalwert:

Keine absolute Zeit, wesentlich ist die prozentuale Verlängerung der Gerinnungsdauer gegenüber dem Ausgangswert in den verschieden lang inkubierten Proben. Nach 5 Minuten normalerweise Steigerung um 50%, nach 10 Min. von 100% gegenüber dem 1-Minuten-Wert. Der 5-Minuten-Wert überschreitet nicht 100 Sekunden.

Bedeutung:

Der Plasma-Antithrombinspiegel wird als die intravasale Reaktion des (bei Pankreaserkrankungen) ins Blut übergetretenen Trypsins aufgefaßt. Der Antithrombintest läßt also indirekt auf den Trypsingehalt des Blutes schließen. Die Untersuchung ist mit Vorsicht zu bewerten und sollte nur als Zusatzbefund Beachtung finden.

Erhöhte Werte:	**Bemerkungen:**
(Steigerung der Gerinnungszeit)	
Akute Pankreatitis	*5-Minuten-Wert um mindestens 100% gesteigert, 15-Minuten-Wert über 300 Sekunden.*
Pankreaszysten	
Chronische Pankreatitis	*A.* ↑↗
Rezidivierende Pankreatitis	*A.* ↑↗
Pankreaskopfkarzinom	*Erhöht, wenn Ikterus weniger als 6 Wochen besteht.*

Erniedrigte Werte:

Pankreasatrophie
Fibrozystische Pankreaserkrankung des Kindesalters

N. B.: Beim Verschlußikterus ist der Antithrombintiter unverändert, wenn das Pankreas nicht mitbetroffen ist.

Australia-Antigen s. Seite 199 unter HAA

Azetessigsäure (Blut/Harn)

Die Azetessigsäure entsteht bei Störung im Fettstoffwechsel, vor allem wenn die Verwertung der aus dem Abbau der Fette und der ketoplastischen Aminosäuren stammenden Azetylgruppen gestört ist. Dabei werden diese durch Kondensation zu Azetessigsäure aus dem Stoffwechsel des Zitronensäurezyklus herausgenommen. Da die Vermehrung der Azetessigsäure im Blut bzw. die Ausscheidung im Harn mit einer Vermehrung von Azeton im Blut und einer Ausscheidung von Azeton im Harn im wesentlichen parallel geht, erübrigt sich für praktische Zwecke die Bestimmung der Azetessigsäure. Die differentialdiagnostische Bewertung erfolgt daher wie bei Azeton.

Azeton

Normalwerte für Gesamtazeton (= präformiertes Azeton + Azetessigsäure): bis 2 mg⁰/₀ (Serum)
(Normalwerte für β-Hydroxybuttersäure bis 6 mg⁰/₀)

Normalwerte Harn:

Keine Ketonkörper, Azeton negativ.

Entstehung:

Das Azeton ist ebenso wie die anderen Ketonkörper (Oxybuttersäure und Azetessigsäure) ein Zwischenprodukt des intermediären Stoffwechsels beim Abbau der Fettsäuren und ketoplastischen Aminosäuren. Beim Mangel an verwertbaren Kohlehydraten (Kohlehydratmangel oder Insulinmangel) nehmen die Ketonkörper im Blut zu, die Ausscheidung im Harn hängt von der Höhe der Nierenschwelle ab. Die Bildung der Ketonkörper erfolgt größtenteils in der Leber, aber auch in anderen Organen wie Niere, Lunge, Herzmuskulatur usw. In Leber, Niere und Muskulatur können die Ketonkörper wieder abgebaut werden.

Erhöhte Werte der Serumketonkörper:	**Bemerkungen:**
Positive Harnausscheidung:	*Die Harnausscheidung geht im allgemeinen der Erhöhung des Blutspiegels parallel. Bei tubulärer Nierenschädigung können jedoch erhöhte Blutspiegel gefunden werden, ohne daß eine Harnausscheidung erfolgt.*
Dekompensierter Diabetes mellitus	
Formen: Leichte Ketoazidose	*Alkalireserve bis 40 Vol.=⁰/₀* CO_2
Mittelschwere Ketoazidose	*„ „ 30 Vol.=⁰/₀* CO_2
Schwere Ketoazidose (Koma)	*„ unter 30 Vol.=⁰/₀* CO_2

Ursachen der diabetischen Azidose:

Unbekannter Diabetes ohne Behandlung
Verminderung oder Absetzen der Insulindosis durch den Patienten
Mehrbedarf an Insulin, z. B. beim Infekt
Magen-Darm-Krankheiten v. a. mit Erbrechen
Durchfällen
Diätstörungen
Inappetenz
Menstruation
Schwangerschaft
Operationen (Störungen der Nahrungszufuhr neben allgemeinem Stress)
Schwere körperliche Belastung in der Rekonvaleszenz
Starke seelische Belastungen (?)

Hyperlipämie diabetische

Sehr hohe Insulindosen — *Bei Verminderung der freien Kohlehydrate*

Renale Glukosurie — *Nur in schweren Fällen, wenn die Kohlehydratreserven rasch verbraucht werden.*

Xanthomatose, eruptive hyperlipämische — *Besondere Erscheinungsform beim Diabetes mellitus.*

Postpankreatektomie-Syndrom

Glykogenspeicherkrankheit (von Gierke-Syndrom) — *Blutzucker ↓, Cholesterin ↗, Azeton vor allem nüchtern, kann nach Mahlzeit verschwinden.*

Hyperemesis
Hyperemesis gravidarum
Azetonämisches Erbrechen — *Bei Kindern, meist zwischen 2. und 9. Lebensjahr. Ursache: Neuropathische Konstitution.*

	Labilität des intermediären Kohlehydrat-Fettstoffwechsels, Infekte, Diätfehler, emotionale Erregungen. *N. B.: Wird oft mit Appendizitis verwechselt, macht nicht selten den Eindruck eines akuten Abdomens.*
Fieber	*Erhöhter Kohlehydratverbrauch*
Thyreotoxikose	*Erhöhter Kohlehydratverbrauch*
Akromegalie	
Cushing-Syndrom	
Überangebot an Fettstoffwechselhormon	
Behandlung mit Wachstumshormon	
11 — Oxysteroidbehandlung	
Zentrale Ketose nach apoplektischem Insult nach Schädeltraumen	
Hungerazidose	
Kohlehydratmangel bei normaler Fettzufuhr	
Reduktionsdiät mit kohlehydratfreier Fett-Eiweiß-Diät	

Basophile Leukozyten
(Basophile Granulozyten/Blutmastzellen)*

Normalwerte:

ca. 0,5 rel. %
Absolut: 15—100/mm³

Aussehen:

Kerne nur schwach angefärbt, wenig Chromatin, wenig dichte Struktur, nicht so ausgeprägt segmentiert wie der Neutrophilenkern; schwach basophiles Zytoplasma mit dunkelvioletten bis beinahe schwarzen Granula von 0,3—0,8 μ. Die Granula verdecken oft den Kern und sind infolge Wasserlöslichkeit nicht selten ganz oder teilweise ausgewaschen, so daß an ihrer Stelle leere, runde Felder im Zytoplamsa entstehen. Direkte Kammer-

* Literaturauswahl: 109, 177, 279

zählung möglich durch selektive Anfärbbarkeit der metachromatischen Granula mit Tolouidin-Blau.

Physiologische Funktion:

Noch wenig erforscht. Die peroxydase-negativen, großen Granula enthalten Heparin oder eine heparin-ähnliche Substanz. Außerdem enthalten die Basophilen 50 × soviel Histamin als andere Blutzellen.

Erhöhte Werte/Vermehrung:	**Bemerkungen:**
Chronische Myelose (Endstadium)	*Kann zur Differentialdiagnose gegenüber einer leukämischen Reaktion (ohne B.) verwandt werden. Bis zu 83% Basophile wurden beobachtet.*
Basophile Leukämie	*Umstritten. Vermutlich identisch mit obiger Erkrankung.*
Eosinophilie	*Nicht selten mit Basophilensteigerung einhergehend.*
Chronische hämolytische Anämie	
Zustand nach Splenektomie	
Zustand nach Injektion artfremden Eiweißes	
Idiopathische Thrombopenie	
Erythraemia vera	
Morbus Hodgkin	
Postinfektiöse Rekonvaleszenz	
Heilphase nach Lobärpneumonie	
Chronische Entzündungen	
Sinusitis	
Pocken	
Windpocken	
Purpura (anaphylaktoide)	
Hypothyreose	
Polycythaemia vera	
Leberzirrhose	
Ionisierende Strahlung a) nach Röntgenbestrahlung b) präleukämisch nach Atombombenexplosionen	
Therapeutisch erhöhter Östrogenspiegel	

Erniedrigte Werte/ Verminderung:

(Ohne diagnostische Bedeutung)
Akutes Stadium allergischer Reaktionen
Akutes Stadium einer Lobärpneumonie
Hyperthyreose
Durch Medikation von Kortison oder verwandten Substanzen
Durch Medikation von ACTH

Bence-Jones-Eiweißprobe im Urin*

Normalwerte: negativ

Eine positive Bence-Jones-Eiweißprobe liegt dann vor, wenn bei langsamer Erwärmung des Urins im Wasserbad zwischen 50 und 60° C ein Niederschlag auftritt. Die Gegenwart dieses Paraproteins ist dann besonders wahrscheinlich, wenn bei weiterem Erhitzen sich der Niederschlag wieder auflöst und beim Rückgang zum kritischen Temperaturbereich wieder ausfällt. Die Zugabe einiger Tropfen 10%iger Essigsäure macht die Probe empfindlicher.

Bedeutung:

Die Bence-Jones-Proteine, auch als mikromolekulare Paraproteine bezeichnet, sind nicht ganz einheitliche Eiweißkörper, die partielle Antigengemeinschaften zu normalen Globulinen und Paraproteinen besitzen. Bei Plasmozytomen werden sie infolge ihres geringen Molekulargewichts von ca. 35 000 häufig ausgeschieden. Bei einer positiven Bence-Jones-Eiweißprobe sollte auf alle Fälle zur weiteren Differenzierung eine Urinelektrophorese angeschlossen werden.

Eine positive Bence-Jones-Probe kann im Harn bei folgenden Krankheiten vorkommen:	**Bemerkungen:**
Plasmozytom	*Häufig, jedoch keineswegs regelmäßig.*
Knochenmetastasen Osteoplastisches Sarkom Lymphogranulomatose	

* Literaturauswahl: 71, 299, 308

Lymphatische Leukämie
Myeloische Leukämie
Amyloidose
Osteomalazie
Ausgedehnte Empyeme
Bei manchen Nierenerkrankungen, wenn eine langdauernde Proteinurie bestanden hat.
Gelegentlich auch bei Pyurie vorkommend.
Beimischung von Sekret der Glandulae vesiculosae kann ebenfalls ähnliche Reaktion verursachen.

Benzidinprobe s. Stuhl auf Blut

Beta-Lipoproteide

Normalwerte:

Bis ca. 550 mg %

Genaue Durchschnittswerte lassen sich wie beim Cholesterin nicht angeben, da bei verschiedenen Bevölkerungskollektiven entsprechend den Ernährungsgewohnheiten deutliche Unterschiede bestehen.
Die Beta-Lipoproteide sind an Proteine gebundene Serumlipide, die qualitativ ähnliche Eigenschaften haben und sich mit verschiedenen Trennmethoden von den Alpha-Lipoproteiden unterscheiden lassen. Sie machen 70—80% des Blutfettes aus. Die Beta-Lipoproteide sind weniger von krankheitsdiagnostischer als vielmehr von prophylaktisch-diagnostischer Bedeutung.

Erhöhte Werte:

Durch starke Zufuhr von hydrierten und tierischen Nahrungsfetten
Familiäre Hypercholesterinämie
Idiopathische Hyperlipämie
Nephrotisches Syndrom
Hypothyreose
Biliäre Leberzirrhose
Lipoidgranulomatose (Schüller-Christian)

Bemerkungen:

Arteriosklerose — *Nur von prognostischer und prophylaktisch-therapeutischer, nicht von diagnostischer Bedeutung. Ein erhöhter Beta-Lipoproteid-Spiegel deutet nicht automatisch auf eine Arteriosklerose hin.*

Diabetes mellitus (vor allem dekompensierter)
Östrogenmangel bei Frauen im geschlechtsreifen Alter

Erniedrigte Werte:

A-Beta-Lipoproteidämie (Bassen-Kornzweig-Syndrom)

Hyperthyreose — *Ohne diagnostische Bedeutung.*
Leberdystrophie
Kachexie

N. B.: Heparinzufuhr senkt den Beta-Lipoproteidanteil durch Aktivierung der Lipoproteidlipasen. Mehrfach ungesättigte Fettsäuren in der Nahrung senken ebenfalls den Beta-Lipoprotein-Spiegel.

Bilirubin (Harn)*

Normalwerte: negativ

Bewertung:

Eine Bilirubinausscheidung im Harn erfolgt bei allen Erkrankungen mit erhöhten direkten Bilirubinwerten im Blut. Bewertung s. Bilirubin Serum.
Erkrankungen, die mit erhöhten indirekten Bilirubinwerten im Serum einhergehen, bewirken keine Bilirubinausscheidung im Urin.

Bilirubin (Serum)

Normalwerte: 0,3—1,0 mg % (Gesamtbilirubin)
(Keine oder nur geringe Menge direkten Bilirubins)

---

* Literaturauswahl: 9, 10, 39, 49, 65, 97, 112, 135, 154, 170, 194, 195, 202, 217, 238, 244, 292, 309.

Entstehung:

Das Bilirubin entsteht im Rahmen des physiologischen Erythrozytenabbaus und wird in den Zellen des retikuloendothelialen Systems (Leber, Milz und Knochenmark) sowie in den Leberzellen (?) gebildet. Es handelt sich hierbei um das indirekte (nur in Gegenwart von Alkohol oder Koffein darstellbare) Bilirubin. In den Leberzellen wird mittels der Glukuronyltransferase Glukuronsäure an das Bilirubin gekoppelt, so daß das direkte Bilirubin entsteht. Physiologischerweise wird das Bilirubin über die Leberzellen via Gallenwege in den Darm ausgeschieden. Dementsprechend bestehen 5 Möglichkeiten des Zustandekommens eines erhöhten Serumbilirubinspiegels:

1. Vermehrte Bilirubinbildung durch verstärkte hämolytische Vorgänge.
2. Bilirubinaufnahme und Bilirubintransportstörung in der Leberzelle.
3. Störung der Konjugation mittels der Glukuronyltransferase in den Lebermikrosomen.
4. Ausscheidungsstörung in den Lebercanaliculi.
5. Extrahepatischer Gallengangsverschluß.

Haltbarkeit:
Bei Schutz vor Licht und bei + 4° C maximal 4 Tage,
bei Zimmertemperatur maximal 2 Tage

Erhöhte Werte:	**Bemerkungen:**
Physiologisch:	
Neugeborene (s. auch Abb. S. 52)	*Indirektes Bilirubin* ↑
Pathologisch:	
Hämolytische Anämie	*Retikulozyten* ↑ *(> 40‰), LDH* ↑, *HBDH* ↑, *Fe* ↑, *indirekt. Bilirubin* ↑.
a) angeboren (genetischer Enzymdefekt)	
b) erworben chemisch toxisch infektiös	*NB: Einige chemische Substanzen bzw. Medikamente (bei den wichtigsten auch Firmenbezeichnungen), die hämolytische Schübe auslösen können:* *Acetanilid* *Acetylphenylhydracin* *Acetylsalizylsäure* *Aminophenazon* *Anilinderivate*

	Antipyrin *Atebrin* *Azulfidine* *Chloramphenicol* *Chloromycetin* *Diasone* *Dimercaprol* *Fungizide* *Hydantoin* *Leukomycin* *Metacrin* *Methylenblau* *Nitrofurantoin* *Naphthalin und Derivate* *Pamachin* *Paraxin* *PAS* *Pentachin* *Phenacetin und Derivate* *Phenylhydracin* *Salazosulfapyridin* *Sulfonamide* *Sulfoxon*
	Vegetabilien: *Fava-Bohnen* *Einheimische grüne Bohnen* *Stachelbeeren (?)* *Johannisbeeren (?)*
Morbus hämolyticus neonatorum	*Indirekt. Bili ↑ (s. auch unter Bilirubinvermehrung beim Kind).*
Hämolyse bei Bluttransfusionsunverträglichkeit	
Hämolyse bei Übertragung sehr alter Blutkonserven	
Bergkrankheit	*Vergrößertes Blutvolumen, Polyglobulie, RR ↓, Hyperventilation. Auftreten bei längerem Aufenthalt in Höhen von 4000 m, z. B. Andenhochplateau.*
Akute Hepatitis	*SGPT ↑, SGOT ↑, direktes Bili ↑, indirektes Bili ↑, Fe ↑, Aldolase ↑*

a) durch Viren	
Hepatitis epidemica	*(lymphatische Reaktion des BB, Thymoltrübungstest +, Cephalinflockungstest +)*
Infektiöse Mononukleose	*Paul-Bunnel-Reaktion Titer > 1:64 (ansteigend), Mononukleosetest +, Leukozytose, starke Zunahme der mononukleären Zellen (Lymphozyten, lymphoide Monozyten, Monozyten)*
Gelbfieber	*Kein spezifischer serologischer Nachweis. Beim Auftreten einer toxischen Nephrose im Urinsediment reichlich Zylinder, Alkalireserve ↓, Ca ↓, Harnstoff ↑, prognostisch ungünstig.*
b) durch Bakterien	
Listeriose	*S. auch Bili-Erhöhung beim Neugeborenen und in der Schwangerschaft*
Coli-Infektionen	
Spirochaeten/Leptospiren	
Lues	
Morbus Weil	
Andere Leptospirosen	
Chronische Hepatitis	*Selten und nur geringe Bilirubinerhöhungen, leichte Transaminasenerhöhungen. Histologie ++, direkt. Bili ↑, alk. Phos. ↑*
Verschlußikterus	
extrahepatisch	
durch Stein	
Tumor (z. B. Pankreaskopfkarzinom)	
Entzündung (Cholangitis/Cholezystitis)	
chron. Pankreatitis	*S. auch unter Alpha-Amylase*
intrahepatisch	
durch medikamentöse Cholostase (siehe auch Tabelle am Schluß des Kap. S. 60)	*Im ganzen sind 157 Arzneimittel bis jetzt bekannt, die eine Cholostase auslösen können. Nur in einem geringen*

	Prozentsatz (0,5—2%) liegt eine zusätzliche Leberzellschädigung vor. Die Medikamente sind in den Acta hepatoslenol. (1962) 74 und (1964) 356 angegeben. **Cave:** *Frühzeitige Butazolidinanwendung bei „Gelenkschmerzen", da es sich hierbei um eine Hepatitis im Beginn handeln kann.*
Cholangiolitis/Cholangitis	*BKS ↑, alk. Phos. ↑, Leuko ↑, Alpha-2-Glob. ↑, Gamma-Glob. ↑.*
Cholostase durch Ovulationshemmer	*Extrem selten, Bericht über Äthinylöstrenol und Mestranol. Alk. Phos. ↗.*
Benigne rekurrierende, intrahepatische Cholestase (Summerskill-Walshe-Tygstrut-Sherlock)	*Alk. Phos. ↗, Chol. ↗, Leberbiopsie ++ (Cholostase, geringe Rundzellinfiltration der Portalfelder) — Pruritus.*
Segmentäre intrahepatische kongenitale Gallengangserweiterung ohne Fibroangioadenomatose mit Fibroangioadenomatose (Caroli)	
Lebertumoren maligne meist Metastasen selten primär	*Anfänglich keine oder nur geringe Bilirubinerhöhung, viel rascher zeigt die alk. Phos. und die LDH erhöhte Werte. Starker Bilirubinanstieg ist prognostisch sehr ungünstig. Mit Szintigraphie lassen sich Tumoren über 2 cm Durchmesser nachweisen, durch das Ultraschallecholot schon kleinere Tumoren.*
Leberzirrhose	*Bili ↑, nur im Stadium der Dekompensation bzw. bei stärkeren entzündlichen Schüben. Elphor: Gamma-Glob. ↑↑*

Fettleber	*Bili selten ↑, nicht über 4 mg %. Meist sind sämtliche Leberteste negativ, am häufigsten zeigt der Bromsulfaleintest oder der Zweifarbstofftest pathologische Werte. Leberbiopsie ++! Evtl. Chol. ↑, evtl. β-Glob. und β-Lipoproteide ↑. Bei (noch reversibler) alkoholischer Fettleber ChE ↑. Vergrößerte Leber bei normalen Lebertesten ist immer verdächtig auf Fettleber.*
Stauungsleber	*Bei Rechtsherzinsuffizienz Bili nicht über 4 mg %*
Toxische Leberschäden	*Der Ikterus tritt meist nach 1—3 Tagen auf.*
z. B. Lorchelvergiftung Knollenblätterpilzvergiftung Phosphorvergiftung	
Medikamente	*s. Tab. bei SGPT*
Akute Leberdystrophie	
Zieve-Syndrom	*Alkoholfolgeschaden. Alk. Phos. ↑, Transaminase ↗, Hyperlipämie, Anämie, Ödeme.*
Endophlebitis venae hepaticae (Chiari-Krankheit)	
Chronische Pankreatitis	*S. auch unter Alpha-Amylase*
Posthepatitische Hyperbilirubinämie Ikterus juvenilis intermittens (Meulengracht)	*Alle Leberteste normal, Leberbiopsie normal, innerhalb von Stunden stark schwankende Bilirubinwerte, ebenso rasch wechselnde Leber- und Milzgröße. Es handelt sich um eine Bilirubinaufnahmestörung der Leberzelle. Die posthepatitische Hyperbilirubinämie unterscheidet sich vom Ikterus juvenilis nur durch den Nachweis einer durchgemachten Hepatitis. Die posthepatitische Hyperbilirubinämie ist häufig, der Ikterus juvenilis selten. Bili 1,5—4 (—6) mg %, BKS ↓.*

Kongenitale, nicht-hämolytische Hyperbilirubinämie (Crigler-Najjar-Syndrom)	*Extrem selten. Vererbbarer Glukuronyltransferasemangel. Indirekt. Bili ↑.*
Chronische idiopathische Gelbsucht (Dubin-Johnson-Syndrom)	*Ausscheidungsschwäche der Leber, auch für Bromsulfalein und Gallekonstrastmittel, normale Leberteste, Leberbiopsie: schwach braunes Pigment in der Leberzelle. Indir. Bili ↑, dir. Bili ↑ (40%).*
Chronische Hyperbilirubinämie (Rotor-Syndrom)	*Ähnlich dem Dubin-Johnson-Syndrom, jedoch alleinige Bilirubinausscheidungsstörung ohne die genannten anderen Symptome.*
Shunt-Hyperbilirubinämie	*Retikulozyten ↑, LDH ↗, indir. Bili ↑, Leberteste sonst normal. Leberbiopsie: Hämosiderose, Neigung zu Cholelithiasis.*
Siderophilie	*Bromsulfaleintest nicht selten pathologisch, Fe > 150—200 γ %.*
Hyperbilirubinämie bei kongenitalem Hypothyreoidismus	
Hemmung der Glukuronyltransferase durch chemische Substanzen:	
Hydrokortisonhyperbilirubinämie	
Novobiocinhyperbilirubinämie	
Rivomycinhyperbilirubinämie	

Bilirubinerhöhungen beim Neugeborenen:

Ikterus neonatorum	*Physiologisch s. Abb. 3a*
Morbus haemolyticus neonatorum	
Rh-Faktoren-Unverträglichkeit	*Coombs-Test + in 96% der Fälle.*

ABO-Faktoren-Unverträglichkeit

Serologischer Nachweis schwierig, falsch negative Ergebnisse kommen vor, der Coombs-Test ist meist negativ oder verzögert positiv. Besser Objektträgertest mit Nabelschnurblut (austropfen lassen, nicht ausstreichen!).

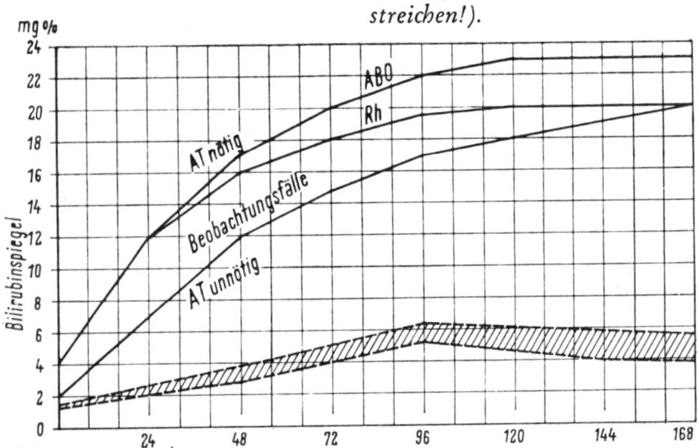

Abb. 3a: Kindesalter in Stunden
——— Indikation zur Austauschtransfusion nach POLACEK (1965)
////// Physiologische Erhöhung des Bilirubins im Serum von Neugeborenen (nach VEST)
(AT = Austauschtransfusion)

Familiäre passagere Neugeborenenhyperbilirubinämie

Aus dem mütterlichen Plasma stammender Hemmfaktor der Glukuronyltransferase, der den Bilirubinanstieg bewirkt, verschwindet nach wenigen Wochen. Es können jedoch kurzzeitig neurotoxische Bilirubinkonzentrationen erreicht werden.

Pregnandiolhyperbilirubinämie

Um den 9.—27. Lebenstag auftretend. Bili 14—24 mg %. Betrifft ca. 1% aller voll gestillten Neugeborenen. Das mit der Muttermilch ausgeschiedene Pregnandiol hemmt die Glukuronyltransferase. Indir. Bili ↑, Normalisierung nach Abstillen.

Leberunreife

Erythroblasten + +

Nabelsepsis — *Leukozytose, Erythroblasten ++*

Zytomegalie — *Erythroblasten ++, Anämie*

Toxoplasmose — *Sabin-Feldmann (Farb)-Test Titer über 1:256 stark verdächtig, Titer bis 1:4000 vorkommend. Diaplazentar übertragene Antikörpertiter fallen innerhalb von 4 Monaten. Komplementbindungsreaktion (KBR): Im akuten Krankheitsstadium oft negativ, Titer steigt verzögert.*

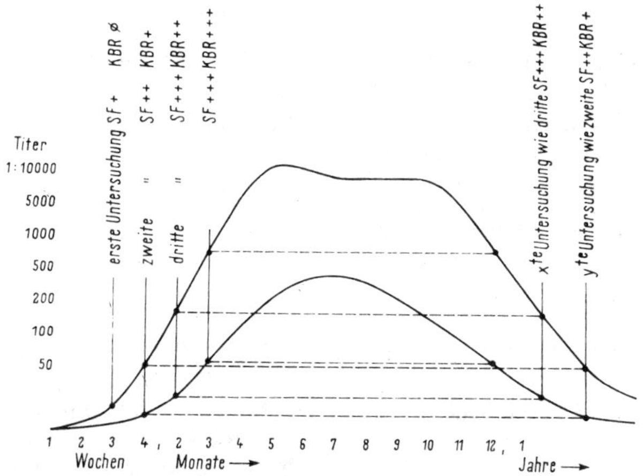

Abb. 3b: Toxoplasmosetiter-Verlauf (nach O. *Fenner*)
SF = Sabin-Feldmann-Test
KBR = Komplement-Bindungs-Reaktion

Listeriose — *Kultureller Nachweis (Blut, Liquor, Urin, Mekonium), evtl. Agglutinationsreaktion.*

Lues — *Wassermann'sche Reaktion +, Klärungsreaktion II nach Meinicke +, weitere Reaktionen: Kahn, Müller, Meinicke-Trübungsreaktion, Citochol-Reaktion, Mikrocardiolipin-Reaktion u. a.*

Hyperbilirubinämie bei Säuglingspyurie	*Häufig! Weniger bei Neugeborenen als bei jungen Säuglingen auftretend. Coli-Infektion.*
Angeborene Hepatitis	*S. o. Nicht selten haben Geschwister nacheinander eine angeborene Hepatitis. Indir. und dir. Bili ↑, niedrige Dosen eines Kortikosteroids bewirken Bilirubinabfall.*
Gallengangsatresie	*Dir. Bili ↑, alk. Phos. ↑, durch probatorische Kortikosteroidgabe nicht beeinflußbarer Bilirubinanstieg.*
Syndrom der eingedickten Galle	*Dir. Bili ↑, alk. Phos. ↑*
Galaktosämie	*Indir. Bili ↑*
Hämolytische Anämie (Erythrozytopathien)	*Indir. Bili ↑*
Toxische Fermenthemmung (Pharmaka)	
Rotor-Syndrom	*s. o.*
Crigler-Najjar-Syndrom	*s. o. Indir. Bili ↑, es entwickelt sich ein Kernikterus.*
Lucey-Driscoll-Syndrom	*Indir. Bili ↑. Konjugationsstörung des Bilirubins beim Neugeborenen nach vorhergegangener hoch dosierter Vitamin-K-Behandlung der Mutter.*

Bilirubinerhöhungen in der Schwangerschaft

A. Icterus in graviditate	*Ursachen wie oben aufgeführt, aber nicht mit der Schwangerschaft zusammenhängend.*
I. Übliche Ikterusformen, wie oben angeführt (Hepatitis usw.)	
II. Ikterus bei typischen internistischen Schwangerschaftskomplikationen	

1. Ikterus bei schwerster Pyelonephritis (Sepsis)	
2. Ikterus bei Pyelonephritis und Tetrazyklin-Toxizität (akute Fettleber)	
3. Ikterus bei Chloroform-Toxizität	
4. Ikterus nach kriminellem Abort (Clostridium perfringens Sepsis, Chininvergiftung etc.)	
5. Belastungsikterus	*Bei vorbestehendem Leberschaden. Durch die Schwangerschaft tritt eine Dekompensation ein.*
6. Schwangerenikterus durch Listeriose	*In der Gravidität besteht eine besondere Disposition zu dieser Erkrankung. 31,8% aller klinisch diagnostizierten Listeriosen sind Schwangerschaftslisteriosen. Agglutinationstiter gelten von 320 an als positiv, die KBR von 10 an. Eine Therapie ist dann unbedingt angezeigt.*

B. Icterus e graviditate

I. Idiopathischer Ikterus der Schwangerschaft	
1. Intrahepatische Schwangerschafts-Cholestase	
2. Akute Schwangerschafts-Fettleber	
3. Akute gelbe Leberdystrophie	*Oft akut eintretende Verschlechterung Proteinurie, Sediment: Leucin und Thyrosin, schlechter Appetit, Erbrechen. Bei raschem Bilirubinanstieg und Quickwert-(Prothrombin-) Abfall Schwangerschaftsunterbrechung.*

II. Ikterus als Komplikation einer anderen, an die Schwangerschaft gebundenen Krankheit:

1. Ikterus bei Hyperemesis gravidarum
2. Ikterus bei unstillbarem Erbrechen der Spät-Schwangerschaft (meist andere Primärerkrankungen)
3. Ikterus bei Spätgestose
4. Ikterus bei Schwangerschafts-Perniciosa
5. Ikterus bei Schwangerschafts-Hämolyse

Tab. 1

Medikamente, die einen ikterischen Leberschaden *mit* Verschlußsyndrom erzeugen können.

(Nach *W. Siegenthaler* in Anlehnung an *Dölle/Martini*)

1. *Psychopharmaka:*
   a) Phenothiazine: z. B. Largactil, Prazine, Trilafon, Stemetil, Stelazin
   b) Benzodiazepine: z. B. Librium
   c) Barbiturate
   d) Antidepressiva: z. B. Imipramin (Tofranil), Iproniazid (Marsilid)
2. *Chemotherapeutika:*
   a) Arsenpräparate: z. B. Arsphenamine (Salvarsan), Carbarsone (Amoebenmittel)
   b) Sulfonamide
   c) Furadantin
   d) Paraaminosalizylsäure
3. *Antibiotika:*
   a) Triazetyloleandomycin (z. B. Witrion, Sigmamycin)
   b) Erythromycin-ester, Lauryl-sulfat (z. B. Ilosone)
   c) Novobiocin (z. B. Albamycin)
   d) Penicillin
4. *Thyreostatika:*
   a) Methyl- und Propylthiouracil (z. B. Thiomidil)
   b) Thiamazol (z. B. Mercazole, Tapazole)
5. *Antidiabetika:*
   a) Carbutamid (z. B. Nadisan)
   b) Tolbutamid (z. B. Rastinon)
   c) Chlorpropamid (z. B. Diabinese)
6. *Zytostatika:*
   a) 6-Mercaptopurin (z. B. Purinethol)
   b) Dimethasulfonoxybutan (z. B. Myleran)
   c) Demecolcin (z. B. Colcemid)
   d) Diäthyldioxystilbendiphosphat (z. B. Honvan)

7. *Androgene und Anabolika:*
   a) Methyltestosteron (z. B. Perandren)
   b) Fluoxymesteron (z. B. Ultandren)
   c) Methandrostenolon (z. B. Dianabol)
8. *Gestagene Hormone:*
   a) Methylostrenolon (z. B. Orgasteron)
   b) Novethisteronum (z. B. Norlutin Primolut-N)
9. *Antirheumatika:*
   a) Goldpräparate
   b) Phenylbutazon (Butazolidin)
10. *Verschiedenes:*

    Ajmalin, Cinchophenum (Atophan), Chlorothiazid, Dinitrophenol, Halothan, Hydantoine, Ilidar, Nikotinsäure, Phenacetin, Phenindione.

Tab. 2

Medikamente, die einen ikterischen Leberschaden *ohne* Verschlußsyndrom erzeugen können.

(Nach *W. Siegenthaler* in Anlehnung an *Dölle/Martini*)

1. *Psychopharmaka:*
   a) Monoaminooxydasehemmer: z. B. Marplan, Niamid, Marsilid
   b) Phenothiazine: z. B. Phenergan, Melleril, Pacatal
   c) Chloralhydrat
2. *Chemotherapeutika:*
   a) Tuberkulostatika: Isoniazid (Rimifon, Neoteben), Pyrazinamid, Thiosemicarbazone (Conteben), Tebefen (Isoniazid + Thiosemicarbazone)
   b) Sulfonamide
   c) Sulfone (Lepramittel)
   d) Stilbamidin, Emetin, Plasmochin, Atebrin
3. *Antibiotika:*
   a) Streptomycin
   b) Chloromycetin
   c) Tetracycline
4. *Antidiabetika:*
   a) Carbutamid (z. B. Nadisan)
   b) Tolbutamid (z. B. Rastinon)
   c) Metahexamide (z. B. Euglycin)
5. *Antirheumatika:*
   a) Goldpräparate
   b) Phenylbutazon (Butazolidin), Pyramidon, Antipyrin
6. *Zytostatika:*
   a) Actinomycin-C (Sanamycin)
   b) Aminopterin
   c) 6-Mercaptopurin (z. B. Purinethol)
   d) Chlorambucil (z. B. Leukeran)
   e) Methotrexate (z. B. Amethopterin)
   f) Urethan
   g) Diäthyldioxystilbendiphosphat (z. B. Honvan)
7. *Antiepileptika:*
   a) Hydantoine (Diphenylhydantoine, Mesantoin, Nirvanol)

b) Oxazolidine
(z. B. Tridione)

8. *Antikoagulantien:*
   a) Dicumarine
   b) Phenindione

9. *Narkotika:*
   a) Bromchlorotrifluoräthan (Halothan, Fluotan)
   b) Chloroform, Trilen, Avertin (direkte Hepatotoxine!)

10. *Verschiedenes:*

Acetanilid (Antifebrinum), Acriflavin (Diacrid), Aloe, Benemid, Chenopodiumöl, Chiniotonum (Yatren), Eisensulfat, Filix mas, Flexin, Jod, Leberextrakte, Nepresol, Östrogene, Ovulationshemmer, Phenacetin, Quecksilber-, Antimon- und Wismuthpräparate, Biligrafin.

s. Blutkörperchensenkung

Blutausstrich s. Differentialblutbild S. 127 und Erythrozyten S. 163

Bluteiweißkörper s. Elektrophorese S. 137

Blutfarbstoff s. Hämoglobin

Blutgerinnungszeit s. Gerinnungszeit

Blutkörperchensenkung / Blutkörperchensenkungsgeschwindigkeit (BKS / BSG) *

Normalwerte:	1. Std.	2. Std.
Männer	3— 8 mm	6—20 mm
Frauen	3—10 mm	6—20 mm
Säuglinge	1— 2 mm	2— 4 mm
Kinder	gering, weniger als Erwachsene	

Bedeutung:

Bei der Blutkörperchensenkung erfolgt unter standardisierten Bedingungen eine Sedimentation der Erythrozyten, deren Geschwindigkeit bzw. Größe gemessen wird. Es handelt sich um eine einfache, unspezifische Methode, die eine der wichtigsten klinischen Routineuntersuchungen ist. Sie eignet sich als Suchreaktion ebenso wie zur Verlaufsbeobachtung bestimmter Krankheitsfälle. Eine normale BKS schließt jedoch das Vorliegen einer Krankheit auch einer Tuberkulose oder eines Karzinoms nicht aus. Die wichtigsten Fak-

* Literaturauswahl: 23, 37, 46, 67, 68, 72, 106, 107, 108, 251, 268, 310, 314, 323, 337.

toren, die den Ausfall der BKS beeinflussen, zeigt folgende Abbildung.

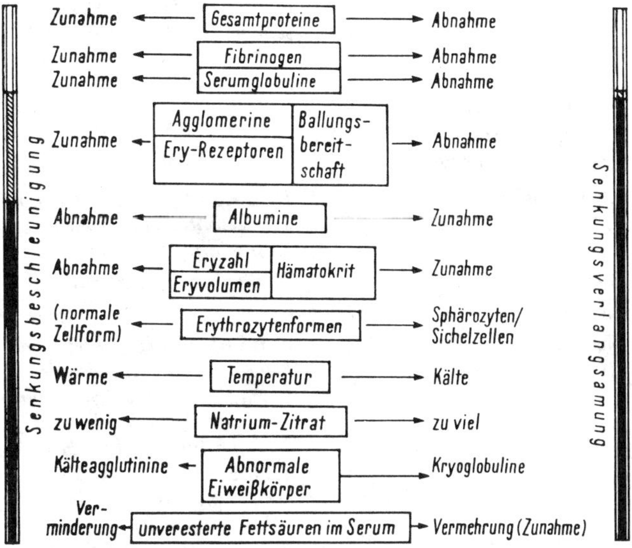

Abb. 4: Die wichtigsten Faktoren, die die Blutsenkungsgeschwindigkeit beeinflussen.

Auswahl der wichtigsten Erkrankungen oder krankhaften Veränderungen, die eine Veränderung der BKS bewirken.	**Bemerkungen:**
Beschleunigte BKS	
Entzündungen, vor allem exsudative	*Die BKS-Beschleunigung und Normalisierung benötigt eine Latenzzeit von ein bis mehreren Tagen.*
Infektionskrankheiten z. B. Sepsis Pneumonie	*Ausnahmen kommen vor, z. B. bei der Hepatitis epidemica (Fibrinogenverminderung!) oder beim Typhus, bei dem trotz hohen Fiebers die BKS im allgemeinen nicht oder nur gering beschleunigt ist.*

Tbc	*Vor allem bei exsudativen und infiltrativ käsigen Prozessen. Bei der Miliartuberkulose kann die BKS initial verlangsamt sein, nach 24 Std. ist sie stark erhöht.*
Kollagenosen z. B. Lupus erythematodes Sklerodermie Periarteriitis nodosa	
Rheumatische Krankheiten	*Die BKS ist für die Beurteilung der Aktivität bzw. des Verlaufs wichtig.*
Gicht	*Im Gefolge eines Anfalls!*
Nekrosen	
Neoplasmen	*V. a. Sarkome, Hypernephrome, Karzinome mit Knochenmetastasen, Leukämien, Lymphogranulomatose. Die Stärke der Senkung gibt ungefähr Hinweis auf die Malignität der Verlaufsform. Infolge starker Zunahme unveresterter Fettsäuren im Serum ist die BKS-Geschwindigkeit oftmals gering. Zur Differentialdiagnostik s. am Ende des BKS-Kapitels.*
Paraproteinämien z. B. Plasmazytom oder Makroglobulinämie Waldenström **N B:** Das kohlehydratfreie, kleinmolekulare Gammamikro- oder Bence-Jones-Paraprotein bewirkt auch in größeren Konzentrationen keine wesentliche Zunahme der Sedimentationsrate.	
Dysproteinämien z. B. Nephrotisches Syndrom	*BKS ↑↑*
Anämien v. a. Perniziöse Anämie (dekompensiert!)	*Bei bestimmten hämolytischen Anämien kann auch eine normale oder verlangsamte BKS*

Erworbene hämolytische Anämien Aplastische Anämien	*vorkommen (Erythrozytenform!)*
Kälteagglutinine	*BKS im Brutschrank bei 37° langsamer als in Kälte Blutprobe darf nicht abkühlen!*
Hypercholesterinämie Hypertriglyzeridämie Exogene Ursachen, die eine Beschleunigung der BKS auslösen können: Orale Antikonzeptionsmittel Starke Fibrinogenverabfolgung	
Hochmolekulare Dextran- oder Polyvinylverbindungen (Infusion)	*Ein Molekulargewicht von 60 000 verhält sich etwa neutral. Mit steigendem Molekulargewicht nimmt die BKS-Geschwindigkeit zu.*
Verlangsamte BKS	
Polyglobulie Polyzythämie Allergie in der Sensibilisierungsphase im allergischen Anfall	
Kryoglobulinämie	*Senkung um O*
Bestimmte hämolytische Anämien Sphärozytose	*Sichelzellanämie*
Hydrämie	*Reduktion der Proteinkonzentration des Plasmas*
Freie Fettsäuren hemmen ebenfalls die BKS	*Entnahme nach fettreichen Mahlzeiten.*
Exogene Ursachen, die eine (manchmal erhebliche) Hemmung der BKS auslösen können (auch wenn erhebliche Plasmaproteinverschiebungen bestehen): Na-Salizylat Phenylbutazon (Butazolidin, Elmedal) Pheniramin	

Fettsäuren in vitro
unveresterte Fettsäuren in vivo
Kortison und Abkömmlinge
Conteben
Periston
Rheomakrodex (Infusion)

Zusätzliche Aussagemöglichkeiten durch die BKS bestehen:

Wasserhelles Plasma	*Eisenmangelanämie*
Gelbfärbung des Plasmas	*Verdacht auf Ikterus, Bilirubinbestimmung angezeigt.*
Serumtrübung	*Kontrolle des Fettstoffwechsels angezeigt. Trübungen finden sich bei folgenden Krankheitsbildern: Xanthomatosis diabetica, Diabetische Azidose (Koma!), Essentielle Hyperlipämie, Nephrotisches Syndrom, Glykogenspeicherkrankheit, Sekundäres Myxödem, Schwere Anämie, Alimentäre Hyperlipämie.*
Nach 24 Std., besonders nach Schrägstellung des Röhrchens, können Rückschlüsse auf das Gesamterythrozytenvolumen bzw. den Hämatokrit gezogen werden.	
Beachtung der Leukozytenmanschette (weißer Ring zwischen Plasma- und Erythrozytensäule).	*Wesentliche Abweichungen sollten zu einer Zählung der Leukozyten führen. 1 Teilstrich entspricht ca. 10 000 Leukozyten/mm³.*
Erythrozytenschleier am Ende der Erythrozytensäule	*Hinweis auf Retikulozytenvermehrung.*

Wesentlichste Fehlerquellen bei der Bestimmung der BKS

1. Temperatur	*Richtig 17—20° C.*
2. Natrium-Zitrat	*Muß 3,8%ig sein, das Mischungsverhältnis streng 4:1.*
3. Keine Entnahme nach fettreichen Mahlzeiten (freie Fettsäuren)	

4. Der Durchmesser des Röhrchenvolumens soll nicht weniger als 2,0 mm betragen, da sonst die Senkung verlangsamt wird.
5. Die Röhrchen müssen absolut sauber sein. Bereits geringe Proteinrückstände verlangsamen die BKS.
6. Die Röhrchen dürfen nicht feucht sein.
7. Die Röhrchen müssen vertikal stehen.

Schrägstellung beschleunigt die BKS.

8. Langes Stehen des entnommenen Blutes vor Ansetzen der BKS kann eine bakterielle Veränderung an der Erythrozytenoberfläche sowie eine Herabsetzung der Neuraminsäurekonzentration bewirken, so daß die BKS verlangsamt wird.

Differentialdiagnose der neoplastisch bedingten BKS-Beschleunigung von der entzündlich bedingten BKS-Beschleunigung

Tumorbedingte Blutsenkungsbeschleunigungen weisen eine geringere Bereitschaft zur Desaggregation ihrer Erythrozyten auf als entzündungsbedingte. Bei Kranken mit Entzündungen besteht im Vergleich zu Kranken mit malignen Tumoren eine unterschiedliche Wärmeinaktivierung von Plasmen bezüglich ihrer Senkungsbereitschaft (unterschiedliche Wärmestabilisierung der Blutsenkung).

Methodik: Frisches Zitratblut (4 Teile Blut, 1 Teil 3,8⁰/₀iges Natriumzitrat) wird durch Zentrifugieren (3000 r 10 Min.) in Plasma und Zellbestandteile getrennt. Die Erythrozyten werden in physiologische Kochsalzlösung resuspendiert und dreimal mit Kochsalzlösung gewaschen, indem jeweils zentrifugiert, die überstehende Salzlösung abpipettiert und die Erythrozyten mit frischer Kochsalzlösung resuspendiert werden. Das letzte Konzentrat wird bis 30 Min. vor Gebrauch im Kühlschrank oder auch bei Zimmertemperatur aufbewahrt. Es werden 2 Blutsenkungen mit folgender Zusammensetzung angesetzt: 0,7 ml Zitratplasma, 0,3 ml physiologische Kochsalzlösung, 0,5 ml gewaschene Erythrozyten (Konzentration aus der letzten Waschung). Die 1. Senkung wird mit frischem Plasma angesetzt, die 2. Senkung mit wärmestabilisiertem Plasma. Die Inkubation des 2. Plasmas erfolgt bei 37° C über 4 Stunden. Es empfiehlt sich eine Doppelbestimmung beider Vergleichssenkungen, wozu insgesamt etwa 20 ml Zitratblut erforderlich sind. Die Ergebnisse werden als Restsenkung in Prozenten der ursprünglichen BKS (ohne Inkubation) angegeben.

Bewertung:

Tumorverdacht: Restsenkung > 25% nach 4stündiger Inkubation bzw. > 20% nach 5stündiger Inkubation.

Entzündungsverdacht: < 25% (bzw. < 20%), gerechnet von der Senkung, die nicht mit wärmeinaktiviertem Plasma angesetzt ist.

NB: Die Restsenkungen bei akuter und chronischer Hepatitis neigen dazu, größer zu sein als bei normalen Entzündungen. Die Differentialdiagnose zu Tumor ist jedoch nicht schwierig. Umgekehrt weisen Lymphosarkome, Retothelsarkome und Lymphogranulomatosen eine stärkere Wärmeinaktivierung auf als Karzinome und andere Sarkome, so daß eine entzündungsbedingte BKS vorgetäuscht werden kann. Eine intensive zytostatische (sowohl chemo- als auch strahlentherapeutische) Behandlung führt ebenso wie die Behandlung mit Kortikosteroiden oder Phenylbutazon zu einer rascheren Inaktivierung der Senkung bei Tumorkranken.

Blutungszeit*

Normalwerte: 3—5 Minuten

Methodik Siehe Laborbücher

Verlängerte Blutungszeit:	**Bemerkungen:**
Symptomatische Thrombopenie	*Allergisch, immunologisch-toxisch*
Morbus Werlhof	*Hereditär*
Thrombasthenie (Glanzmann)	
Thrombopathie (Willibrand-Jürgens)	*Blutungszeit gelegentlich auch nicht verlängert.*
Purpura rheumatica	
Symptomatische vaskuläre Purpura	
Skorbut (bzw. Möller-Barlow'sche Krankheit)	*Vitamin C-Mangel*
Schwere Leberparenchymschäden	

* Literaturauswahl: 23, 70, 177, 210, 279.

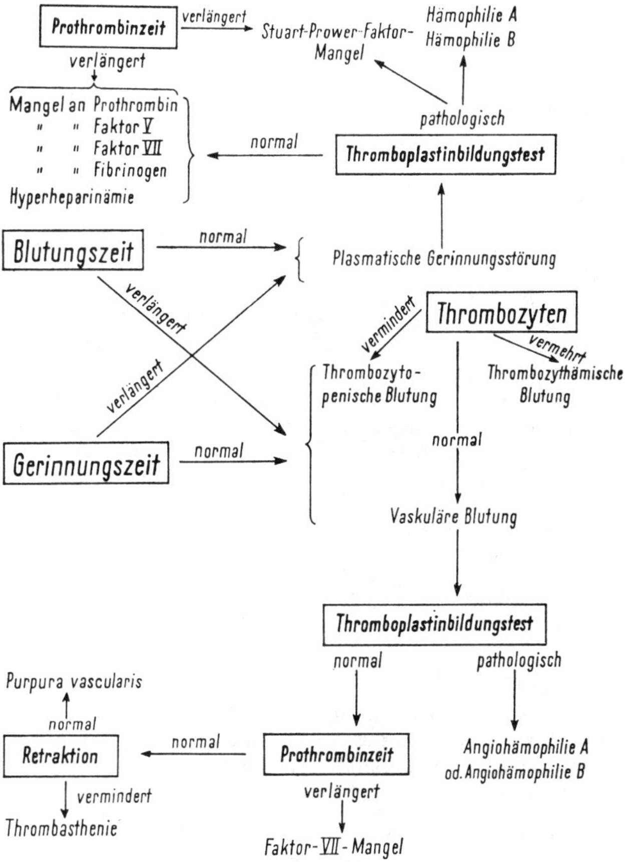

Abb. 5

Lange bestehender Verschluß-ikterus	*Prothrombinmangel durch Ausfall der Vitamin-K-Resorption*

Hyperheparinämie

Weiterhin kann die Blutungszeit verlängert sein (jedoch nicht in der Regel)

bei

Fibrinogenmangel
Faktor-V-Mangel

Faktor-VII-Mangel
Faktor-VIII-Mangel
Faktor-IX-Mangel

Fehlerquellen:

Es bestehen viele Fehlermöglichkeiten (siehe genaue Beachtung der Methodik in den Laborbüchern!), unter anderem bewirkt Drücken des Fingers (Ohrs) durch Einfluß von Gewebsthrombokinase eine Verkürzung der Blutungszeit.
Zu wenig tiefes Stechen (normal 3—4 mm) bringt ebenfalls falsche Werte.
Genauer wird die Untersuchung, wenn man Ohrläppchen oder Fingerkuppe in ein Glas mit physiologischer Kochsalzlösung von ca. 37° C hält. Bei Abreißen des zu Boden sinkenden Blutfadens wird die Zeit gemessen.
Wenn man sofort nach Sistieren der Blutung mit der Blutdruckmanschette eine Stauung verursacht (Druck ca 30 mm Hg unter systolischem Blutdruck), so gibt eine erneute Blutung den Hinweis auf eine mangelhafte Gerinnselfestigkeit. Dies ist ein Hinweis auf eine Gerinnungsstörung, z. B. auch auf eine Hämophilie, bei der die Blutungszeit sonst meist normal ist.

Blutvolumen*

Normalwerte:

1. Gesamtblutvolumen
   a) 72— 100 ml/kg Körpergewicht
   b) 2500—4000 mg/qm Körperoberfläche
   Neugeborene 85 ml/kg Körpergewicht
   Frühgeborene 108 ml/kg Körpergewicht

2. Gesamtplasmavolumen
   a) 49— 59 ml/kg Körpergewicht
   b) 1400—2500 ml/qm Körperoberfläche

Erhöhte Werte: **Bemerkungen:**

Physiologisch

Trainingsanpassung
Anpassung an heiße Klimata
Anpassung an O_2-Mangel der Luft
Schwangerschaft

---

* Literaturauswahl: 22

(Schema verschiedener Formen der Blutvolumenänderungen)

Blutzustand	Blutvolumen	Erythrozytenvolumen	Hämatokrit	Veränderungen und Krankheiten
Normalbefund	→	→	→	
Normovolämische Anämie	→	↓	↓	Häufigste Anämieform (70% der Fälle), z. B. kompensierte Blutungsanämie.
Normovolämische Polyglobulie Normovolämische Polyzythämie	→	↑	↑	Polyglobulie Polyzythämie
Polyämie	↑	↑	→	Z. B. Herzinsuffizienz und larvierte Polyzythämie (selten)
Hydrämie	↑	→	↓	Physiologisch in der Schwangerschaft ab mens VI, Maximum mens VII. Über-Infusion von Plasmaexpandern 6 Wochen nach der Entbindung wieder normal. Z. B. Anämie bei Leberzirrhose
Hypervolämische Anämie	↑	↓	↓	Z. B. Tumoranämie, Anämie bei Splenomegalie, Herzinsuffizienz, bei chronischer myeloischer Leukämie
Hypervolämische Polyglobulie Hypervolämische Polyzythämie	↑	↑	↑	Lange bestehende Polyglobulie
Oligämie	↓	↓	→	Zustand nach akuter schwerer Blutung
Hypovolämische Anämie	↓	↓	↓	Z. B. schwere und lange bestehende Anämie, die tatsächliche Anämie ist schwerer als Hb- u. Hämatokrit-Wert zeigen.
Hämokonzentration	↓	↓→	↑	Schwere Exsikkose, z. B. durch profuse Durchfälle, profuses Erbrechen, Verbrennungen, Dünndarmileus, Addisonkrise, Coma

Pathologisch

Hämopathien

Polyzythämiephasen — *Das Plasmavolumen ist bei der Polycythaemia vera erniedrigt! S. auch Tab. S. 67*

Chronische Anämien

Gewisse Leukoseformen

Herzinsuffizienz, gewisse Formen

Dekompensierte Mitralvitien

Vorhofseptumdefekte

Kammerseptumdefekte

Offener ductus Botalli

Dekompensiertes cor pulmonale

Hyperthyreosen

Erniedrigte Werte:

Physiologisch

Flüssigkeitsverlust bei starker körperlicher Belastung (Training)

Lange Bettruhe

Pathologisch

Blutverluste

Dehydratation

Schockzustände

Herzinfarkt (initiales Stadium)

Kachexien und endokrine Störungen

Perniziosa

Blutzucker*

Normalwerte nach Hagedorn-Jensen:

Erwachsene	90—110 mg %
Kinder	80—110 mg %
Säuglinge	60—110 mg %
Neugeborene	26— 93 mg %

Normalwerte für wahre Glukose (enzymatisch):

Erwachsene	50— 95 mg %
Neugeborene	8,4—81,3 mg %

---

* 71, 204, 205, 287, 300, 339, 340, 344.

Bedeutung:

Der Blutzucker (Blutglukose) ist der Brennstoff, der sämtlichen Körperzellen für den Energiestoffwechsel zur Verfügung steht. Die Konzentration der Glukose im Blut, der sog. Blutzucker-Spiegel, ist von vielen regulierenden Faktoren abhängig (s. u.). Neben der wahren Glukose werden bei manchen Verfahren der Blutzuckerbestimmung die übrigen reduzierenden Substanzen im Blut mitbestimmt. Sie sind für die ca. 20 bis 30% höheren Angaben beim Blutzuckerwert verantwortlich. Man bezeichnet diese Differenz als Restreduktion.

Blutzuckerbeeinflussende Faktoren

Hebung des Blutzuckers	**Senkung des Blutzuckers**
Resorption aus dem Darm	*Insulinabhängig*
Glykogenabbau (Adrenalin, Glukagon)	Einschleusung von Glukose in die Körperzellen
Glukoneogenese (Kortisol)	
Insulinantagonisten (STH, Kortisol)	Glukoseverbrennung
Insulinaktivierung	Glykogenbildung
1. Leber	Lipogenese
2. Antikörper	*Insulinunabhängig*
	Muskelarbeit
(Nach *J. Teppermann,* "Metabolic and Endocrine Physiology")	Glukosurie

Haltbarkeit:

Nach sofortiger Enteiweißung:	
+ 4° C:	*Serum maximal 24 Stunden*
Zimmertemperatur:	*Serum maximal 24 Stunden*

Erhöhte Werte (Hyperglykämie)	**Bemerkungen:**
A. *Physiologisch*	
Bei Erregungszuständen (sympathikoton)	
B. *Pathologisch*	
1. Diabetes mellitus	*(Essentieller Diabetes, idiopathischer, spontaner oder primärer Diabetes)*
a) Jugendlicher Diabetes mellitus (Insulinmangeldiabetes)	*Seltenere, meist bei Jugendlichen vorkommende Diabetesform mit mangelnder oder fehlender Insulinproduktion. Der Diabetes ist labil und neigt zur Ketoazidose.*

b) Erwachsenen- und Altersdiabetes	*Meist bei Adipösen. Es handelt sich um eine Glukoseverwertungsstörung, trotz ausreichend vorhandenen Insulins. Nicht selten besteht sogar ein Hyperinsulinismus. In späteren Stadien kommt es dann auch zum Insulinmangel.* *NB: Im diabetischen Koma werden Blutzuckerwerte bis 600 mg % und mehr gefunden. Werte bis 2000 mg % sind beschrieben.*
c) Subklinischer (= chemischer) Diabetes	*Diese Diabetesform zeigt primär keine erhöhten Blutzuckerwerte, sie ist nur durch Belastung erkennbar. Siehe bei Belastungsproben S. 76.*
2. Andere endokrine Ursachen	
Im adrenogenen Anfall	
a) Phäochromozytom	
b) Paragangliom	
Cushing-Syndrom	
Cushingoid	*Bei Steroidtherapie*
Eosinophiles Adenom (Akromegalie)	
Basophiles Hypophysenadenom	
Hyperthyreose/Thyreotoxikose	
3. Pankreaserkrankungen	
Akute Pankreatitis	
a) serös-interstitiell	
b) hämorrhagisch-nekrotisierend	
Chronische Pankreopathien	*Seltener, kann mit Hypoglykämie abwechseln. S. auch unter Hypoglykämie*
Pankreaskarzinom	*Hyperglykämie selten*
Hämochromatose	
Traumatische Pankreasschädigung	
Zustand nach chirurgischer Entfernung des Pankreas	

4. Zentral nervöse Ursachen

Schädeltraumen
Gehirnödem
Gehirnblutung
Tumoren
Enzephalitis
Basalmeningitis

Hyperglykämie besonders dann, wenn Gebiete des kaudalen Hypothalamus direkt betroffen sind.

5. Andere Ursachen

Leberkrankheiten (v. a Zirrhose)

Pathologische Glukosebelastungskurve, aber normaler Tolbutamid-Test.

Sympathikotone, vegetative Dystonie

Leicht erhöhte Nüchternblutzuckerwerte sowie erhöhte Belastungszacken.

Kreislaufkollaps z. B. Myokardinfarkt
- Starke Dehydratation
- Akute Blutung

Vermutlich wird ein latenter Diabetes vorübergehend manifest.

Allgemeine Störungen des Zellstoffwechsels z. B. Kaliumkarenz
- Vergiftungen

Substanzen s. unter Glukosurie bei Harnbefunden.

- Vitamin-B_1-Mangel
- Künstliche Hibernisation
- Nach Verbrennungen
- Säuglingstoxikose

Galaktosämie

Galaktosurie, meist auch Proteinurie. In 3/4 der Fälle ist der Serumbilirubinspiegel erhöht.

C. Exogene Ursachen

Nach Injektion von
- Adrenalin
- ACTH
- STH
- Glukokortikoiden

Erniedrigte Werte (Hypoglykämie)

A. *Physiologisch*

Neugeborene und Kleinkinder
Schwangerschaft
Laktation

Schlaf	*Vagotonie!*
Rekonvaleszenz	*Vagotonie!*
Starke muskuläre Beanspruchung	
a) Sportkrankheit	*Unmittelbar nach sportlichen Höchstleistungen auftretend mit erheblichen subjektiven Beschwerden, jedoch rasch wieder normalisiert.*
b) Außergewöhnliche körperliche Belastung beim Diabetiker	
B. *Pathologisch*	
1. Hyperinsulinismus (pankreatogen)	
Primär:	
Benigne Inselzelladenome (442)*	
Pankreaskarzinome (90)*	
Inselzell-Hyperplasie/ Hypertrophie (84)*	
Suspekt maligne Adenome (61)*	
Adenomatosen (18)*	*= Inselzellhyperplasie in extremem Ausmaß*
Fehlen von α-Zellen (?)	
Sekundär:	
Chronische Pankreopathie	*Pankreasabflußstörung mit relativer Inselhyperplasie.* *Th: Beseitigung des Abflußhindernisses ohne Resektion!*
2. Relativer Hyperinsulinismus	*Fehlen einer ausreichenden Gegenregulation.*
Erwachsenendiabetes (frühe Stadien)	
Neugeborene von diabetischen Müttern	
Zwischenhirnläsionen	
Hypophysenvorderlappeninsuffizienz	*z. B. Simmonds-Krankheit, Hypophysektomie, Kraniopha-*

* In Klammern sind die in der Literatur beschriebenen Fälle angegeben, so daß sich ungefähr das Verhältnis der Häufigkeit abschätzen läßt.

(Hypopituitarismus) — *ryngeome, chromophobe Tumoren!*

Nebenniereninsuffizienz
(Vollbild M. Addison)
a) Tbc
b) Zytotoxisch
c) Nach Verbrennungen
d) Blutungen
e) Thrombosierung der Nebennierenvene
f) Kongenitale Hypoplasie
Hypothyreose/Myxödem
Zustände gestörter Schilddrüsenfunktion nach Strumektomie

3. Funktionelle und symptomatische Hypoglykämien

Kohlenhydratinduzierte H. — *Nach reichlichem Genuß schnell resorbierbarer KH bei Gesunden.*

Koffeinmißbruch
Nikotinmißbrauch
Alkoholmißbrauch — *Auf dem Weg einer primären Blutzuckersteigerung können sich bedrohliche hypoglykämische Erscheinungen entwickeln (funktioneller Hyperinsulinismus).*

Prädiabetische Hypoglykämie — *Funktioneller Hyperinsulinismus*

Magen-Darm-Erkrankungen
Starke Schmerzen
Blutungen
Ulcera
Zustände nach Resektionen — *NB: Umgekehrt können hypoglykämische Zustande auch subjektive Oberbauchbeschwerden auslösen.*

Spät-Dumping-Syndrom — *Etwa 20—30 Min. nach kohlenhydratreicher Mahlzeit tritt eine gegenregulatorische Hypoglykämie ein.*

Chronische Gallenblasenleiden

4. Primäre Kohlenhydratbilanzstörungen und angeborene Kohlenhydratstoffwechselstörungen

Hungerhypoglykämie	*Es besteht bei den Betroffenen meistens eine gewisse Prädisposition oder vagotone vegetative Labilität.*
Kohlenhydratentzugs-hypoglykämie	*Nach langdauernder exzessiv einseitiger Kohlenhydraternährung und plötzlichem Absetzen dieser Kost.*
Azetonämisches Erbrechen	
Leberkrankheiten	*Erschöpfung der Glykogenreserven!* *Verminderte Glykogenbildung*
Leberzirrhose	
Maligne Lebertumoren	*Besonders starkes Absinken der Glykogenreserven.*
Metastasenleber	*Cave: Sulfonylharnstoff-Test!*
Fettleber	
Hepatitis	*Selten*
Stauungsleber	
Cholangitis	
Gelbfieber	
Lebergifte	
Arsenverbindungen	
Chloroform	
Cinchophen	
Phosphor	
Tetrachlorkohlenstoff	
Galaktosämie	*Auch Hyperglykämien kommen vor, s. d.*
Fruktoseintoleranz	*Störung der 1-Phospho-Fruktaldolase, Bilirubin ↑. Rasche Normalisierung bei Fruktose-abstinenz.*
Heriditäre Glykogenosen	*Fermentschäden mit gestörtem Glykogenabbau.*
z. B. v. Gierke-Krankheit	*Hochgradige Hypoglykämie ohne hypoglykämische Allgemeinsymptome, morgens meist Azeton +, Chol. ↑.*

5. Andere Ursachen
   - Allergie
   - Bakterientoxine
   - Infektionskrankheiten

Extrapankreatische (fraglich hormonaktive) Tumoren	*Ursache der Hypoglykämie noch nicht geklärt. Im Gegensatz zu den Insulomen sind diese Tumoren sehr groß (4000 bis 10 000 g)*
Fibrome } der Brust- oder Sarkome } Bauchhöhle	
Nebennierenrindenadenome	
Nebennierenrindenkarzinome	

6. Artefizielle Hypoglykämie

Insulinüberdosierung bei Diabetes
Gleichbleibende Insulindosis bei reduzierter Nahrungsaufnahme
Insulinsucht
Suizidale Insulinüberdosierung
Psychiatrisch-therapeutische Insulinüberdosierung
Orale Antidiabetika
Sulfonylharnstoff-Test
Blutzuckersenkende Substanzen sind weiterhin:
Salizylate in hohen Dosen
Reserpin
Chlorpromazin
Mangan
ATP
Kaliuminfusionen
INH
Nikotinsäure und Nikotinsäureamid
Monoaminooxydase-Hemmer

Wichtigste Arten der Entstehung einer Hypoglykämie bei Kindern, v. a. Kleinkindern und Säuglingen

1. Frühgeborene
2. Kinder diabetischer Mütter
3. Schwere Leberschäden
4. Azetonämisches Erbrechen

5. a) Infantile idiopathische spontane Hypoglykämie (leucinunempfindlich)	*Familiär! In der Regel zwischen 4. Monat und 2. Lebensjahr auftretend, meist mit morgendlichen Krampfanfällen einhergehend. Hungerunverträglichkeit. Gefahr von Hirnschäden!*
b) Infantile idiopathische spontane Hypoglykämie, leucinempfindliche Form (ein Teil der Fälle)	*Leucinhaltige Kost verursacht Blutzuckerstürze.*
6. Inselzelladenom	
7. Hypoglykämosen (?)	*Fehlen oder Verminderung der A-Zellen.*
8. Hypophysenvorderlappeninsuffizienz	
9. Nebenniereninsuffizienz (Morbus Addison)	
10. Galaktosämie	

Blutzuckerbelastungsproben

Die Blutzuckerbelastungsproben sind angezeigt bei allen zweifelhaften Blutzuckerwerten (Grenzbereich), bei jeder zufälligen, unerklärten Glukosurie ohne wesentliche Erhöhung des Blutzuckers, bei Diabetes-verdächtigen Krankheitserscheinungen, z. B. Furunkulose, Neuropathien, peripheren Durchblutungsstörungen ohne definitive Hyperglykämie, bei Personen aus Diabetikerfamilien, besonders wenn Übergewicht besteht, nach Geburt übergroßer Kinder (mehr als 5 kg bei der Geburt). Nur mit den Belastungsproben kann eine Störung im KH-Stoffwechsel frühzeitig erkannt werden.

I. Glukosetoleranz-Test

Nach Gabe von 50 g Glukose soll der Blutzucker eine bestimmte Höhe nicht überschreiten, diese ist auch altersabhängig. Für Diabetes verdächtige Werte liegen nach 60 Min. bei

145—170	mg%	(20—29 J.)
155—185	„	(30—39 J.)
165—200	„	(40—49 J.)
185—215	„	(50—59 J.)
195—230	„	(über 60 J.)

Werte darüber sind sicher diabetisch. Nach 2 Std. sollte der Wert auf unter 120 mg% abgesunken sein.

II. Doppelbelastung nach Staub-Traugott

Wie beim Glukosetoleranz-Test werden 50 g Glukose gegeben. Nach 1½ Std. wird noch einmal eine Glukosemenge von 50 g verabfolgt. Die Blutzuckerwerte werden von der 1. Glukosegabe bis 3 Std. halbstündlich und bis 5 Std. stündlich bestimmt. Beim Gesunden steigt der Gipfel der Blutzuckerkurve nach der 1. Gabe nicht über 160—180 mg%, der 2. Gipfel der Kurve liegt unter der Höhe des 1. Gipfels. Beim Diabetiker liegt der 2. Gipfel höher.

NB: Es ist wichtig, daß der Patient in den Tagen vor dem Glukosetoleranz-Test oder vor der Staub-Traugottschen Doppelbelastung eine gleichmäßige Kost erhält, in der ca. 150—300 g KH täglich enthalten sind.

III. Kortison-Glukosetoleranz-Test

Durch Belastung der antidiabetischen Reserven mit einem zusätzlichen Stress können unter Umständen schon prädiabetische Personen ermittelt werden.

Durchführung:

Am Vortag letzte Mahlzeit um 20.30 Uhr. Um 24 Uhr Gabe von 50 mg* (62,5 mg bei einem Körpergewicht über 75 kg) Kortisonazetat. Um 6.30 Uhr wiederum Gabe von 50 mg (62,5 mg bei einem Körpergewicht über 75 kg) Kortisonazetat. Um 8.30 Uhr Gabe von 1,75 g Glukose/kg Körpergewicht.

Bewertung:

Obere Grenzwerte

nüchtern	110 mg%	
nach ½ Std.	175 „	
nach 1 Std.	190 „	
nach 1½ Std.	165 „	
nach 2 Std.	150 „	(wahre Glukose)

IV. Tolbutamid-Test

Nach 8—10 Std. Nahrungskarenz (vorher einige Tage kohlenhydratreiche Kost) wird der Nüchternblutzucker bestimmt und 1g Tolbutamid langsam i.v. injiziert (3 Min.). Nach 20, 30 und 60 Min. wird der Blutzucker wieder bestimmt.

Bewertung:

Nach 20 Min. muß beim Gesunden mindestens eine Blutzuckersenkung um 20% des Ausgangswertes erreicht sein.

Bei Senkung zwischen 15 und 19% muß der 30-Minuten-Wert einen Abfall von mindestens 25% aufweisen.

---

* Andere Kortikoide entsprechend weniger.

Vorteil der Methode:

Kürzere Dauer, weniger Blutzuckerbestimmungen, ein hepatogen-pathologischer Glukosetoleranz-Test (überhöhte Kurve) ist beim Tolbutamid-Test normal.

Nachteile:

Beim Gesunden und vor allem beim Hyperinsulinismus können gefährliche Hypoglykämien auftreten, so daß die Methode für ambulante Diagnostik weniger geeignet ist, es sei denn, der Patient wird mehrere Stunden unter Anwesenheit eines Arztes beobachtet.

V. Weißbrotbelastung nach Umber

Nach der Nüchternblutzuckerbestimmung erhält der Patient 25 g Weißbrot mit Tee, nach 1 Std. erneute Blutzuckerbestimmung und Gabe von 50 g Weißbrot. Nach 1 weiteren Stunde Blutzuckerentnahme und Gabe von 75 g Weißbrot. Nach 3 Std. erneute Blutzuckerbestimmung und Gabe von 100 g Weißbrot. Nach 4 Std. erfolgt wieder eine Blutzuckerbestimmung.

Bewertung:

Beim Stoffwechselgesunden verläuft die Blutzuckerkurve horizontal oder leicht abfallend. Beim Diabetiker steigt die Kurve nach jeder weiteren Weißbrotbelastung stufenweise an.

Bromsulfalein-Test (Bromsulphthalein-Test) *

Normalwerte:

45 Min. p.i. werden weniger als 5% des Farbstoffgehalts der 3-Minuten-Probe gefunden (über 7% Retention sind sicher pathologisch).
Normalwert bei Angabe in mg%: weniger als 0,2 mg% (Werte über 0,3 mg% sind sicher pathologisch). Bei der direkten Angabe der Bromthaleinretention entfällt der 3-Minuten-Wert, so daß man mit 2 Blutentnahmen auskommt.

Bedeutung:

Der Bromthalein-Test wird zur Prüfung der exkretorischen Leberfunktion angewandt. Er ist ein hochempfindlicher, sehr zuverlässiger sowie leberspezifischer Test, wenn man die möglichen Störfaktoren berücksichtigt. Alle Komponenten, die auf den Bromthalein-Test einwirken, sind noch nicht sicher bekannt. Ein geringer Teil des Bromsulfaleins wird von der Skelettmuskulatur in unterschiedlichem Maße aufgenommen. Die Niere scheidet beim Ge-

* Literaturauswahl: 45, 61, 139, 184, 198, 243.

sunden 2%, beim chronisch Leberkranken bis zu 20% des Farbstoffs aus.

NB: Bei Säuglingen besteht eine erhöhte Bromthaleinretention. In der Weltliteratur wurde über 9 Todesfälle und 20 weitere schwere Zwischenfälle berichtet. Bei den tödlichen Zwischenfällen handelte es sich viermal um Zweitinjektionen. Die Zahl der Zwischenfälle ist bei der breiten Anwendung des Tests extrem selten und liegt unter dem Risiko der intravenösen Injektion von Kontrastmitteln in der Röntgendiagnostik. Nach Meinung führender Leberspezialisten sollte auf den Test bei Bedarf daher nicht verzichtet werden. Bei Patienten mit **Allergieanamnese** sollte der Bromsulfalein-Test **nicht durchgeführt** werden. Bei der Durchführung des Tests sollte immer Prednisolon, Adrenalin und ein Plasmaexpander zur raschen Anwendung griffbereit sein. Bei Zwischenfällen ist die subkutane Injektion des Suprarenin günstiger als die intravenöse. Die Bromthalein-Injektion sollte innerhalb 30 Sek. streng intravenös erfolgen. Wo die Möglichkeit besteht, sollte man die exkretorische Leberfunktion mit radioaktiv markiertem Bengalrosa prüfen. Die hierbei verwendeten geringen Mengen bergen nicht die Gefahr lebensgefährlicher Reaktionen.

Erhöhte Bromsulfaleinretentionen werden gefunden bei folgenden Erkrankungen und Veränderungen:

Diffuse Leberparenchymschäden

Alle Formen von Gelbsucht mit Ausnahme des Rotor-Syndroms und der hämolytischen Gelbsuchtformen

NB: Bei einem Bilirubin über 1,8 mg% ist die Durchführung des Tests nicht sinnvoll, da die photometrische Farbstoffbestimmung gestört wird.

Akute Cholezystitis

Chronische Cholezystitis im akuten Schub

Bei folgenden Krankheitsgruppen ist der Einsatz des Bromsulfalein-Tests sinnvoll

1. Abklingende latente und anikterische Hepatitis
2. Residualschäden nach abgeklungener, klinisch geheilter Hepatitis
3. Chronische Hepatitis

4. Leberzirrhose
5. Fettleber

Hier ist der Bromsulfalein-Test oft der einzig pathologische Laborbefund. Gamma-Globulinvermehrung, Bilirubinerhöhung und erhöhte Transaminaseaktivität kommen nur selten vor. Bei der noch reversiblen alkoholischen Fettleber ist ChE ↑.

6. Allgemeiner Verdacht auf Leberparenchymschädigung verschiedener Genese
7. Stauungsleber
8. Unklare gastrointestinale Blutung bei Verdacht auf Varizenblutung

Ein normaler Bromsulfalein-Test schließt eine Varizenblutung weitgehend aus. Bis zu 17% Retention nach 45. Min. ist jedoch noch nicht beweisend für eine Varizenblutung.

Falsch positive Ausfälle des Bromsulfalein-Tests (erhöhte Retention) werden gefunden bei folgenden Erkrankungen:

Fieberhafte Erkrankungen

Bereits geringe Mengen pyrogener Substanzen können ohne deutliche Fieberreaktion die Farbstoffelimination vermindern.

Primär chronische Polyarthritis (rheumatoide Arthritis)

Vermutlich unspezifischer Effekt. Es besteht eine Korrelation zwischen der Farbstoffretention und der Aktivität des Prozesses bzw. der Vermehrung der Alpha-2-Globuline und dem Ausfall des C-reaktiven Proteins.

Hochgradige Adipositas

Infolge Störung der Korrelation Körpergewicht — Plasmavolumen.

Starker Aszites

Sollte bei Dosisberechnung abgezogen werden.

Anoxämie	
Schock	
Schwere Blutung	
Ausgedehnte spontane oder portocavale Anastomose	
Andere Störungen der Leberdurchblutung als die aufgeführten und Herzinsuffizienz.	
Zustand nach Gabe von Opiaten	*Spasmus des Sphinkter Oddi*
Kompetitive Hemmung durch intravenöse Applikation von Albumin Aminosäuren Bengalrosa Decholin Gallenkontrastmitteln	*Der Bromsulfalein-Test soll nicht im Anschluß an eine orale oder intravenöse Gallenwegdarstellung durchgeführt werden.*
Eine ähnliche Hemmung wird von einigen Anabolika angenommen.	
Exzessive Rückresorption des Farbstoffs im Darm	*Sehr selten*
NB: Körperliche Bewegung und Veränderung der Lageposition kann bei Leberkranken in einigen Fällen eine verstärkte Retention des Farbstoffes bewirken, beim Lebergesunden kommt es nicht zu einer Störung der Leberausscheidung.	
Falsch negative Ergebnisse, d. h., normale Befunde trotz Leberschäden können gefunden werden	
wenn der Patient nicht nüchtern ist	*Infolge erhöhter Gallensekretion und vermehrter Leberdurchblutung*

wenn eine starke Proteinurie besteht	*Vermehrte Bromsulfaleinausscheidung mit dem Harn!*

Fehlermöglichkeiten:

Falsche Testzeit	
Falsche Dosis	
Mit Bromsulfalein verunreinigte Blutproben	
Fehlerhafte Körpergewichtsbestimmung	
Pigmente (Bilirubin — s.o. — Hämolyse)	*Täuschen nicht vorhandenes Bromsulfalein vor.*

Bromthalein-Ausscheidungstest, duodenaler

(Bromsulfalein-Ausscheidungstest)

Normalwert:

Intravenös injiziertes Bromthalein erscheint bei freier Choledochuspassage innerhalb von 24 Min. im Duodenum.

Verlängerte Ausscheidungszeit:

Bei Passagehindernis im Bereich des Choledochus
Bei akuter Hepatitis in den ersten Tagen.

Bromthalein-Ausscheidungstest, renaler

Normalwert:

Renale Ausscheidung bis 1,5% normal, über 2% sicher pathologisch. Bei Schwierigkeiten mit der Farbstoffentnahme infolge schlechter Venen kann auch die Ausscheidung des Bromthaleins im Harn bestimmt werden.

Vermehrte Ausscheidung:

Leberschäden wie oben unter Bromthalein-Test aufgeführt
Proteinurie

BSG s. Blutkörperchensenkung S. 62

Cadmiumsulfat-Reaktion s. Serumlabilitätsproben S. 372

Calcium (Serum) *

Normalwerte:

9,0—11,0 mg%
bzw. 4,5—5,5 mval/l

* Literaturauswahl: 77, 101, 153, 175, 187, 262, 301, 303, 341.

davon ionisiertes Ca
4,2—5,2 mg%
bzw. 2,1—2,6 mval/l

Funktion und Stoffwechsel:

Für die biologische Aktivität des Calciums ist nur die ionisierte Fraktion (ca. die Hälfte des Gesamtcalciums) entscheidend. Der Rest ist proteingebunden. Das Calcium hat katalytische Funktionen und ist für eine geordnete Blutgerinnung ebenso wie für den Schwellenwert der elektrischen Impulsübertragung bestimmend. Weiterhin hat es einen regulierenden Einfluß auf die Permeabilität der Gefäßwände, wirkt ausgleichend beim Säure-Basen-Haushalt und ist als Baustoff für das Skelett notwendig, das seinerseits als Calciumspeicher dient. Im Rahmen eines regen Ionenaustausches kann das Skelettcalcium bis auf die Hälfte vermindert werden, ohne daß dadurch eine Störung des Serumcalciumspiegels ausgelöst würde. Das Nebenschilddrüsenhormon setzt Calcium aus dem Skelett frei und fördert die Calciumrückresorption in den Nieren. Außerdem hat es einen regulierenden Einfluß auf die Calciumresorption. Vitamin D hat einen fördernden Einfluß auf die Calciumresorption und Calciumeinlagerung in das Skelett. Ein noch weniger erforschtes Hormon „Calcitonin" aus Schilddrüse oder Nebenschilddrüsen hat eine Calcium-senkende Wirkung.

Tägliche Calciumaufnahme 0,7—1,0 g.

Ausscheidung

a) in Galle-, Magen- und Pankreassekreten 600—900 mg
b) im 24-Std.-Harn 100 mg

Umrechnungsfaktoren:

mval/l = mg % × 0,5
mg % = mval/ × 2,0

NB: Die neuromuskuläre Erregbarkeit bzw. Tetanieneigung hängt nicht allein von der Höhe des Serumcalciumspiegels ab, sondern vor allem vom ionisierten Ca, vom Verhältnis Ca/K und von der gesamten Szent-Györgyi-Formel (s. bei Magnesium). Das ionisierte Ca kann nach folgender Formel errechnet werden:

$$Ca^{++} = \frac{6\,Ca - \frac{GE}{3}}{GE + 6}; \text{ (GE = Gesamteiweiß in g\%)}$$

Beachte: $\frac{K\ (mval)}{Ca\ (mval)} \approx 1$ (in mg % ≈ 2)

Steigt der Quotient über 1 (bzw. 2), so kann auch bei normalem Serum-Ca eine Tetanie auftreten!

Erhöhte Werte/Hypercalcämie:	
Primärer Hyperparathyreoidismus a) Primäre Hyperplasie aller 4 Epithelkörperchen b) Solitäres benignes Hauptzelladenom	*Serum-Ca > 11 mg% bis über 20 mg%. Bei Verdacht trotz normaler Serum-Ca-Werte empfehlen sich wiederholte Kontrollen, da der Serum-Ca-Spiegel infolge Spontanschwankungen zeitweilig normal sein kann. Phosphat < 3 mg%, Sulkowitsch ++++, Ca-Harn > 200 mg, Alk. Phos. ∠. Häufig QT-Verkürzung im EKG.*
c) Epithelkörperchenkarzinom	*Extrem selten!*
AT 10-Überdosierung	*NB: Überdosierung scheint Thromboseneigung zu fördern!*
D-Hypervitaminose	*Im fortgeschrittenen Stadium finden sich im Sediment Kalkzylinder und im Serum ein Harnstoffanstieg.*
Burnett-Syndrom	*Alkalose, siehe auch unter Alkalireserve.*
Hyperthyreoidismus	*Verstärkter Knochenabbau*
Morbus Addison (Primäre N.N..-Insuffizienz)	*Hypokortizismus*
Sekundäre Nebenniereninsuffizienz	
Immobilisationsosteoporose durch Muskellähmung (z. B. Poliomyelitis) Fraktur Entzündung	
Osteolytische Neoplasmen	
Osteolytische Skelettmetastasen	
Lymphogranulomatose Myelosen Lupus erythematodes	*Selten, nur bei Skelettbefall!*
Plasmozytom	*BKS ↑↑, Elphor ++, Sternalpunktat! Sulkowitsch normal bis ++.*

Makroglobulinämie Waldenström	
Karzinome ohne Skelettmetastasen	*Ca-Erhöhungen werden besonders bei Stachelzelltumoren von Bronchien und Blase sowie bei Mamma-Ca und Hypernephrom gefunden.*
Morbus Boeck (= Sarkoidose) (Die Knochenform ist die Ostitis cystoides multiplex — Jüngling)	
Kaplan-Klatskin-Syndrom	*= Sarkoidose kombiniert mit Psoriasis und Gicht.*
(Cushing-Syndrom)	*Gelegentlich bei gleichzeitiger Osteoporose vorkommend, auch erniedrigte Werte kommen vor.*
Polycythaemia vera	*Leichte Erhöhungen kommen vor, Ursache unbekannt.*
Morbus Paget	*Nur gelegentlich. Alkal. Phos. ↑↑, Röntgenbild!*
Dermatomyositis nach hochdosierter Prednisolonbehandlung	
Primäre Nierenschäden mit sekundärer Nebenschilddrüsenhyperplasie Chronische Glomerulonephritis Interstitielle Nephritis Chronische Pyelonephrose Mißbildungen der Niere Mißbildungen der Harnwege Hydronephrose Zystennieren Nierenhypoplasie	*Ca ↓↗, meist ist Ca erniedrigt, Alk. Phos. ↳, Phosphatanstieg erst wenn Glomerulusfiltrat stark eingeschränkt ist. Die leichte Ca-Erhöhung kann nach fortgeschrittenem Nierenschaden sekundär auftreten.*
Langdauernde respiratorische Alkalose (Künstliche Beatmung)	
(Chronische) idiopathische Hypercalcämie	
a) leichte Form	*Vorwiegend bei Säuglingen, vermutlich erhöhte Vitamin D-Empfindlichkeit.*

b) Schwere Form = Fanconi-Schlesinger-Syndrom	*P ↗, Osteosklerose mit breiten, bandartigen subepiphysären Verkalkungen, häufig Nierenschäden bei Nephrocalcinose, körperlicher und geistiger Entwicklungsrückstand.*
Hypophosphatasämie = Rathbun-Syndrom	*Stark herabgesetzte Serumphosphatase-Aktivität, klinisch wie Vitamin D-Mangel, therapeutisch ist Vitamin D-Behandlung nutzlos oder sogar gefährlich! P →, Ca ↑, Sulkowitsch +++.*
Polyostische fibröse Dysplasie = Jaffé-Lichtenstein-Syndrom	*Ca ↗→, P ↓→, Alk. Phos. ↑, Rö: Auftreibung des Knochens, herdförmige Aufhellung im Mark, Verbiegung, Spontanfrakturen.*
Albright-Syndrom	*Wie Jaffé-Lichtenstein-Syndrom, zusätzlich Hautpigmentierungen, bei ♀ Pubertas praecox.*
Osteopetrosis = Marmorknochenkrankheit = Albers-Schönberg-Syndrom	*Nur manchmal vorkommend.*
Morbus Bechterew	*BKS ↑↑.*
Gaucher-Syndrom	*Lipidose, Alk. Phos. ↑, Leukopenie, hypochrome Anämie, Thrombopenie, Milztu.*
Dysendokrinismus = Leprechaunismus-Syndrom	*17-Ketosteroide im Harn ↗, manchmal Aminoazidurie, fast nur ♀ betroffen. Kongenitale Gynäkomastie, Klitorishypertrophie, Leber- und Milzvergrößerung.*

Die wichtigsten Krankheitserscheinungen, die bei einer Hypercalcämie auftreten können:

1. Durst mit Trinkmengen bis zu 10 l pro Tag,
   Pittressin-resistente Polyurie
2. Gastrointestinale
   Beschwerden
   Obstipation

Erbrechen	*NB: Nach Spiro lassen sich zwischen Serum-Ca-Spiegel und HCl-Sekretion der Magenschleimhaut quantitative Beziehungen feststellen:*
Unklare Bauchbeschwerden	*Serumcalcium*
Ulcus ventriculi	*Unter 7 mg%:* *An bis Subazidität*
Ulcus duodeni	*Zwischen 7 u. 12 mg%:* *Normazidität*
Colitis ulcerosa	*Über 12 mg%:* *Hyperchlorhydrie*

3. Pancreatitis necroticans
4. Nephrolithiasis
5. Nephrocalcinose mit Konzentrationsschwäche (Spez. Gew. um 1014—1016) und Niereninsuffizienz.
6. Zentralnervöse Erscheinungen
   Anergie
   Lethargie
   Dämmerzustände
   Koma
7. Digitalisüberempfindlichkeit
8. Kalkmetastasen, vor allem in der Kornea im Lidspaltenbereich (Bandkeratitis).

Erniedrigte Werte/Hypocalcämie:

Physiologisch:

Gravidität
Laktation
Wachstum
} *Erhöhter Calciumbedarf*

Pathologisch:

Hypoparathyreoidismus
a) Postoperativ
b) Genuine Unterfunktion
c) Vorübergehende Funktionsstörung durch Durchblutungsstörung bei Zervikal-Syndrom

Pseudohypoparathyreoidismus = Martin-Albright-Syndrom — *Mangelndes Ansprechen des Erfolgsorgans oder zentralnervöse Störung (?) P ↑, Alk. Phos. →, Minderwuchs, Adipositas, Oligophrenie.*

Vitamin D-Mangel / Rachitis	*(exogen)*
Malabsorptions-Syndrome	*Gestörte Ca — Phosphat — Vitamin D-Resorption.*
Steatorrhoe/Spure — verschiedene Formen	
Gallemangel	
Pankreasfermentmangel	
Anazidität	*Fraglich, denn eine Hypocalcämie kann ihrerseits eine Anazidität auslösen.*
Zustand nach Dünndarmresektion	
Whipplesche Krankheit	*Intestinale Lipodystrophie mit chronischen Leibschmerzen, Meteorismus und Durchfällen, nicht selten Gelenkschmerzen, manchmal Ödeme. GE ↓, Chol ↓*
Ménétrier-Syndrom	*Exsudative, eiweißverlierende Gastroenteropathie. GE ↓, Alb. ↓, Na ↓, K ↓.*
Ankylostomiasis	*Selten, bei Fremdarbeitern muß eher an die Möglichkeit gedacht werden. Meist Eosinophilie.*
Isolierte Calciumresorptionsstörung	
durch Oxalsäure	
in der Nahrung	*z. B. Rhabarber, Spinat, Kresse, Beerenfrüchte im Übermaß.*
bei Stoffwechselanomalie	
durch Phytinsäure	*z. B. in Zerealien wie Gerste, Weizen, Hafer, Mais.*
Mangelernährungs-Syndrom = Achor-Smith-Syndrom	*Zustand nach chronischer Unterernährung mit sekundärer hypokaliämischer Muskeldegeneration. K ↓, Alb ↓, Cl ↓, Alkalose. EKG: QT-Verlängerung, ST-Senkung.*
Salzmangel-Syndrom	*Na ↓, Cl ↓, P↑, Harnstoff ↑.*
z. B. durch Erbrechen	
schwere Durchfälle	
nach Punktion großer Mengen von Pleuraexsudaten und Aszites	
Nierenschäden durch Intoxikationen, z. B.	

Kleesalz (Ca-Oxalat)	*Massenhaft Ca-Oxalate und Zylinder im Harn.*
Sublimat Lysol Vitamin D-Überdosierung Postoperative Fisteln (Cholezystektomie!) Salt losing-Nephritis	
Nephrotisches Syndrom	*Verlust von proteingebundenem Ca.*
Toxische Nephrose bei Gelbfieber	*Im fortgeschrittenen Stadium Harnstoff ↑, Alkalireserve ↓.*
Niereninsuffizienz	*Hypocalcämie liegt bei Niereninsuffizienz trotz schlechter renaler Ausscheidung vor, weil hier gleichzeitig eine Störung der Calcium-Resorption und eine Erschwerung der Calcium-Immobilisation aus dem Skelett vorliegt. Nur bei starker Überfunktion der Epithelkörperchen kann der Calciumspiegel wieder normalisiert oder erhöht werden. Es handelt sich dann meist um Endstadien der Urämie. Erniedrigte Werte können also bei allen auf S. 85 aufgeführten Nierenkrankheiten ebenfalls gefunden werden.*
Akute Pankreatitis	*Die durch Pankreaslipase freiwerdenden Fettsäuren binden Ca.*
Idiopathische Dysproteinämie	*Kinder betroffen, GE ↓ (3 bis 5 g%), meist Gamma-Glob. ↓ und Alb. ↓, Ödeme.*
Zystinspeicherkrankheit = Abderhalden-Fanconi-Syndrom	*Ca ↖↘, K ↓, Alkalires. , P ↓, Alk. Phos. ↗↙, GE ↑.*
Allergie Idiopathische Hypercalciurie Diabetes insipidus Intravenöse Gabe von Magnesiumsalzen (z. B. Magnorbin)	

Oxalaten	
Zitraten	*v. a. bei Austauschtransfusion mit Blutkonserven*
Impetigo herpetiformis	*Besonders in der Schwangerschaft bei Multiparen auftretend, selten bei Männern, Prognose ernst, in der Schwangerschaft Interruptio angezeigt.*
Hepatokardiales Syndrom	*Zusammenhänge noch ungeklärt. Ca ↘↗, Alkalires. ↑↑, K ↓, Harnstoff ↗, Gamma-Glob. ↑, Alpha$_1$-Glob. ↓, Alb. ↓.*
Cushing-Syndrom	*Ca ↙↗.*
Crampus-Krankheit	*Ca ↓→, Harnsäure ↑↑, lokalisierte, sehr schmerzhafte Muskelkrämpfe.*

Allgemeinsymptome bei Hypocalcämie

Leichte Ca-Erniedrigung:

Erregbarkeitssteigerung des gesamten Nervensystems (mit galvanischem Strom nachweisbar — Erbsches Phänomen),
Schwache, aber nicht entspannte Muskulatur,
Blaukalte, auch feuchte oder nasse Hände und Füße,
Parästhesien,
Blässe.

Mit zunehmendem Absinken des Serum-Ca entwickeln sich Zeichen einer **latenten Tetanie**

Chvostek-Zeichen +
Hyperventilationstetanie
Im EKG entwickelt sich eine QT-Verlängerung

Bei Werten um 7 mg% tritt eine **manifeste Tetanie** auf mit

Carpopedalspasmen
Pfötchenstellung der Hände
Supinationsstellung der Füße
Plantarflexion der Zehen
Bei Säuglingen und Kleinkindern nicht selten tonisch-klonische epileptiforme Krämpfe, Laryngospasmus.

Ein absoluter Grenzwert für das Auftreten einer manifesten Tetanie läßt sich nicht angeben, da andere Faktoren mitbestimmend sind. Alkalose fördert die Tetanie.

Szent Györgyi-Quotient:

$$\frac{\text{K, Phosphate, } HCO_3}{\text{Ca, Mg, H}}$$

Zunahme der Zählerwerte führt zur Steigerung der nerv. Erregbarkeit (u. U. Tetanie), Zunahme der Nennerwerte zu einer Herabsetzung der nerv. Erregbarkeit.

Erniedrigte Ca-Werte bei Kindern (nach *A. Fanconi*):

Hypocalcämien bei allgemeinen Stoffwechselstörungen:

Hypoproteinämie	*Häufig*	*Erstes Auftreten entsprechend der Grundkrankheit* (gilt für alle drei)
Fortgeschrittene Niereninsuffizienz	*Häufig*	
Intestinale Malabsorption	*Häufig*	

Hypocalcämien bei primären Störungen des Ca-P-Stoffwechsels:

Einfache Neugeborenen-Hypocalcämie	*Sehr häufig*	*Auftreten am ersten Lebenstag.*
Hypocalcämische Vitamin D-Mangel-Rachitis	*Häufig*	*Erste Symptome im 1. bis 2. Trimenon.*
Transitorischer kongenitaler Hypoparathyreoidismus	*Selten*	*Erstes Auftreten von Symptomen in den ersten Lebenstagen bis zur dritten Lebenswoche.* (gilt für beide)
Persistierender kongenitaler Hypoparathyreoidismus	*Sehr selten*	
Hereditäre Pseudomangelrachitis	*Sehr selten*	*Erste Symptome im 2. bis 4. Trimenon.*
Chronischer idiopathischer Hypoparathyreoidismus	*Selten*	
Syndrom Moniliasis, Hypoparathyreoidismus, Morbus Addison	*Sehr selten*	*Erste Symptome im 3. bis 16. Lebensj.*
Postoperativer Hypoparathyreoidismus	*Sehr selten*	*Postoperativ*
Pseudohypoparathyreoidismus	*Selten*	*Erstes Auftreten im Kleinkind- und Schulalter.*

Calcium (Harn)

Normalwerte:

Tägliche Ausscheidung bei normaler Kost 100—300 mg (50—150 mval).

Bei weitgehend calciumfreier Kost maximale Ausscheidung bis 150 mg/die.

Die Nierenschwelle für Calcium liegt bei 7—8 mg% (Serumcalcium).

NB: Für den täglichen Gebrauch ist die **Sulkowitsch-Probe** als Screening-Test ausreichend.

Bewertung:

Bei Normocalcämie	Sulkowitsch-Probe	(+) = schwach positiv
Bei Hypercalcämie		+ bis +++ = positiv bis sehr stark positiv
Bei Hypocalcämie		∅ = negativ

Da der Grad der Calciurie sehr stark von der Calciumzufuhr der Nahrung abhängig ist, muß bei der genauen Bestimmung die Diät standardisiert werden, wobei es genügt, Milch, Käse sowie milch- und käsehaltige Nahrungsmittel aus der Diät wegzulassen (3—6 Tage lang).
Die Ausscheidungsmenge im Harn wird weitgehend von der Schwelle des Calciumblutspiegels reguliert. Dementsprechend entspricht, von besonders pathologischen Verhältnissen abgesehen, der Calciumgehalt des Harns dem Calciumgehalt des Bluts. Das Nebenschilddrüsenhormon greift in die Calciumausscheidung ein, indem es antagonistisch zum Phosphat die Calciumrückresorption in der Niere steigert.

Vermehrte Calciumausscheidung im Harn:

Primärer Hyperparathyreoidismus = Morbus Recklinghausen	*Ca-Harn ↑, Ca-Serum ↑, Phosphat-Harn ↑, Phosphat-Serum ↑, Alk. Phosphatase ↳. Mehrmalige Bestimmungen sind nötig, da erhebliche Schwankungen vorkommen können. Im fortgeschrittenen Stadium kann die Calciumausscheidung im Harn auch normal oder erniedrigt sein.*
Sekundärer Hyperparathyreoidismus = Renale Osteopathie	*Ca-Harn ↳, Ca-Serum ↱, Phosphat-Harn ↓, Phosphat-Serum ↓, Alk. Phos. ↑.*
AT 10-Überdosierung	
Vitamin D-Vergiftung	
Osteoporose	
Immobilisation (z. B. Fraktur)	
Cushing-Syndrom	
Eosinophiles Adenom/ Akromegalie	

Osteolytische Knochenmetastasen	*Eine Abnahme der Hypercalciurie ist ein prognostisch günstiges Zeichen. NB: Eine Sexualhormonbehandlung steigert die Calciurie!*
Plasmozytom Morbus Boeck Morbus Paget Tubuläre Niereninsuffizienz im polyurischen Stadium Renale tubuläre Azidose Idiopathische Hypercalciurie Idiopathische Hypophosphatasie Chronisch idiopathische Hypercalcämie = (Lightwood) Thyreotoxikose	
Albright-Hadorn-Syndrom	*s. u. Chlorid (Serum), Erhöhte Werte.*

Erniedrigte Calciumausscheidung im Harn:

Alle Fälle, bei denen der Calciumspiegel im Serum erniedrigt ist mit Ausnahme der Nierenschäden
sowie bei:

Hyperparathyreoidismus	*s. bei „Erhöhte Werte"!*
Vitamin D-Mangel (Osteomalazie/Rachitis) Genuine Vitamin D-Resistenz Außerdem viele Fälle von nephrotischem Syndrom Osteomalazie bei glomerulärer Niereninsuffizienz	

Cephalin-Flockungstest s. Serumlabilitätsproben S. 372

Chlorid (Serum)*

Normalwerte:

Erwachsene	97—108 mval/l	(345—380 mg%)
Neugeborene	96—116 mval/l	
Säuglinge 2 Tage	95—118 mval/l	

* Literaturauswahl: 66, 71, 114, 179, 225.

Säuglinge 5 Tage	102—112 mval/l
Säuglinge 1 Mon.	95—110 mval/l
Säuglinge 5—7 Mon.	96—120 mval/l
Säuglinge 11—12 Mon.	102—107 mval/l
Säuglinge 19—26 Mon.	101—108 mval/l

Bedeutung:

Chlor ist wie Natrium ein extrazelluläres Ion. Von den ca. 85 g, die im Körper enthalten sind, finden sich 75 g im extrazellulären Raum. 98% des Chlorids werden durch die Nieren ausgeschieden, etwa 2 mval im Stuhl. Schon bei leichten Durchfällen steigt die Ausscheidung im Stuhl auf ca. 60 mval/l, bei schweren profusen Durchfällen bis auf 500 mval/die.

Umrechnungsfaktor: mval/l = mg% × 0,282;
mg% = mval/l × 3,55;

Erhöhte Werte:	**Bemerkungen:**
Vermehrte parenterale Cl-Zufuhr mit Infusionen z. B. bei der diabetischen Azidose bei fortgeschrittenen Nierenschäden Vermehrte Resorption bei ureterokolischer Anastomose	
Exsikkose/Dehydratation Relativ größerer Na-Verlust bei ausreichender NaCl-Zufuhr Durchfälle (saloprive Exsikkose) Darmfistel Intensive diuretische Behandlung mit Diamox	*Na* ↑
Renaler Diabetes insipidus	*Bei Säuglingen und Kleinkindern oft nicht bemerkt, dann tritt ein therapieresistentes Salzfieber auf. Na* ↑.
Zustand nach Schädeltraumen mit Schäden im Hypothalamusbereich	*Gestörte Regulation.*
Renale tubuläre Azidose Idiopathische renale hyperchlorämische Azidose = Lightwood-Albright-Syndrom	*K* ↓, *Ca* →, *P* ∠, *Alkalires.* ↓. *Vermehrte Harnausscheidung von Na, K, Ca.*

Kongenitale Tubulusinsuffizienz = Lowe-Syndrom	*Cl ↗, P ↘, Alk. Phos. ↗, geistiger und körperlicher Entwicklungsrückstand.*
Primärer Aldosteronismus (= Conn-Syndrom)	*Na ↑, K ↓, Konzentrationsversuch ↓, oft Alkalose, Nebennierentumor.*
Paraneoplastischer Hyperkortizismus bei extrahypophysär-extraadrenalen Malignomen	*K ↓, Alkalose, RR ↑, Diabetes mellitus.*
Pseudo-Conn-Syndrom	*Glycirrhinsäurevergiftung (Antésite!)*
Zustand nach massiver Kortikosteroidbehandlung	
Zustand nach massiver DOCA-Behandlung (Cortiron!)	
Albright-Hadorn-Syndrom	*Zustand nach chronischer Unterernährung mit sekundärer hypokaliämischer Muskeldegeneration, K↓, GE ↓, Ca↓→, P ↓, Alkalires. ↓, Na ↑, Alkalose. EKG: QT-Verlängerung.*
Dysmetabolisch-dysendokrines Syndrom (De Toni)	*Na ↓, P ↓, Ca↓, Adipositas, Minderwuchs.*
Respiratorische Alkalose	
Postimmersions-Syndrom	*Zustand bei geretteten Ertrinkenden, Proteinurie, Hämoglobinurie, Azotämie.*

Erniedrigte Werte:

Salzarme Kost	
Hitzehyperhidrosis mit ausreichendem Trinken bei ungenügender NaCl-Substitution	*NB: Nicht selten bei Europäern, die sich in tropischen oder subtropischen Gebieten aufhalten. Durch den Cl-Mangel kommt es zu einer verminderten HCl-Sekretion des Magensaftes, so daß infolge der verminderten desinfizierenden Wirkung die Entstehung von Enteritiden begünstigt wird.*
Stärkeres Erbrechen	
Burnett-Syndrom	*Bei stärkerem Erbrechen (s. S. 19 u. 244)*

Schwere Durchfälle	*Z. B. Cholera*
Diabetische Ketoazidose (einschließlich Koma) a) Cl-Verlust durch glukose-induzierte Diurese b) Azetonämisches Erbrechen	*Na ↓, K ↓, Ca↓.*
Chloriprive Azotämie/ Extrarenale Urämie	
Häufige Aszitespunktionen	
Nierenschäden mit Cl-Verlust	
Tubuläre Nierenschäden/ Salt-losing Nephritis	
Schrumpfniere (polyurisches Stadium)	
Intoxikationen z. B. Sublimat Lysol Vitamin D Kleesalz	
Juhel-Renoy-Syndrom	*V. a. in der Schwangerschaft auftretende bilaterale Nierenrindennekrose. Harnstoff ↑↑, K ↑, Na ↓, Cl ↓. Lumbalschmerz beidseits, epigastrischer Schmerz. Infauste Prognose.*
Kaliumverlust mit metabolischer Alkalose	*Komplikation bei Verabreichung von Saluretika.*
Behandlung mit Quecksilberdiuretika	
Exzessive Natriumbikarbonat-Aufnahme	
Chronische Nebenniereninsuffizienz (Addison-Syndrom)	*Na ↓, K ↑, 17-Ketosteroide Harn ↓, RR ↓, Puls ↓, Temperatur ↓, Adynamie.*
Debré-Fibiger-Syndrom	*Kongenitale Nebennierenhyperplasie. Na ↓, K ↑, 17-Ketosteroide Harn ↑, Azotämie (Pseudopylorospasmus).*
Cushing-Syndrom	*Cl ↓→, K ↓.*
Hypophyseninsuffizienz (Simmonds-Sheehan-Syndrom)	
Schädeltraumen mit Störung der zentralen Regulationszentren	
Respiratorische Azidose	

Bromidvergiftung	*Verdrängung von Cl.*
Zunahme des Flüssigkeitsvolumens	
Wasserintoxikation	
Exzessive Glukoseinfusion, bes. bei Hypothermie	
Pneumonie	
Achor-Smith-Syndrom	*Zustand nach chronischer Unterernährung mit sekundärer hypokaliämischer Muskeldegeneration. GE ↓, Ca ↓, Alkalose.*
Cast-Syndrom	*Ätiologisch ungeklärtes Syndrom, nach Anlegung von ausgedehntem Thorax- oder Beckengips- oder Pflasterverbänden auftretend. Erbrechen, Oligurie, paralytischer Ileus, Azeton +, vermutlich Grenzstrangschädigung.*
Latrodektismus-Syndrom	*Zustand nach oft unbemerktem Biß vom Latrodectus tredecim (Giftspinne in Südeuropa und Rußland). Regionaler Lymphknotenschmerz, heftigste allgemeine Muskelschmerzen, Schwitzen, Tränenfluß, Gesichtsrötung, Lidödeme, Hypersalivation, Leuko ↑, Lympho ↓, BZ ↑, K ↑, Harnstoff ↑, Na ↓. NB: Intravenöse Ca-Injektion bessert die subjektiven Beschwerden erheblich.*

Chlorid (Harn)

Normalwerte:

Erwachsene 5—10 g/24 Std. = 140—280 mval/die

Kinder 1.—2. W. 0,01—0,05 g/24 Std. =	0,28— 1,4 mval/die	Muttermilchernährung!
Kinder bis zu 2 Mon. 0,04—0,1 g/24 Std. =	1,1 — 2,8 mval/die	
Kinder 2 bis 6 Mon. 0,1 —0,5 g/24 Std. =	2,8 —14 mval/die	

Kinder 6 bis 12 Mon.	0,1 —1,0	g/24 Std. =	2,8 —28	mval/die
Kinder 1 bis 2 Jahre	0,5 —1,5	g/24 Std. =	14 —42	mval/die

NB: Bei Kuhmilchernährung von Säuglingen wird zwei- bis fünfmal soviel Chlorid ausgeschieden wie bei der Muttermilchernährung.
Physiologischerweise wird die tägliche Chloridausscheidung im Harn von der Chloridaufnahme in der Nahrung bestimmt.

Erhöhte Werte:	**Bemerkungen:**
Physiologisch:	
Vermehrte Salzaufnahme Postmenstruelle Diurese	
Pathologisch:	
Renale tubuläre Schäden/Salt-losing-Nephritis Chronische Nebenniereninsuffizienz (Addison-Syndrom)	
Diabetes insipidus-Syndrom	*Nur hyperchlorurisch-hypochlorämische Form! Andere Formen kommen vor*
Kaliummangel-Syndrom	*S. unter Kalium.*
Behandlung mit Diuretika, vor allem mit Thiaziden	
Erniedrigte Werte:	
Physiologisch:	
Verminderte Salzaufnahme Prämenstruelle Salz- und Wasserretention	
Pathologisch:	
Hungerzustände Vermehrter Chloridverlust Profuses Erbrechen Schwere Durchfälle Darmfistel Nierenschäden mit Oligurie Hyperhidrosis mit ungenügender NaCl-Substitution Diabetes insipidus	
Primärer Aldosteronismus (Conn-Syndrom)	*S. unter Cl Serum, Erhöhte Werte.*

Pseudo-Conn-Syndrom	*S. unter Cl Serum, Erhöhte Werte.*
Cushing-Syndrom Behandlung mit Nebennieren-steroiden NaCl-Retention verschiedener Ursachen z. B. Ödembildung Hirnschäden	

Cholesterin (Serumcholesterin)*

Normalwerte:

Neugeborene	3—10 Tage	110—162 mg%
Kinder	1—12 Monate	69—173 mg%
Kinder	2—14 Jahre	138—242 mg%
Erwachsene	ca. 180—250 mg% im Serum	
davon	ca. 70— 85% Cholesterinester	

Faustregel für die Toleranzwerte 180 mg% + mg% entsprechend Alter in Jahren.

Die Normalwerte für Serumcholesterin sind umstritten, weil nach Ländern, sozialen Schichten, Ernährungsweise usw. starke Differenzen vorliegen. Möglicherweise liegen die echten Normalwerte unter 200 mg%. Die Durchschnittswerte bei Frauen liegen etwas niederer als bei Männern.

NB: Beim liegenden Patienten ergeben sich um 10% höhere Cholesterinwerte als beim sitzenden. Zur Verlaufskontrolle sollte daher immer nach dem gleichen Modus entnommen werden. Auch zu langes Stauen kann Verfälschung der Blutcholesterinwerte bewirken.

Funktion:

Die Kenntnisse über das Serumcholesterin sind noch sehr lückenhaft. Im Gegensatz zu den früheren Ansichten beeinflußt nicht nur das Ausmaß der endogenen Cholesterinsynthese, sondern auch das Cholesterin der Nahrung die Konzentration im Serum. Die Annahme einer Bedeutung des Blutes für die Anlieferung von Cholesterin als Baumaterial für Zellen und Gewebe sowie für die Synthese der Steroidhormone wird dadurch eingeschränkt, daß fast alle Gewebe des Körpers selbst zur Synthese des Cholesterins befähigt sind. Das Cholesterin wird im Körper durch Kondensation aus aktivem Azetat über Azeto-Azetat gebildet. Der genaue Syntheseweg ist noch nicht geklärt.

Haltbarkeit:

Maximal 6 Tage sowohl bei Zimmertemperatur als auch bei + 4° C.

* Literaturauswahl: 98, 192, 218, 269, 270, 318.

Erhöhte Werte:	Bemerkungen:
Physiologisch:	
Schwangerschaft Laktation	*Es kommen leichte Erhöhungen vor.*
exogen: alimentär	*Vor allem Fette, die reich an gesättigten Fettsäuren sind (also meist tierische Fette und durch Hydrierung gehärtete Pflanzen-, Fisch- und Walöle) bewirken eine Erhöhung des Serumcholesterinspiegels. Diese Fette haben meist einen hohen Schmelzpunkt.* *Fette, die reich an mehrfach ungesättigten Fettsäuren sind, z. B. Sonnenblumenöl, Rapsöl, Maiskeimöl und daraus hergestellte, kalt geschlagene Margarinen bewirken eine Senkung des Cholesterinspiegels.*
Chemische Substanzen z. B. Äther Chloroform Alkohol	
Pathologisch:	
A. Leberkrankheiten	
Verschlußikterus	*Chol. ↗, Phosphatide ↑, Neutralfett ↗*
Langdauernder totaler Gallengangsverschluß	*Zunehmende Erhöhung des Serumchol., extreme Blutfetterhöhungen.* *Bei Beseitigung des Verschlusses rascher Cholesterinabfall. Bei Eintritt eines zusätzlichen hepato-zellulären Schadens infolge des Verschlusses tritt ebenfalls ein Abfall des Chol. ein, wobei vor allem die Cholesterinester betroffen sind.*

Cholostatische Hepatose Xanthomatöse biliäre Leberzirrhose	*Cholesterinwerte bis 2000 mg% und mehr kommen vor, Phosphatide ↑↑, Neutralfette ↑. Fast regelmäßig finden sich Xanthelasmen, nicht selten Xanthome.*
Primär biliäre Zirrhose/ Cholostatische Zirrhose/ Cholangiolitische Zirrhose	*Weniger starke Serumlipiderhöhungen wie bei der xanthomatösen biliären Zirrhose.*
Hepatitis epidemica	*Bei unkompliziertem Verlauf steigt in der Heilphase mit abnehmendem Bilirubin das Serumchol. vorübergehend leicht an. Sonst sind hier der Cholesterinspiegel normal, die Cholesterinester erniedrigt, die Phosphatide erhöht.*
Zieve-Syndrom	*Alkoholischer Folgeschaden mit Hyperbilirubinämie und hämolytischer Anämie.*

B. Nierenkrankheiten

Nephrotisches Syndrom	*Chol. ↑—↑↑, Neutralfette ↑↑, Phosphatide ↑, Elphor!! BKS ↑ Bei Verschlechterung der Nierenfunktion geht mit zunehmender Insuffizienz die Hyperlipidämie zurück.*

Genuine Nephrose, Lipoidnephrose
Nephrotische Verlaufsform der chron. Glomerulonephritis
Diabetische Nephrose
Amyloidnephrose
Quecksilbernephrose
Sulfonamidnephrose
Luische Nephrose
Kongenitales Nephrosesyndrom

C. Pankreaserkrankungen	
Nach Pankreatektomie Akute Pankreatitis	*Gelegentlich anhaltende oder vorübergehende Hyperlipidämie*
Chronische Pankreatitis	*Chol. selten ↑, mit und ohne Xanthomatose.*
D. Diabetes mellitus	
Hyperlipämie beim dekompensierten bzw. unkontrollierten Diabetes/Xanthomatosis diabetica	*Chol. ↑, Phosphatide ↑, Neutralfette ↑—↑↑.*
Kombination von primär idiopathischer Hyperlipämie und Diabetes mellitus.	*Chol. ↑, Phosphatide ↑, Neutralfett ↑↑.*
Lipidämie beim diätetisch und/oder medikamentös kompensierten Diabetes	*Chol. →/↗, Neutralfett ↑*
Mauriac-Syndrom	*Sekundäre Glykogenose beim kindlichen Diabetes mellitus, Hepatomegalie.*
E. Lipoidosen und Speicherkrankheiten	*Nicht alle Lipoidosen gehen mit einer Erhöhung des Chol.-Spiegels einher!*
Idiopathische Lipoidose = Bürger-Grütz-Syndrom	*Chol. ↑/→, Phosphatide ↑/→, Neutralfette ↑↑—↑↑↑ In der Elektrophorese laufen die Fette mit der Alpha$_2$- und Beta-Fraktion. Xanthome, Hepatosplenomegalie, nicht selten neurologische Ausfälle, Abdominalkoliken, Glukosurie.*
Familiäre idiopathische Hypercholesterinämie = Harbitz-Müller-Syndrom	*Chol. ↑, Phospholipoide ↑, Neutralfette →, nur Beta-Lipoproteide ↑. Vitamin A und Carotine im Serum vermehrt.*
Lipocalcinogranulomatose = Teutschländer-Syndrom	*Lokale Cholesterinspeicherung mit sekundärer Kalkeinlagerung, schmerzhafte derbe Tumoren, bei Einschmelzung Fluktuation und Fieber.*

Brooke-Syndrom	*Meist in der Pubertät bei ♀ auftretendes Epitheliom (blaßgelbliche Knötchen) des Gesichts, gleichzeitige Hypercholesterinämie.*
Hand-Schüller-Christian-Syndrom	*Chol. ↑→, Beta-Glob. ↑, Gamma-Glob. ↑. Granulomatöse Cholesterinspeicherkrankheit, Hepatosplenomegalie, Rö: Schädelaufhellungen (Landkartenschädel).*
Glykogenspeicherkrankheit = v. Gierke-Syndrom	*BZ ↓, verminderte Glukosetoleranz, Ketonämie, hohe Insulinempfindlichkeit, Hepatomegalie.*
Debré-Syndrom	*Kombinierte Glykogen- und Fettspeicherkrankheit mit Hepatomegalie.*

F. Andere Erkrankungen

Hypophysenvorderlappeninsuffizienz	
a) Akute Nekrose	*Bei gleichzeitig bestehendem Diabetes als Houssay-Syndrom bezeichnet, wobei die Hyperglykämie in Normo- oder Hypoglykämie mit akuter Verminderung des Insulinverbrauchs einhergeht.*
b) Simmonds-Sheehan-Syndrom	*(Chronische Hypophysenvorderlappeninsuffizienz) Cl ↓, Na ↓, 17-Ketosteroide ↓, 11-Oxysteroide ↓. Meist postpartal auftretend.*
c) Angeboren/endogen	*(Hypophysärer Zwergwuchs)*
Hypothyreose/Myxödem	
Escamilla-Lisser-Syndrom	*Inneres Myxödem ohne die äußeren Zeichen eines Myxödems.*

Rheumatisches Fieber = Akuter Gelenkrheumatismus	*5—10 Tage nach der Erkrankung steigt der Cholesterinspiegel auf das Doppelte des Normalen. Beachte, daß umgekehrt eine Hypercholesterinämie eine unspezifische Anti-Streptolysin-Reaktion vortäuschen kann.*
Gicht	
Plasmozytom	
Lederer-Brill-Syndrom	*Hochfieberhafte hämolytische Anämie unbekannter Genese.*
Laurence-Moon-Biedl-Syndrom	*Chol. ↳, Heredo-degenerative Zwischenhirnerkrankung, Retinitis pigmentosa (!), (Schwachsinn)*
Idiopathische Hypercalcämie = Lightwood-Syndrom	
De-Toni-Debré-Fanconi-Syndrom	*Renale Rachitis mit renalem Phosphogluko-amino-Diabetes.*

NB: Bei *Arteriosklerose* ist die Cholesterin-Bestimmung nicht von diagnostischem Wert. Nur bei etwa 50% aller Patienten mit klinisch nachweisbarer Arteriosklerose werden erhöhte Blutfette gefunden. Die Cholesterin-Bestimmung ist jedoch von prognostischem Wert im Hinblick auf degenerative Gefäßerkrankungen, da eine Hypercholesterinämie erwiesenermaßen zu den sogenannten Risikofaktoren gehört. Allgemein scheint die prognostische Aussagefähigkeit einer Hyperlipidämie um so größer zu sein, je jünger die untersuchte Person ist. Nach dem 55. Lebensjahr verliert die Cholesterin-Bestimmung ihren Wert für die Vorhersage der Arteriosklerose.

Erniedrigte Werte:	**Bemerkungen:**
Verminderte Aufnahme:	
Längerdauernder Hungerzustand	
Urämie	*(Durch Anorexie)*
Sprue/Zöliakie	
Whipple-Syndrom	*Intestinale Lipoidose mit Resorptionsstörung, GE ↓, Ca ↓.*
Leberzellschäden	*Der Abfall betrifft primär die Cholesterinester.*

Hepatitis mit schwerem Leberschaden	*Z. B. Virushepatitis, Gelbfieber, Leptospirosen.*
Akute Leberdystrophie	*Chol. ↓↓, Phosphatide ↘, Neutralfette →*
Dekompensierte Leberzirrhose	*Chol. ↓↓, Phosphatide ↘, Neutralfette →*
Kompensierte Leberzirrhose	*Chol. ↓, Phosphatide →, Neutralfette →*
Stauungsleber bei Herzinsuffizienz	
Budd-Chiari-Syndrom	*Lebervenenverschluß*
Blutkrankheiten	
Hämophilie	
Perniziöse Anämie	*Chol. ↓, Gesamtfett ↑– ↑↑↑, Fe ↳ (Bili ↗), LDH ↑, histaminrefraktäre Anazidität. Der Schilling-Test ergibt den endgültigen Beweis, da die Diagnostik durch Anbehandlung meist sehr erschwert ist. Nach Behandlungsbeginn normalisiert sich der Cholesterinspiegel etwa parallel zum Retikulozytenanstieg.*
Hämolytische Anämie Eisenmangelanämie	*Bei Abfall der Erythrozyten unter 2 Mill. kommt es zunächst zu einem Neutralfettanstieg, dann zum Cholesterin- und schließlich zum Phosphatidabfall.*
Blutungsanämie (?) Tumoranämie (?)	*Bei abweichenden Literaturangaben findet sich bei der Blutungsanämie und bei der aplastischen Anämie keine Cholesterinerniedrigung!*
Chronische Lymphadenose	
Andere Erkrankungen	
Hyperthyreose/Thyreotoxikose/Morbus Basedow	*Chol. ↓↘, Phosphatide ↘, Neutralfette ⟨. Die Cholesterinbestimmung ist hier nur von bedingt diagnostischem Wert, da der Cholesterinspiegel nicht der Erkrankung parallel geht.*

Abetalipoprotein-Syndrom	*Chol. ↓, Phosphatide ↓, Akanthozytose, Steatorrhoe. Rezessiv erblich!*
Infektionskrankheiten Sepsis Tumorkachexie	*Lipoide allgemein ↓.*
Insulinbehandlung Kortisonbehandlung ACTH-Behandlung	*Bewirkt einen Abfall des Cholesterinspiegels.*

Cholinesterase (Serumcholinesterase = Pseudocholinesterase = Butylcholinesterase = unspezifische Cholinesterase = ChE) *

Normalwerte:

3—8 U/ml (bei 25°; pH 7,7; Butyrylthiocholin-photometrische Methode)
6—18 Min. (Acholest-Methode)
Werte über 23 Min. entsprechen mit Sicherheit einer verminderten Fermentaktivität, Werte unter 6 Min. entsprechen einer erhöhten Fermentaktivität.

NB: Es soll bei einer Raumtemperatur von 20° C gearbeitet werden, 25° C sollen nicht überschritten, 15° nicht unterschritten werden, z. B. durch kaltes Kühlschrankserum. Bei 28° wird bereits eine Aktivitätszunahme von 10—15% gemessen.
Bei Angabe in I. U. ist der Normalbereich: 1900—3800 I. U. (Werte unter 1000 gelten als stark erniedrigt, Werte über 4500 als deutlich erhöht!)

Normalwerte bei Angabe im Cholinesterase-Index:

70—230% Aktivität

Beachte Normalwerte des eigenen Labors. Es existieren erhebliche methodische Abweichungen!

Funktion:

Die physiologische Bedeutung der Cholinesterase ist noch unzulänglich aufgeklärt. Es gibt zumindest zwei voneinander verschiedene Fermente oder Fermentgruppen, nämlich erstens die **echte oder spezifische Azetylcholinesterase**, die in Erythrozyten, aber auch im Nervengewebe vorgefunden wird, wo sie bei der Reizübertragung auf die motorischen Elemente eine wesentliche Rolle

* Literaturauswahl: 4, 14, 33, 63, 161, 171, 173, 178, 212, 288, 348, 349.

spielt. Zweitens gibt es die **unspezifische Serum- oder Pseudocholinesterase.** Allein deren Nachweis hat eine größere klinische Bedeutung erlangt. Beide Fermenttypen scheinen sich jedoch ergänzen oder ersetzen zu können. Während die spezifische Cholinesterase Azetylcholin in Essigsäure und Cholin spaltet, vermag die Pseudocholinesterase des Plasmas Benzoylcholin oder Butyrylcholin zu spalten. Die Synthese der Serumcholinesterase scheint eng mit der Eiweißsynthese gekoppelt zu sein.

Vorkommen:
Neben dem Serum finden sich vor allem größere Mengen in der Leber.

Einheiten:
1 I.U. = 1 IE ist diejenige Enzymmenge, die in einer Minute 1 μMol Substrat umsetzt bei 25° C, bezogen auf 1000 ml Serum.

Minuten:
Angabe der Zeitdauer der Farbänderung bis zur Gleichheit mit der Testfarbe.

Cholinesterase-Index:
Willkürliche Festlegung in Prozenten s. Abb. 6

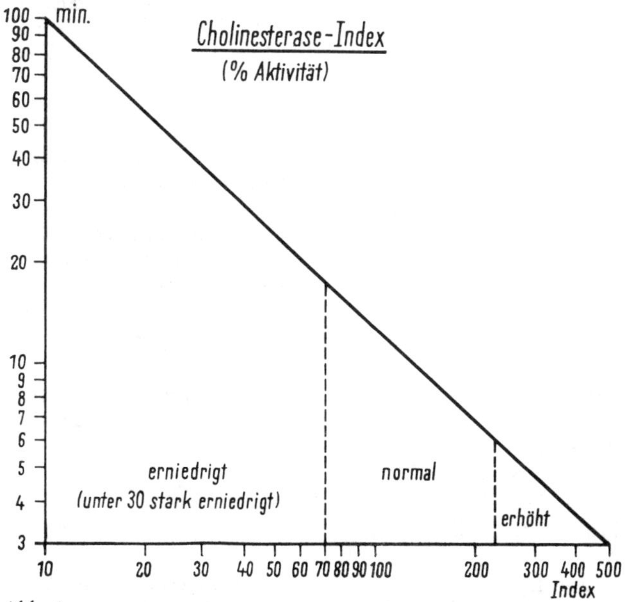

Abb. 6

Erhöhte Cholinesterase-Aktivität:	**Bemerkungen:**
Nephrotisches Syndrom	
Erholungsphase nach akuter Hepatitis	
Erholungsphase nach zirrhotischem Schub (?)	
Ikterus juvenilis Meulengracht	
Hyperthyreose	*Diagnostisch von geringer Bedeutung, häufig auch normale Werte.*
Adipositas	
Diabetes mellitus (adipöser Alterstyp)	
Alkoholismus/Alkoholische Fettleber	*Bei Alkoholismus spricht eine im oberen Normbereich liegende oder erhöhte ChE in Verbindung mit erhöhten Serum-β-Lipoproteiden oder Triglyzeriden und diskret erhöhten Transaminasen mit größter Wahrscheinlichkeit für Leberzellverfettung. Diese enzymologische Diagnose ist in einem sehr hohen Prozentsatz der Fälle möglich. Bei Übergang der Fettleber in Fibrose und Zirrhose beginnt die ChE abzufallen. Je stärker die irreversible Leberparenchymschädigung, desto stärker auch der ChE-Abfall.*
Hauttumoren	*Gelegentlich*
Konstitutionelle atopische Neurodermitis	*Bei gleichzeitiger Sympathikotonie*
Urticaria acuta	*Selten erhöhte, meist erniedrigte Cholinesterase-Aktivität.*
Psoriasis	
Curare-empfindliche Patienten während der Narkose	
Erniedrigte Cholinesterase-Aktivität:	
Akute Hepatitis (epidemica)	*Von geringem diagnostischem, aber von großem prognosti-*

schem Wert. Die Cholinesterase gibt diesbezüglich deutlichere Hinweise als Serumlabilitätsproben einschließlich Elektrophorese und auch Transaminasenbestimmungen. Hepatitiden mit bereits erniedrigter ChE zeigen im allgemeinen eine wesentlich langsamere Heilungstendenz und verlaufen schwerer. Eine rasche Normalisierung der ChE spricht andererseits für einen günstigen Verlauf.

Chronische Hepatitis

Stärkere Erniedrigungen der Aktivität deuten auf eine schlechte Prognose hin, vor allem den Übergang in die posthepatitische Zirrhose betreffend.

Leberzirrhose

Von großem diagnostischem Wert; es finden sich hier häufig extrem niedrige Werte, sogar schon dann, wenn Bromthalein-Test, Galaktose-Belastungsprobe oder manchmal sogar die Serumelektrophorese noch normale Werte zeigen.
ChE < 30% der Norm (bzw. über 35 Min. Reaktionszeit) deuten immer auf einen schwerwiegenden Befund hin, meist liegen hier prognostisch ungünstige Krankheitsbilder (auch Karzinome, Leukämien, Plasmozytome, Lymphogranulomatosen vor, s. u.).
NB: Vor venösen Shunt-Operationen sollte die ChE bestimmt werden, denn eine starke Erniedrigung der Fermentwerte läßt infolge drohender postoperativer Leberinsuffizienz die Operation nicht indiziert erscheinen.

Verschlußikterus	*Meist liegen hier normale Werte vor, bei stark erniedrigter Aktivität muß an Gallenwegskarzinom, Pankreaskarzinom, Leberkarzinom oder -metastasen gedacht werden. Auch ein rezidivierender längerdauernder Verschluß ist möglich.*
Chronische kardiale Leberstauung	*Auffällig niedrige Fermentwerte, im Durchschnitt zwischen 40 und 50% der Norm. Ob hier nur der Leberschaden oder zusätzliche Ursachen eine Rolle spielen, ist noch nicht geklärt.*
Herzinfarkt	
Chronische Hungerzustände, vor allem mit Eiweißmangel	*Es scheint eine gewisse Parallelität zu bestehen zwischen Verminderung der ChE und dem Abfall des Serumalbumins sowie mit Ansteigen der SGOT.*
Marantische Krankheitsbilder und Kachexie	
Schwere Anämie a) Eisenmangeltyp b) Perniziöse Anämie	
Maligne Tumoren vor allem Karzinome im Bereich des Magen-Darm-Trakts Leukämien Plasmozytome Lymphogranulomatosen	*Bei den meisten Karzinomkranken (70—80%) werden deutliche Erniedrigungen der ChE festgestellt. Eine schwere Leberbeteiligung braucht deshalb nicht vorzuliegen. Die ChE-Aktivität geht hier nicht eindeutig parallel mit typischer Tumordysproteinämie.*
Hauttumoren	*In ca. 30% der Fälle*
Dermatomyositis	*Ca. 60% der Fälle, entweder im Rahmen einer Sympathikotonie oder einer latenten Leber- oder Lipoidstoffwechselstörung deutbar.*
Akne	

Akute Urtikaria	*Ca. 50% der Fälle, ca. 5% können auch eine vermehrte Aktivität aufweisen.*
Chronische Urtikaria	*Nur selten!*
Arzneiexanthem	*Nur selten!*
Konstitutionelle atopische Neurodermitis	*Bei Vorliegen einer Parasympathikotonie.*
Chronische Entzündungen und schwere Infektionskrankheiten	*Gelegentlich*
Einwirkung von Cholinesterase-Inhibitoren	

a) Vergiftung mit organischen Phosphorverbindungen, z. B. Pflanzenschutzmittel

Alaxon
Alkron
Aphannit
Arafum
Aralo
Aramul
Arax
ASP-47

Basudin
Bladafum
Bladan
Blades

Chlorthion
Chorothion

DFP
Dimethyl-parathion
Dipterex
Di-Syston
Dizinin
DMPNTP

DPTF

E 393
E 605
E 838
E 1059
Etilon

Folidol

Genithion

Hanane
Hercules 528
HETP
Hexamit

Isopestox

Kilax
Kilphas

Mackothion
Malathion

Metacide
Metasystox
Mipafox
Mortopal

Nifos
Niran

OMPA

Paradust
Parafos
Paraoxone
Parathion
Paridol
Penphos
Pestox
Phenkapton
Phosdrin
Plantthion
Potasan
P-O-X

R 6199
Resitox
Schradan
SNP
Sulfotepp
Sulphos
Sum 75
Stratilon
Systox

T 47
TEPP
Tetratom
Thimet
Thiophos
Treton
Trithion

Vapophos
Vapotone
Veralin

Zofarol N

b) Arzneimittel
Physostigmin
Prostigmin
Muskelrelaxantien
Succinylbischolin-Präparate

Familiär idiopathische Acholinesterasämie	*Es handelt sich um eine Enzymopathie, bei der eine genbedingte qualitative Änderung der Enzymstruktur vorliegt. Derartige Personen sind in der klinischen Anästhesiepraxis infolge langdauernder Atemlähmung nach Succinylbischolin (Lysthenon) gefährdet. Aus diesem Grunde sollte vor Anwendung von Muskelrelaxantien immer die Cholinesterase bestimmt werden. Nicht nur dieser qualitative Fermentmangel, sondern auch der quantitative bei Lebererkrankungen, Tumorkachexie usw. kann eine langdauernde Atemlähmung verursachen. (Beim Narkosezwischenfall soll neben der Beatmung das Enzym mit Plasmakonserven zugeführt werden!)*

Clearance *

Normalwerte (bezogen auf eine gemischte Kost, ein Harnminutenvolumen von 1—3 ml und eine Körperoberfläche von 1,73 m²):

Inulin-Clearance	♂	125 ± 25 ml/min
	♀	115 ± 15 ml/min
Paraaminohippursäure-Clearance	♂	650 ± 150 ml/min
	♀	625 ± 125 ml/min
Filtrationsfraktion	♂	0,20 ± 0,03 ml/min
	♀	0,20 ± 0,03 ml/min

N B: Filtrationsfraktion- und Clearance-Werte nehmen bei Hydratation zu, bei Dehydratation ab.

Definition:

Unter Clearance versteht man das virtuelle Plasmavolumen, das pro Zeiteinheit von einer bestimmten Substanz gereinigt wird. Inulin wird durch glomeruläre Filtration ausgeschieden.

* Literaturauswahl: 247, 259, 260.

Paraaminohippursäure (PAH) ist zur Messung des Nierenplasmastroms besonders gut geeignet, weil es durch glomeruläre Filtration und tubuläre Sekretion bei einer Passage durch die Niere nahezu vollständig aus dem Plasma entfernt wird.
Als Filtrationsfraktion wird der glomerulär filtrierte Anteil der effektiven Nierenplasmadurchströmung bezeichnet. Dieser Wert ist zur differentialdiagnostischen Erkennung primärer und sekundärer Nierenerkrankungen sehr wichtig.

$$\text{Filtrationsfraktion} = \frac{\text{Inulin-Clearance}}{\text{PAH-Clearance}}$$

Differentialdiagnose mit Clearancemethoden *

Diagnose	Filtrations-fraktion	Inulin-Clearance	PAH-Clearance
Glomerulonephritis, akute	↓	↓	↑→
Glomerulonephritis ausheilende, akute	↓	→↘	↑→
Glomerulonephritis chronisch, latente	↓	↓	↘
Glomerulonephritis ausgeheilt mit Restproteinämie oder Resthämaturie	→	⇉	⇉
Glomerulonephritis ausgeheilt mit Resthypertonie	↑	⇉	↓
Pyelonephritis akute	↑	→	↓
Pyelonephritis chronisch rezidivierende			
akuter Schub	↑	↓	↓↓
inaktive Phase	↗→	↓→	↓→
Nephrotisches Syndrom (Lipoidnephrose)	~	↗→	↗→
Nephrotische Verlaufsform der Glomerulonephritis	↓↘	↓→	↖↘
Essentielle Hypertonie; Nierenarterienstenose (Drosselungshochdruck); Phäochromozytomhochdruck; Primärer Aldosteronismus	↑	⇉	↓

* In Anlehnung an H. Sarre: Nierenkrankheiten, Physiologie, Pathophysiologie, Untersuchungsmethoden, Klinik und Therapie. 3. Auflage. Georg Thieme Verlag, Stuttgart 1967.

Diagnose	Filtrations-fraktion	Inulin-Clearance	PAH-Clearance
Maligne Hypertonie	↑↑	↓	↓↓
Stauungsniere bei Herzinsuffizienz	↑	↓	↓↓
Akutes Nierenversagen	↓/→	↓	↓
Essentielle Spätgestosen	↓	↓	↑/→
Aufpfropfgestosen	Wie Grundleiden		
Glomerulosklerose diabetische			
oft	→	→	→
später	↓	↓	↘
Leberzirrhose	↗/→	↓↓/→	↗/→
Polyglobulie	↑	↓	↓↓

CO_2-Partialdruck (arteriell) (pCO_2) *

Normalwert: 36—44 mm Hg

Bedeutung:

Die Kenntnis des CO_2-Partialdrucks ist eine wertvolle diagnostische Hilfe bei Lungenkrankheiten mit Respirationsstörungen sowie bei Operationen mit der Herz-Lungen-Maschine und bei der Anwendung einer Hypothermie.

pCO_2-Erhöhung:

1. Respiratorische Azidose	*Parallel gehend ein Anstieg des Plasmabikarbonatwerts, ein Abfall des Blut-pH-Werts. Bei Werten zwischen 80 und 200 mm Hg tritt Bewußtlosigkeit ein, Werte über 200 mm Hg sind auch für kurze Zeit lebensgefährlich.*
2. Metabolische Alkalose	*Gleichzeitig Anstieg von Plasmabikarbonat und Blut-pH-Wert.*

pCO_2-Erniedrigung:

1. Respiratorische Alkalose	*Abfall des Plasmabikarbonatwerts, der Blut-pH-Wert steigt.*
2. Metabolische Azidose	*Abfall des Plasmabikarbonats, Anstieg des Blut-pH-Wertes.*
3. Hypothermie	*Der Plasmabikarbonatwert fällt, ebenso der Blut-pH-Wert.*

* Literatur-Auswahl: 71

Cortison-Glukose-Belastungstest s. S. 81

Crecelius-Seifert-Reduktionsprobe

Methode der „Blutzuckerbestimmung“, die infolge ihrer Ungenauigkeit veraltet ist und daher nicht mehr durchgeführt werden sollte. Neben dem Blutzucker werden hier auch andere reduzierende Substanzen im Serum mitbestimmt.

CPK (Creatin-Phosphokinase) *

Normalwerte:

CPK-aktiviert bis 50 mU/ml

Funktion:

Die CPK katalysiert die Gleichgewichtsreaktion zwischen Creatin- und Adenosin-Triphosphat einerseits und Creatinphosphat und Adenosin-Disphosphat andererseits.

Creatin + ATP ⇌ Creatinphosphat + ADP

Vorkommen:

Skelettmuskel	2030 U/g
Gehirn	670 U/g
Herz	350 U/g
Glatter Muskel	12 U/g
Niere	2 U/g
Leber	0,7 U/g

Umrechnungsfaktor:

1 I.U./1000 ml = 1 mU/ml = 1 Wróblewski E × 0,48
1 Wróblewski E = 1 mU × 2,074

Haltbarkeit:

Die aktivierte CPK ist bei + 4° C *1 Tag haltbar*,
bei Zimmertemperatur *5—6 Std.*

Die CPK ist bei Zimmertemperatur und im Kühlschrank (+ 4° C) sehr instabil. Die Aktivität nimmt innerhalb 6 Std. 30—50%, nach 24 Std. 50—75% ab. In der Kühltruhe besteht bei —10° C innerhalb von 6 Std. kein Aktivitätsverlust, nach 1—2 Tagen 10—25%. Die Tatsache des raschen Aktivitätsverlustes läßt sich umgehen, indem dem Reaktionsgemisch Cystein (1,25 µM/ml) oder andere Verbindungen hinzugefügt werden, die Sulfhydrylgruppen enthalten.

* Literaturauswahl: 6, 103, 157, 201, 237, 275, 284, 302

Erhöhte Werte:	Bemerkungen:
Physiologisch:	
1. Nach körperlicher Belastung	*Vor Bestimmung soll sich der Patient möglichst wenig bewegen, da bereits durch geringe Belastung ein Anstieg ausgelöst wird.*
2. Schwangerschaft	*In den letzten Schwangerschaftswochen.*
3. Geburt	***Erhebliche Anstiege können vorkommen.***
Pathologisch:	
Progressive Muskeldystrophie a) Typ Duchenne b) Gliedergürtel-Typ c) Facio-scapulo-humeraler Typ d) Dystrophia myotonica (Thomsen)	*Die Häufigkeit und Höhe des Enzymanstiegs nimmt von a) nach d) ab. Ebenso wie die Aldolase-Bestimmung ist die CPK-Bestimmung hier nur bei kürzerem Erkrankungsverlauf von Interesse. Hier sprechen hohe Werte für myogene Muskeldystrophie, niedere Werte für eine neutrale Muskelerkrankung. In späteren Stadien werden auch bei primär myogenen Erkrankungen die Enzymaktivitäten normal. Genauere Einzelheiten s. Tab. S. 383 über Diagnostik bei Muskelkrankheiten.*

NB: Gelegentlich können auch bei Konduktorinnen (Mütter von an progr. Muskeldystrophie Erkrankten) erhöhte CPK-Werte gefunden werden.

Polymyositis	
Dermatomyositis	
Herzinfarkt	***Nach 18 Std. schon deutlich erhöhte Werte nachweisbar, nach 2 Tagen höchste Enzymaktivität im Serum (s. Abb. S. 18)***
Muskeltraumen a) Nach Unfällen b) Nach Operationen c) Einfache Quetschungen	

Hypothyreose	*Nicht selten.*
Diabetische Ketoazidose unter aktiver Behandlung	*Anstieg bis über das 10fache der Normalwerte.*
Zustand nach akuter Alkoholintoxikation chronischer Alkoholiker	*Anstieg bis über das 10fache der Normalwerte.*
Pulmonalkrankheiten	
Bronchopneumonie	*Bis 10fache Normalwerte können gefunden werden.*
Lungenödem	*Bis 4fache Normalwerte.*
Lungenembolie	*Selten und nur gering über der Norm.*
Chronisch obstruktive Lungenkrankheiten	*Werte bis zum 3½fachen des Normalen wurden beobachtet.*
Hypokaliämie	*Ca. 75% aller ausgeprägten Hypokaliämien gehen mit einer CPK-Erhöhung einher. Ursache unbekannt.*

Weiterhin können gelegentlich leicht erhöhte Werte gefunden werden bei:

- Leberzirrhose u. a. Leberschäden
- Karzinomen
- Komposiertem Diabetes mellitus
- Zerebro-vaskulären Erkrankungen
- Lues
- Nierenschäden

Creatinin s. S. 274 unter Kreatinin

CRP (= C-Reaktives Protein = Akute-Phase-Protein)*

Normalwerte: Negativ

Bedeutung, Definition und Funktion:

Das C-reaktive Protein kann als Entzündungsprotein bezeichnet werden. Es tritt in der unspezifischen akuten Abwehrreaktion auf

* Literaturauswahl: 7, 15, 18, 28, 32, 47, 48, 69, 73, 176, 191, 207, 281, 282, 298.

bakterielle und entzündliche Vorgänge im Körper auf (zu den „Akute-Phase-Reaktionen" gehören noch BKS, Leukozytenvermehrung, Alpha$_2$-Globulin-Vermehrung, Vermehrung der Serummukoide und das Fieber).
1930 wurde von *Tillet* und *Francis* die Eigenschaft des C-reaktiven Proteins entdeckt, bei Anwesenheit von Ca-Ionen mit dem somatischen C-Polysaccharid von Pneumokokken ein Präzipitat zu bilden. Von dieser Reaktion stammt der Name C-reaktives Protein. Bei der Serumelektrophorese wandert das CRP mit den Beta- oder Gamma-Globulinen oder es liegt dazwischen. Nach seinem isoelektrischen Punkt verhält sich das CRP wie ein Albumin. Der Bildungsort des CRP ist vermutlich das Retikulo-endotheliale System. Es ist kein Antikörper, denn es tritt in der akuten Phase bereits auf und es fehlt ihm die Spezifität. Außerdem ist es nicht wie die Antikörper eindeutig als Gamma-Globulin definiert. Beim klinischen Nachweis wird heute eine Präzipitationsmethode mit einem CRP-Antiserum von sensibilisierten Kaninchen angewandt, die wesentlich empfindlicher ist als der Nachweis mit C-Polysaccharid. Eine relativ einfache Methode den CRP-Titer zu bestimmen, ist die Kapillarpräzipitationsmethode nach *Anderson* und *McCarty*. CRP und BKS verhalten sich in der Regel gleichsinnig, das CRP reagiert jedoch schneller und empfindlicher als die BKS.

Das CRP tritt auf bei folgenden Veränderungen und Krankheiten:

Unspezifische Entzündungen Spezifische Entzündungen Bakterielle Infektionen Virusinfektionen Gewebszerstörungen Strahlenschäden Parenterale Gabe von anorganischen Salzen	*Die Rolle, die das CRP hierbei spielt, ist in ihren Einzelheiten noch nicht völlig bekannt. Man weiß heute, daß CRP die Migration der Leukozyten stimuliert.*
Rheumatische Erkrankungen u. a. Rheumatisches Fieber (akute Polyarthritis) Rheumatoide Arthritis (PcP)	*Das CRP ist wahrscheinlich der feinste Indikator für die Feststellung einer rheumatischen Aktivität eines Krankheitsprozesses, den wir bis heute kennen. Ist CRP im Serum nicht nachweisbar, so spricht das für einen inaktiven oder ruhenden Prozeß. Das Auftreten von CRP geht der Aktivität der Gelenkerscheinungen weitgehend parallel, nicht aber den klinischen Be-*

	gleitsymptomen des Rheumatismus. So ist die Chorea, das Erythema marginatum und das Erythema nodosus nicht vom Erscheinen des CRP im Serum begleitet.
Myokardinfarkt	*Ein negatives CRP nach einem Angina pectoris-Anfall spricht gegen einen Mykardinfarkt. Ist am Tag des Ereignisses CRP nicht und an den folgenden Tagen schon nachweisbar, spricht dies für einen Infarkt. Kann erst später, d. h. nach einigen Tagen der CRP-Nachweis zum ersten Mal geführt werden, so müssen erst andere Ursachen eines möglichen positiven CRP ausgeschlossen werden, was jedoch in der Regel schwierig ist. Beim Myokardinfarkt ist das CRP empfindlicher als die anderen Laboruntersuchungen, s. Abb. S. 16.*
Rheumatische Karditis	*Bei florider rheumatischer Karditis in der Regel nachweisbar, es kommen jedoch negative Reaktionen trotz bioptisch nachweisbarer rheumatischer Karditis vor.*
Herzinsuffizienz	*Das Erscheinen von CRP deutet auf Komplikationen hin, wie Thrombosen, Embolien usw.*
Hepatitis	*In etwa 50% der Fälle CRP positiv.*
Maligne Tumoren	*CRP nicht immer positiv.*
Maligne Tumoren mit Metastasen	*CRP häufiger positiv als bei Solitärtumoren, jedoch auch nicht immer.*
Leukämien	*Bei etwa 1/3 der Fälle ist CRP negativ.*

Lymphogranulomatose (M. Hodgkin)	*CRP erscheint in der Regel nach Übergang der lokalisierten Form des Paragranuloma in die disseminierte Form.*
Tuberkulöse Erkrankungen	*Für die Beurteilung der Aktivität ist die BKS zuverlässiger als der CRP-Test. Bei leichten Tuberkulosefällen ist CRP häufig negativ, bei schweren Fällen auch nicht immer positiv.*
Zustand nach Operationen	*Der CRP-Titer geht der Schwere des Eingriffs parallel.*
Schwangerschaft	*Im letzten Schwangerschaftsdrittel findet sich etwa in 30% der Fälle CRP im Serum, unter der Geburt in etwa 50% der Fälle.* *NB: Im Nabelschnurblut ist CRP nicht nachweisbar. Ein positiver CRP-Nachweis deutet auf eine Infektion des Säuglings hin.*
	Salizylate, Kortison und ACTH unterdrücken die Bildung von CRP nicht. Ein Rückgang von CRP unter dieser Behandlung deutet auf ein Abklingen der Entzündungserscheinungen hin.

Fehlerquellen:

A. Bei Bestimmung mit dem Latex-CRP-Reagenz

1. Unspezifische Agglutination der Latexteilchen durch Austrocknen, wenn die Reaktionszeit von 5 Min. überschritten wird.
2. Verwendung von lipämischem Serum.

B. Bei der Kapillarpräzipitationsmethode

1. Luftblase zwischen CRP-Antiserum und Patientenserum.
2. Nichtausreichende Durchmischung (mehrfaches Wenden!)

Fälschlich negative Ergebnisse durch unwirksames Antiserum werden durch Verwendung eines positiven Kontrollserums (CRP-Positest) vermieden.

Fälschlich positive Resultate lassen sich durch Verwendung eines sicher negativen Kontrollserums zum Vergleich vermeiden.

Desferal-Test (Desferrioxamin-Test)*

Normalwert: Eisenausscheidung < 0,5 mg/6 Std.-Urin.

Durchführung und Prinzip:

Nach i. m. Injektion von 500 mg Desferal wird der Urin des Patienten über 6 Std. gesammelt. Das Desferal (Desferrioxamin) vermag mit Eisen eine Komplexverbindung einzugehen, die durch die Niere im Gegensatz zu den anderen Eisenverbindungen sehr leicht ausgeschieden werden kann.

Bewertung:

Ausscheidung über 4 mg/6 h-Urin:
Hämochromatose (primäre idiopathische Form)

Ausscheidung < 2 mg/6 h-Urin:

Sekundäre Siderosen (Sekundäre Hämochromatosen):	
Transfusionshämochromatose	*Zustand nach wiederholten Bluttransfusionen.*
Toxisch bedingte Hämochromatose durch Arsen, Blei, Kupfer	*Vermutlich auf dem Umweg über eine Leberschädigung.*
Hämochromatose auf dem Boden eines primären Leberschadens	*Bei manchen Leberzirrhosen besteht ohne erkennbare Ursache eine gesteigerte Eisenresorption.*
Hämochromatose bei manchen primären Pankreaserkrankungen	*Vermutlich durch Fehlen eines Pankreasfaktors, der die Eisenresorption hemmen soll.*
Sekundäre Hämochromatosen auf dem Boden von Hämolytischen Anämien, Thalassämien	
Aplastischen Anämien, Sideroachrestischen Anämien	*Besonders nach Bluttransfusionen*
Atransferrinämie	
Porphyria cutanea tarda	

* Literaturauswahl: 133, 293, 342.

NB: Nach längerer Therapie mit Desferal (das sich zur Behandlung von Hämochromatosen und Siderosen ausgezeichnet eignet) kann es zu Störungen des Desferal-Tests kommen, d. h., die Beurteilung ist erschwert.

Diastase s. Amylase S. 29

Diazo-Reaktion

Normalwert: Negativ

Bedeutung: Die Diazo-Reaktion ist eine unspezifische Farbreaktion, mit der bei verschiedenen Krankheiten vermehrt im Harn ausgeschiedene Stoffwechselprodukte mit Diazobenzolsulfosäure nachgewiesen werden.

Vorkommen einer positiven Diazo-Reaktion:

Typhus	
Fleckfieber	
Schwere Pneumonien	
Schwere Sepsis	
Tuberkulose	*Schwere miliare Verlaufsformen und exsudative Formen.*
Neoplasmen	
Morbus Hodgkin	
Masern	*In ca. 2/3 der Fälle +. NB: Röteln: Diazo Ø.*
Puerperalinfektionen	
Scharlach	*Selten*
Trichinose	*Zur Zeit der Entwicklung von Muskeltrichinen.*

Falsch positive Reaktionen durch
- Atophan
- Chrysarobin
- Naphthol
- Opiate
- Phenolphthalein
- Santonin

Positive Reaktionen werden unterdrückt durch
- Guajakol
- Tannin

Differentialblutbild*

Siehe auch unter Basophile Leukozyten
Siehe auch unter Eosinophile Leukozyten
Siehe auch unter Lymphozyten
Siehe auch unter Monozyten
Siehe auch unter Neutrophile Leukozyten

Über Bewertung von Erythrozytenanomalien im Ausstrich siehe unter Erythrozyten.

Linksverschiebung

Physiologische Zustände

- Neugeborene
- Schwere körperliche Belastung
  - z. B. Geburt
  - Paroxysmale Tachykardie
  - Krämpfe
  - Hyperemesis

Pathologische Zustände

- Akute Infektionen mit Krankheitserregern
  - z. B. mit Bakterien
  - Staphylokokken
  - Streptokokken
  - Pneumokokken
- Meningokokken
- Diphtherie-Bakterien
- Kolibakterien
- Tuberkelbakterien

mit Rickettsien

z. B. Fleckfieber

manche Virusinfektionen
z. B. Pocken

Azidosen und komatöse Zustände

Intoxikationen mit
- Aluminium
- Kadmium
- Eisen
- Nickel
- Kupfer
- Magnesium
- Zink

* Literaturauswahl: 23, 70, 177, 210, 279.

	Normalwerte:	Erwachsene		Kinder		Säuglinge	
	Leukozyten/mm³	4000—9000		8000—12 000		9000—15 000	
		%	absolut	%	absolut	%	absolut
Granulozyten Polymorphkernige Mononukleäre	Neutrophile	55—70	2200—7000	35—50	3000—6000	30—35	3000—6000
	stabkernige	3—5	120—450	0—10	—1200	0—10	—1500
	segmentkernige	50—70	2000—6300	25—65	2000—7800	25—65	2250—9750
	Eosinophile	2—4	80—360	1—5	50—600	1—7	90—1000
	Basophile	0—1	—50	0—1	—140	0—2	—300
Mononukleäre	Monozyten	2—6	80—600	1—6	—1000	7—25	600—3000
	Lymphozyten	25—40	1000—3600	25—50	2000—6000	20—70	1500—10000

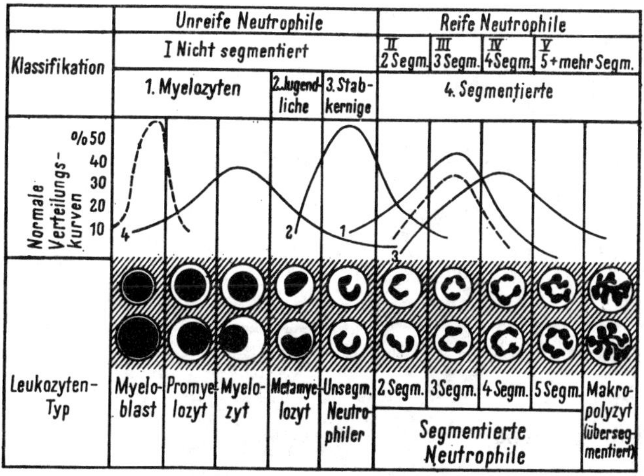

Abb. 7: ----- *Hiatus leucaemicus*
1 —— *Normal*
2 —— *Mäßige Linksverschiebung (Infektion)*
3 —— *Rechtsverschiebung (Perniziöse Anämie)*
4 —— *Extreme Linksverschiebung (Leukämisch)*

Im Gefolge von
- Blutungen
- Operationen
- Infarkten
- z. B. Herz
  - Lunge
- Hämolytischen Krisen
- Polycythaemia vera

(Siehe Abb. S. 16)

Extreme Linksverschiebungen werden gefunden bei
- Chronischer myeloischer Leukämie
- Erythroleukämie
- Osteomyelosklerose
- Knochenmetastasen maligner Tumoren

Rechtsverschiebung
- Hereditäre Hypersegmentation
- Perniziöse Anämie
- Sprue
- Steatorrhoea idiopathica
- Manche Lebererkrankungen

Nach Röntgenbestrahlung	
Nach Radiumtherapie	
Bei Hungerzuständen	
Erkrankungen des Nervensystems	
Nach Splenektomie	*Vorübergehend*

Sporadisch
- Nach Bluttransfusion
- Bei Sepsis
- Bei Magenkarzinom

Direktes Bilirubin s. Bilirubin S. 49

Dysproteinämie s. Elektrophorese

D-Xylose-Test s. Xylose-Test

Ehrlich-Probe s. Aldehyd-Reaktion

Eisen (Serum)*

Normalwerte (in γ %):

Nabelschnur	160	
Säuglinge 6 Tage	120	
Säuglinge 1 Monat	135	
3 Monate bis 2 Jahre	52— 68	
2 bis 7 Jahre	—100	
5 bis 15 Jahre	♂ 109.1 ± 3,3	
	♀ 94,5 ± 3,2	
Erwachsene	♂ 90—130	
	(bzw. 120—140	nach *Heilmeyer)*
	♀ 80—110	
	(bzw. 90—120	nach *Heilmeyer)*

NB: Das Serumeisen zeigt im Laufe des Tages erhebliche Schwankungen. Es liegt am Abend etwa 40 γ% tiefer als am Morgen. Auch von Tag zu Tag gibt es verschiedene Schwankungen und viele für den Bewerter unerklärliche Einflüsse, die den Serumeisenspiegel verändern. Die Tagesschwankungen sind unter anderem durch Reizung und Blockierung des RES bedingt. Leichte Abweichungen von der Norm sollten daher nicht überbewertet werden. Als wirklich typisch sind nur Werte unter 50 γ% bzw. über 150 γ% anzusehen. Abweichungen des Serumeisenspiegels

* Literaturauswahl: 1, 96, 99, 130, 131, 132 133, 135, 137, 224, 231, 232, 283, 293, 314, 316, 317.

sollten daher durch baldige Wiederholung der Untersuchung bestätigt werden.

Maßeinheit:
γ% = μg = 0,000001 g/100 ml Serum

Funktion und Vorkommen:

Eisen ist ein lebenswichtiges Metall, das in organischen Verbindungen eine wesentliche Rolle bei Oxydationsvorgängen spielt. Das Plasmaeisen ist mit ca. 0,1% des Gesamtkörpereisens nur von geringer mengenmäßiger Bedeutung. Der Plasma- oder Serumeisenspiegel ergibt jedoch einen wertvollen Aufschluß über manche Erkrankungen, die mit Störung des Eisenstoffwechsels einhergehen.
Das Gesamtkörpereisen beträgt beim Mann ca. 4 g, davon sind 60% im Hämoglobin, 16% in den Zellhäminen, 15,9% im Depoteisen (in Form von wasserunlöslichem Hämosiderin und wasserlöslichem Ferritin) sowie 8% im Myoglobin gebunden. In manchen wichtigen Enzymen, wie in den Zytochromen, in den Katalasen und Peroxydasen, ist Eisen nur in außerordentlich kleiner Menge vorhanden. Der tägliche Eisenbedarf von ca. 5,5 mg ist gedeckt, wenn die Nahrung etwa 10 mg Eisen enthält. Unter normalen Verhältnissen werden nur etwa 10% des Nahrungseisens resorbiert. Bei Frauen besteht ein erhöhter Eisenbedarf infolge Verlusten durch Menstruationsblutungen und Schwangerschaften. Die Eisenausscheidung des Körpers erfolgt über Galle (Fäzes), Harn, Epitheldesquamation und Schweiß.
Neben der Funktion in oben genannten Verbindungen und Fermenten spielt das Eisen auch eine wichtige Rolle bei Abwehrvorgängen. Freigesetztes Hämosiderin- und Ferritineisen ist in der Lage, Toxine zu entgiften (z. B. Tetanus-, Diphtherie-, Botulinus- und Tuberkulo- (?) Toxin). Es handelt sich hierbei um einen raschen, unspezifischen Abwehrmechanismus bis zum Eintreten der spezifischen Antikörperbildung.
Zur Erfassung von Störungen im Eisenstoffwechsel stehen neben der Bestimmung des Serumeisens noch weitere Untersuchungsmöglichkeiten zur Verfügung, u. a. Bestimmung der Eisenbindungskapazität (s. d.!), Eisenbelastungstest und Bestimmung der Resorptionskurve, Bestimmung des roten Blutbildes und seiner einzelnen Faktoren, Knochenmarkpunktion, bioptische Untersuchung von Leber und anderen Organen, Stoffwechseluntersuchungen mit radioaktiv markiertem Eisen.

Haltbarkeit:

Bei + 4° C *maximal 7 Tage*
Bei Zimmertemperatur *maximal 4 Tage*

Erhöhte Werte:	**Bemerkungen:**
Exzessive Aufnahme	
Parenterale Eisentherapie	
Wiederholte Bluttransfusionen	
Hämochromatose	*Latente Eisenbindungskapazität ↓↓, Desferal-Test stark pathologisch (über das Fünffache der Norm)*
Vermehrter Blutabbau	
Hämolytische Anämien	
Leberschäden	
Hepatitis	*Aus der geschädigten Leberzelle wird Ferritin freigesetzt. Zwischen dem Ausmaß der Zellschädigung und der Höhe des Serumeisenspiegels besteht ein direkter Zusammenhang. Während der febrilen Initialphase kann das Serumeisen jedoch erniedrigt sein infolge beschleunigten Abstroms ins aktivierte Retikuloendothel.*
Chronische Hepatitis	
Fettleber	*Leichte Erhöhungen in ca. 25%. Stärkere Erhöhung in knapp 20% der Fettlebererkrankungen.*
Leberzirrhose	<!
Vergiftungen mit Lebergiften	
Hepatische Porphyrie	
Funktionelle Hyperbilirubinämie	
Eisenverwertungsstörungen	
Sideroachrestische Anämien	*Eisenerhöhung bei Beteiligung der Erythroblasten. Ohne Beteiligung der Erythroblasten ist das Serumeisen erniedrigt.*
Aplastische Anämien	
Perniziosa	
Jacksch-Hayem-Syndrom	*Pseudo-Biermer-Syndrom beim Kleinkind. Ziegenmilchanämie, Mangelanämien etc.*

Sjögrensche Erkrankung	*Chronische Atrophie der Tränen-, Speichel-, Schleim- und Schweißdrüsen, vor allem Frauen im Klimakterium betroffen.*
Hypothyreose	*Manchmal vorkommend*
Postoperativer Eisenabfall	*Stress-Reaktion*
Parasitenbefall Ancylostomum Necator americanus (Eisenmangelanämie)	*Folge, nicht Ursache!*
Behandlung mit ACTH Kortison und Abkömmlingen	
Idiopathische Lungenhämosiderose	
Perniziosa in Heilphase	

NB: Bei Eisenmangelanämien richtet sich die Eisensubstitution nach dem Hb und nicht nach dem freien Serumeisen. Man gibt ca. 150—200 mg Eisen, um 1 g% Hb zu ersetzen. Zur Auffüllung der Eisendepots wird außerdem 1 g zusätzlich verabreicht. Behandlung der Wahl: Sorbitol-Eisen i. m.

Eisenbindungskapazität (EBK)

Normalwerte:

Frau 250—350 γ%
Mann 300—400 γ%

Definition:

Unter (totaler) Eisenbindungskapazität (EBK) versteht man diejenige Menge Eisen, die zusammen mit dem bereits vorhandenen Serumeisen das in 100 ccm enthaltene Transferrin voll absättigen kann. Unter latenter Eisenbindungskapazität versteht man die Differenz zwischen totaler EBK und der vorhandenen Serumeisenmenge (sie entspricht dem freien Transferrin). Normalerweise ist ein Drittel des Transferrins mit Eisen abgesättigt.

EBK (total) erhöht bei gleichzeitig erhöhtem Serumeisen:

Leberschäden (s. S. 132)
Vermehrter Blutabbau/
Hämolytische Anämie
Zu intensive parenterale
Eisenbehandlung

Hämochromatose	*Während die totale EBK erhöht ist, findet sich eine stark erniedrigte latente oder freie EBK.*
Wiederholte Bluttransfusionen bei aplastischen Anämien	

EBK erhöht mit erniedrigtem Serumeisen:

Schwangerschaft
Blutverlust
Eisenmangelanämie

EBK erniedrigt (total):

Akute Infektionen
Chronische Infektionen
Neoplasmen
Atransferrinämie (hereditär)
A- oder Hypotransferrinämie (erworben)
  Nephrotisches Syndrom
  Exsudative Enteropathie

Hämolytische Anämie	*Fe* ↑
Perniziöse Anämie	*Fe* ↑

N B: Eine **erniedrigte freie EBK** bei erhöhtem Serumeisen findet sich vor allem bei

  Hämochromatose
  Hämosiderose
  Akuter Hepatitis

Eisen-Resorptions-Test *

Normalwert:

Normaler Ausgangswert (s. Normalwerte Eisen-Serum) und geringer Anstieg des Serumeisenspiegels (um ca. 30—40 γ%).

Durchführung des Tests:

Nach vorheriger Bestimmung des Nüchterneisenspiegels werden ca. 200 mg Eisen oral gegeben und anschließend mehrere Stunden der Verlauf des Serumeisenspiegels verfolgt. Eine Beeinträchtigung des Kurvenanstiegs wird in erster Linie verursacht durch mangelnde Resorption, mangelnde Eisenaufnahmefähigkeit des Transferrins oder beschleunigte Abwanderung des Eisens ins Gewebe (RES).

* Literaturauswahl: 256.

Ausgangslage mit erhöhtem Serumeisen:	**Bemerkungen:**
Hämochromatose	*Sehr hoher Eisenspiegel mit kaum erkennbarem Anstieg.*
Hämolytische Anämien	*Meist erhöhtes Serumeisen ohne wesentlichen Anstieg.*
Perniziöse Anämie	*Meist erhöhter Serumeisenwert ohne wesentlichen Anstieg.*
Ausgangslage von erniedrigtem Serumeisen:	
Eisenmangelanämie	*Starker Anstieg der Kurve mit einem Gipfel, der weit über den Normalwerten liegt.*
Infekte	*Nur geringer Anstieg, Abwanderung des Eisens ins RES.*
Neoplasmen	*Nur geringer Anstieg des Serumeisens.* *NB: Eine zusätzliche Blutungsanämie kann das Ergebnis verfälschen und die Kurve im Sinne eines Eisenmangels verschieben.*
Primär chronische Polyarthritis (Rheumatoide Arthritis)	*Flache niedere Kurve*
Verbrennungen	*Flache Resorptionskurve*
Postoperativ	*Flache niedere Resorptionskurve*
Atransferrinämie	*Sehr niederer Kurvenbeginn mit kaum erkennbarem Anstieg.*

Eiweiß-Harn s. S. 205

Eiweiß-Serum s. S. 138

Elektrophorese (Serum-Elektrophorese) *

Allgemeine Veränderungen siehe Seite 140
Albumin siehe Seite 141
Alpha-Globuline siehe Seite 145
Beta-Globuline siehe Seite 146

---

* Literaturauswahl: 62, 71, 78, 83, 89, 94, 115, 116, 117, 142, 149, 158, 267, 278, 279, 308, 324, 345.

Gamma-Globuline siehe Seite 148
Gamma-Globulin-Differenzierung siehe Seite 154
Gesamt-Eiweiß siehe Seite 155
Membranfolien-Elektrophorese* siehe Seite 157
Glykoproteid-Elektrophorese siehe Seite 157
Lipoproteid-Elektrophorese siehe Seite 157

Die Serumelektrophorese stellt eine quantitative Methode der Proteinanalyse dar. Die Eiweißkörper wandern in einem elektrischen Spannungsfeld auf Grund ihrer elektronegativen Ladung (weniger auf Grund der Molekülgröße oder -form) mit verschiedener Geschwindigkeit zur Anode. Das Albumin zeigt die größte, das Gamma-Globulin die geringste Wanderungsgeschwindigkeit.

Normalwerte der Serumproteinfraktionen in rel. %:

Albumin	51,30—60,52	Normalwerte der
$Alpha_1$-Globulin	5,06— 7,40	Membranfolien-
$Alpha_2$-Globulin	6,42—10,38	Elektrophorese
Beta-Globulin	8,03—13,89	s. S. 157
Gamma-Globulin	10,25—17,51	

Normalwerte der Serumproteinfraktionen in g %:

Albumin	3,74—4,80
$Alpha_1$-Globulin	0,38—0,42
$Alpha_2$-Globulin	0,48—0,74
Beta-Globulin	0,69—0,99
Gamma-Globulin	0,76—1,24

NB: Verschiedene technische und apparative Besonderheiten bedingen unterschiedliche Normalwerte bei einzelnen Untersuchern. Es sollten daher die Fehlerbreite der eigenen Methode festgelegt und Normalwerte an einem genügend großen Material bestimmt werden. Bei der Beurteilung von Elektrophoresebefunden sollte man daher von den eigenen Normalwerten ausgehen. Bei den Grenzwerten ist es schwierig zu entscheiden, ob ein Befund noch normal oder schon pathologisch ist. Die Werte sind um so eher als pathologisch anzusehen, je weiter sie außerhalb der Streuung der Normalwerte liegen. Die Serumelektrophorese trägt nur in seltenen Fällen zur Erkennung einer Krankheit (z. B. Plasmozytom) bei, ihre Domäne ist die Beurteilung von Bluteiweißveränderungen während eines krankhaften Prozesses, bzw. die Beurteilung der Aktivität eines Prozesses.

Einheiten:

Relativprozent (rel. %) bezogen auf den Gesamtwert aller Fraktionen als 100%.

---

* Acetatfolien-Elektrophorese

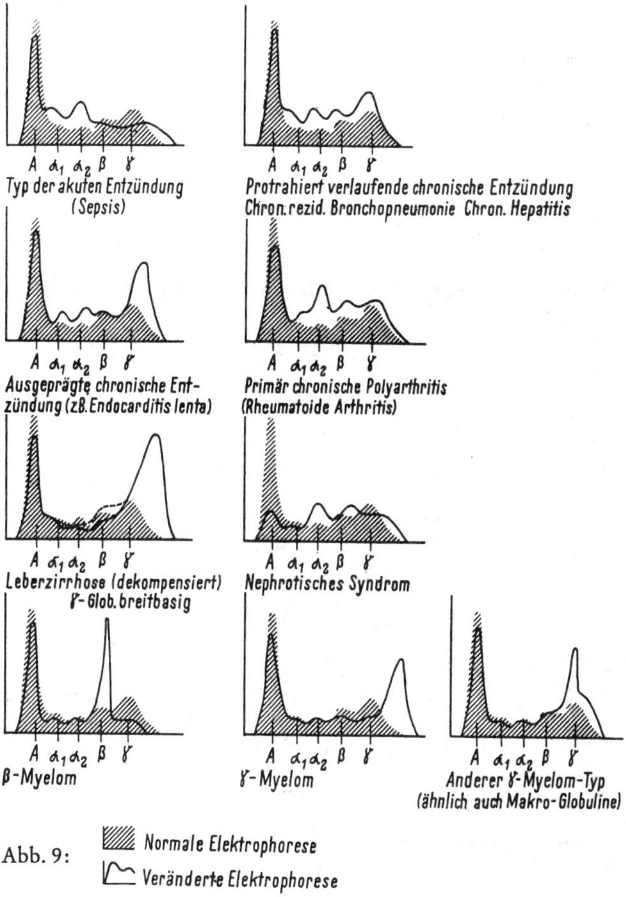

Abb. 9:

Grammprozent (g%) = Mengenangabe der einzelnen Proteinfraktionen in Gramm (g) bezogen auf 100 ccm Serum. Kann aus rel. % und Gesamteiweiß in 100 ccm Serum berechnet werden. (Nur möglich unter der Voraussetzung, daß bei der Färbung sich die Fraktionen gleichmäßig anfärben.)

Entstehung der Plasma-Eiweißkörper:

Mit Ausnahme des Gamma-Globulins und im Serum vorkommender Enzyme werden praktisch alle Eiweißkörper in der Leber gebildet. Auch das Fibrinogen und das Prothrombin entstehen in der Leber. Der Aufbau der Gamma-Globuline erfolgt in den Plasmazellen, im Knochenmark und im retikulo-endothelialen System. Auch in der Synovia Rheumakranker können Gamma-Globuline (Immun-Globuline) gebildet werden. Abartige Plasmazellen können atypische Globuline synthetisieren (Plasmozytom — Bence-Jones-Proteine).

Allgemeine Veränderungen in der Elektrophorese

Akute Entzündung:

Albumin ↓, Alpha-Glob. ↑, Beta-Glob. und Gamma-Glob. uncharakteristisch.
(Ausnahme: Infektiöse Mononukleose und Hepatitis zeigen schon zu Beginn eine Gamma-Glob.-Erhöhung.)
In der Heilphase finden sich nicht selten flüchtige Gamma-Glob.-Vermehrungen.

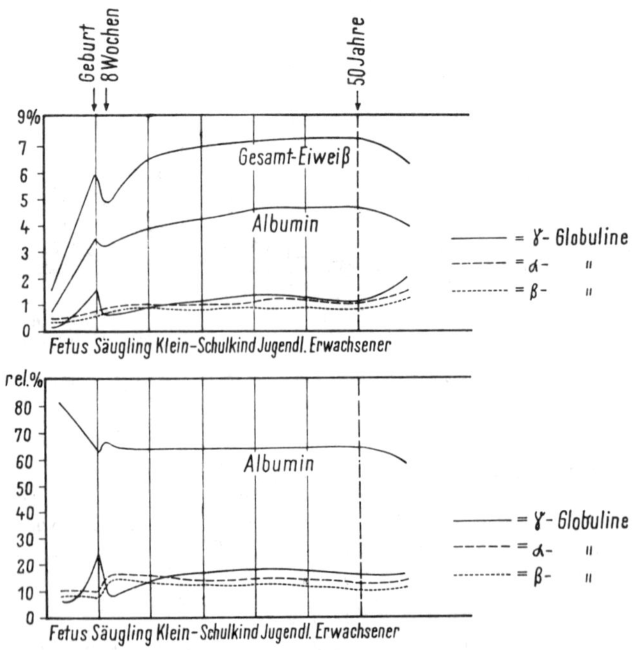

Abb. 10: Die Serum-Eiweißkörper bei verschiedenen Altersstufen

Chronische Entzündung:

Albumin ↓, Alpha-Glob. ↑, Beta-Glob. ↑, Gamma-Glob. ↑.
(Ein Anstieg der Alpha-Glob. spricht für akut-entzündlichen oder exsudativen Schub.)

Chronische Entzündung, protrahiert verlaufend:

Albumin ↓, Alpha-Glob. ↗, Beta-Glob. ↗, Gamma-Glob. ↑↑.

Maligne Prozesse:

Gesamteiweiß ↓, Albumin ↓, Alpha-Glob. ↑, Beta-Glob. ↗↘, Gamma-Glob. ↑↘, Fibrinogen ↑.
Mit Fortschreiten der Erkrankung nimmt das Gesamteiweiß zunehmend ab.
NB: Nach Resektion eines Neoplasmas ist der Anstieg des $Alpha_1$-Glob. auf ein Karzinomrezidiv hinweisend.

Albumin

Funktion siehe Tabelle S. 133

Entstehung:

Tägliche Bildung in der Leber 10—12 g — bei Bedarf Steigerung auf 35 g/die möglich.

Vermehrung:

Physiologischerweise besteht eine leichte Anhebung bei jungen Säuglingen. Sonst wird die Möglichkeit einer Vermehrung im allgemeinen abgelehnt. In älteren Literaturstellen finden sich folgende Angaben (??):

Hämorrhagische Diathesen (??)
Fortschreitende perniziöse Anämie (??)
Toxische Diphtherie (??)

Sog. „Albuminplasmozytom"	Es handelt sich hier nur um eine scheinbare Vermehrung der Albumine. Tatsächlich werden hier die Albumine durch das ebenso schnell wandernde Paraprotein überlagert. Diese Tatsache läßt sich u. U. erkennen, wenn man die Elphor mit 1:1 verdünntem Serum wiederholt, sicherer aber in der Immunelektrophorese.

Verminderung:

Relative Verminderung bei allen Erkrankungen mit Globulinvermehrung (s. d.). Physiologisch in der Schwangerschaft (absolute Plasmavermehrung).

I. Infektionskrankheiten

Aktinomykose	*Gamma-Glob.* ↑
Diphtherie	*Alpha-Glob.* ↑
Erysipel	*Gamma-Glob.* ↑
Enzephalitis (epidemica)	*Alpha-Glob.* ↑, *im Liquor GE* ↑, *Albumin* ↓ *Alpha-Glob.* ↑, *Beta*$_L$*-Fraktion* ↓
Hepatitis, akute	*Gamma-Glob.* ↑, *Alpha-Glob.* ↘. *Beta* ↗
Hepatitis, chronische	*Albumin* ↓↓, *Gamma-Glob.* ↑. *Beta-Glob.* ↘↗
Lues	*In Frühfällen Alpha-Glob.* ↑, *später Gamma-Glob.* ↑. *Liquor: Beta*$_L$-↑ *Gamma* ↑
Lues connata	*Hypalbuminämie und Hypergammaglobulinämie. Hohe Gamma-Glob.-Zacke beim luischen nephrotischen Syndrom.*
Leptospirose	*Alpha-Glob.* ↑
Malaria	*Alpha-Glob.* ↑↑, *Beta-Glob.* ↑, *Gamma-Glob.* ↑
Malaria chronischer Verlauf	*Vorwiegend Gamma-Glob.* ↑
Meningitis	*Alpha-Glob.* ↑, *später auch Gamma-Glob.* ↑. *Liquor: GE* ↑, *Beta*$_L$ ↓, *Alpha-Glob.* ↑, *Gamma-Glob.* ↑
Meningitis, chronische	*Im Liquor nur vorwiegend Gamma-Glob.* ↑
Mononucleosis infectiosa	*Alpha-Glob.* ↗, *Beta-Glob.* ↗, *Gamma-Glob.* ↑
Pneumonie	*Alpha-Glob.* ↑
Poliomyelitis ant.	*Alpha-Glob.* ↑, *Beta-Glob.* ↳, *Fibrinogen* ↑ *Liquor: Alpha-Glob.* ↑, *Beta-Glob.* ↓, *Gamma-Glob.* ↑↑

Scharlach	*Alpha-Glob.* ↑, *später auch Gamma-Glob.* ↑
Typhus abdominalis	*Alpha-Glob.* ↑, *Gamma-Glob.* ↑. *Ein Albuminanstieg weist auf Remission hin, weitere Zunahme des Gamma-Glob. ungünstige Prognose.*
Typhus exanthematicus (Fleckfieber)	*Hypergammaglobulinämie bei Hypalbuminämie.*
Tuberkulose	*Anfangsstadium Alpha-Glob.* ↑, *Fibrinogen* ↑, *im späteren Verlauf Gamma-Glob.* ↑. *Als Maßstab des exsudativen Prozesses wird das Verhalten der Alpha-Glob. gewertet, woran sich auch der Behandlungserfolg beurteilen läßt.*
II. Rheumatische und Kollagenkrankheiten Akutes rheumatisches Fieber	*Alpha-Glob.* ↑, *Beta-Glob.* ↑, *Gamma-Glob.* ↑. *Die Alpha-Glob.-Zunahme geht ungefähr den akuten Entzündungserscheinungen parallel, die Gamma-Glob.-Zunahme wird in der Rekonvaleszenz oder bei chronisch protrahiertem Verlauf beobachtet.*
Rheumatoide Arthritis (Primär chronische Polyarthritis)	*Hypalbuminämie, Alpha-Glob.* ↑, *Beta-Glob.* ↑ *bis* ↑↑, *häufig gesonderte Bande zwischen Beta- und Gamma-Glob. — Fibrinogen! Im neuen entzündlichen Schub steigen die Alpha-Glob. an.*
Lupus erythematodes (Libman-Saks-Syndrom)	*Wie bei rheumatoider Arthritis. In vielen Fällen wird eine Hyperglobulinämie mit Vermehrung von Makroglobulinen beobachtet.*
Periarteriitis nodosa	*Alpha-Glob.* ↑, *Gamma-Glob.* ↑.
Spondylarthritis ankylopoetica (Morbus Bechterew)	*Wie bei rheumatoider Arthritis.*

III. Lebererkrankungen	*Die Pherogramme sind prinzipiell ähnlich und nur graduell verschieden.*
Hepatitis, akute	*Alpha-Glob.* ↘, *Beta-Glob.* ↗, *Gamma-Glob.* ↑
Hepatitis, chronische	*GE* ∠, *Alpha-Glob.* ↘, *Beta-Glob.* ↑, *Gamma-Glob.* ↑↑
Leberzirrhose	*GE* ↓, *Alpha-Glob.* ↓, *Beta-Glob.* ↑, *Gamma-Glob.* ↑ *bis* ↑↑↑
Fettleber	*Alpha₂-Glob.* ↳, *Beta-Glob.* ↳, *Gamma-Glob.* ↳

NB: Eine Alpha-Glob.-Vermehrung bei nachgewiesenem Leberparenchymschaden oder gleichzeitig vorliegendem Ikterus ist verdächtig auf Infekt oder maligne Erkrankung.

IV. Nierenerkrankungen	
Chronische Nephritis mit nephrotischem Einschlag	*Alpha-Glob.* ↑, *Beta-Glob.* ↑, *Gamma-Glob.* ↱, *Proteinurie, Lipoidurie.*
Nephrotisches Syndrom Lipoidnephrose	*GE* ↓↓, *3 g%₀ und niedriger, Albumin* ↓↓↓, *Alpha-Glob.* ↑↑↑, *Beta-Glob.* ↑, *Gamma-Glob.* ↱. *Im Harn werden beträchtliche Eiweißmengen bis zu 50 g/die ausgeschieden.*
Amyloidnephrose	*Wie bei chronischer Nephritis mit nephrotischem Einschlag, bei fortbestehendem Infekt Gamma-Glob.* ↑

NB: Tubuläre Störungen, Gefäßerkrankungen, Nephrolithiasis, akute und chronische Glomerulonephritis machen keine typischen Veränderungen. Bei Infekten der Harnwege Entzündungsbild.

V. Andere Erkrankungen	
Anorexia nervosa Schleimhautatrophie des Magens Exsudative Enteropathie Herzinsuffizienz mit Stauungserscheinungen	*Gamma-Glob.* ↱ *absolut!*
Perniziosa	*In ausgeprägten Fällen Albumin* ↓ *und Zunahme der Globulinfraktionen.*

NB: Ein Absinken des Albumins unter 3,0 g% ist prognostisch ungünstig und eine Kontraindikation gegen chirurgische Eingriffe. Absinken unter 2,0 macht die Prognose infaust! Absinken um 1 g% entspricht ungefähr einem Mangel an 30 g Protein.

Alpha-Globuline

Funktion siehe Tabelle S. 133

Vermehrung (erhöhte Werte):

I. Infektionskrankheiten	*Siehe unter Albumin*
II. Lokale Entzündungen	*Erhöhung nur bei stärkerem Ausmaß*
u. a. Rheumatische Endokarditis	*Alpha-Glob. ↑, Gamma-Glob. ↑*
Bakterielle Endokarditis	*Alpha-Glob. ↑, Gamma-Glob. ↑*
Endokarditis lenta	*Gamma-Glob. oft ↑↑↑*
III. Nicht-entzündliche Gewebs-Schäden	
Herzinfarkt	*Erst Alpha-Glob. ↑, dann Alpha₂-Glob. ↑, später evtl. Gamma-Glob. ↑, Albumin ↘*
Knochenfrakturen	
Strahlenschäden	*Vor allem Alpha₂-Glob. ↑*
IV. Rheumatische und Kollagenkrankheiten	
Akutes rheumatisches Fieber	*Dem Entzündungsgrad parallel gehend, siehe Albumin.*
Lupus erythematodes (Libman-Saks-Syndrom)	*Vor allem Alpha₂-Glob. ↑*
Rheumatoide Arthritis	*Steroidtherapie bewirkt keinen auffälligen Abfall im Gegensatz zum rheumatischen Fieber.*
Periarteriitis nodosa	*Starker Anstieg vor allem von Alpha₂-Glob.*
Spondylarthritis ankylopoetica (M. Bechterew)	*Wie rheumatoide Arthritis*
V. Maligne Tumoren	
Alpha-Plasmozytom	*Alpha₂-Glob. ↑↑↑, von manchen Autoren wird die Existenz abgelehnt!*
Karzinom	*Mittelgradiger bis starker Anstieg*

Lymphogranulomatose (M. Hodgkin)	*1. Alpha-Glob.-Vermehrung über 13%: Akute generalisierte Form, ungünstige Prognose.* *2. Alpha$_2$-Glob. nur mäßig erhöht, Gamma-Glob. über 25 rel.%: Mittlere Aktivität, mittelmäßige Prognose.* *3. Nur geringe Abweichungen im Pherogramm bedeuten günstige Prognose, oft lange Verlaufsdauer.*
Leukämien	*Im Initialstadium ist das Bluteiweißbild völlig normal!*
Maligne Retikulosen	*Beta-Glob. ↑, Gamma-Glob. ↑*
VI. Andere Erkrankungen	
Nephrotisches Syndrom	*Alpha$_2$-Glob. ↑↑↑, Beta-Glob. ↑, Gamma-Glob. ↱, Albumin ↓↓↓*
Chronische Nephritis mit nephrotischem Einschlag	*Alpha$_2$-Glob. ↑, Beta-Glob. ↑, Gamma-Glob. ↓*
Hyperthyreose	*Alpha$_1$-Glob. ↑, Albumin ↓.*
Cushing-Syndrom	↗
Blutverlust	*Als erste Phase der Wiederauffüllung werden die Alpha-Globuline ersetzt.*

Verminderung:

Akuter Leberzerfall Gelbe Leberatrophie	*Alpha$_1$-Glob. ↓*
Nephrotisches Syndrom	*Nur Alpha$_1$-Glob. ↓!*
Hypothyreoidismus	*Alpha-Glob. ↱, Beta-Glob. ↑*

Beta-Globuline

Vermehrung:

a) Physiologisch

Eine leichte Erhöhung kann bei Neugeborenen vorkommen.

In der Schwangerschaft finden sich ebenfalls physiologischerweise leichte Erhöhungen der Beta-Globuline, beginnend im 2. Trimenon und im letzten Schwangerschaftsdrittel zunehmend.

b) Pathologisch

Infektionskrankheiten:

Morbus Bang	*Beta-Globuline ↗, Alpha-Glob. ↗, Gamma-Glob. ↑*

Hepatitis chronica	*Leichte Erhöhung*
Malaria	*Leichte Erhöhung. Im Anfangsstadium findet sich eine starke Alpha-Glob.-Erhöhung und leichte Gamma-Glob.-Erhöhung, bei der chron. Malaria sind vor allem die Gamma-Glob. sehr stark erhöht.*
Mononucleosis infectiosa	*Albumin ↓, Alpha-Glob ↑, Gamma-Glob. ↑↑*
Poliomyelitis ant	↳, *Albumin ↓, Alpha-Glob.* ↑

Rheumatische und Kollagenkrankheiten

Akutes rheumatisches Fieber	*Albumin ↓, Alpha-Glob. ↑ bis ↑↑, bei chron. protrahiertem Verlauf und in der Rekonvaleszenz Gamma-Glob. ↑ bis ↑↑.*
Rheumatoide Arthritis (Primär chron. Polyarthritis)	↑ *bis ↑↑, Albumin ↓, Alpha-Glob. ↑, Gamma-Glob. ↑ bis ↑↑. Zeiweise findet sich eine gesonderte Bande zwischen Beta- und Gamma-Glob. Bei akut entzündlichem Schub kommt es zu einem Anstieg der Alpha-Glob.*
Lupus erythematodes	*Alpha-Glob. ↑, Gamma-Glob. ↑, Makroglobulin*
Spondylarthritis ankylopoetica	*Wie bei rheumatoider Arthritis*
Periarteriitis nodosa	*Leichte Erhöhungen kommen vor.*

Leberkrankheiten
(siehe auch unter Albumin)

Leberzirrhose	*Starker Anstieg findet sich vor allem bei der biliären Zirrhose.*
Virushepatitis	↗ *Eine Vermehrung wird parallel dem intrahepatischen Gallengangsverschluß beobachtet.*

Maligne Erkrankungen	
Funikuläres Lymphoblastom	*Auch Gamma-Glob.* ↑
Maligne Retikulosen	*Albumine* ↓, *Alpha-Glob.* ↗, *Gamma-Glob.* ↑
Beta-Plasmozytom	↑↑ *Typische schmalbasige und hohe Paraproteinfraktionen*
Lipidosen	
Primäre Xanthomatose	
Essentielle Hyperlipämie	
Essentielle Hypercholesterinämie	
Nierenkrankheiten	
Nephrose	*Die Beta-Glob.-Fraktion ist unvollständig getrennt von der Alpha$_2$-Glob.-Fraktion*
Chronische Nephritis mit nephrotischem Einschlag	*Alpha$_2$-Glob.* ↑, *Gamma-Glob.* ↓, *Albumin* ↓
Weitere Erkrankungen	
Herzinsuffizienz	↳ *Die Veränderungen treten erst bei Stauungserscheinungen auf, Alb.* ↓
Herzinsuffizienz mit Leberstauung	*Gamma-Glob.* ↑↑
Hypothyreoidismus	*Alpha-Glob.* ↱
Diabetes mellitus	*Alb.* ↱, *bei hinzugetretenem Infekt steigen die Alpha-Glob. an.*

Verminderung:

Eine Verminderung wird gelegentlich gefunden bei akuter gelber Leberatrophie.

Gamma-Globuline

Physiologische Verschiebungen:

Unmittelbar nach der Geburt bestehen beim Neugeborenen stark erhöhte Gamma-Glob.-Konzentrationen, die vom mütterlichen Kreislauf übernommen wurden. Dieser Gamma-Glob.-Schutz sinkt bis zur achten Woche auf seinen Tiefpunkt ab. Mit Beginn der kindlichen Antikörperproduktion beginnt dann ein langsamer Anstieg des Blutspiegels (Vgl. Abb. 10, S. 140). Während der Schwangerschaft kommt es zu einem leichten Abfall der Gamma-Glob., vor allem im letzten Trimenon.

Pathologische Vermehrung:

Infektionskrankheiten

Aktinomykose	*Albumin ↓*	
Morbus Bang	*Alpha-Glob. ↗, Beta-Glob. ↗*	
Endokarditis bakterielle (subakut)		
Erysipel	*Albumin ↓*	*Genaueres siehe unter Lebererkrankungen*
Hepatitis akute	*Albumin ↓*	
Hepatitis chronische	*Albumin ↓↓, Beta-Glob. ↗*	
Kala Azar		
Lues	*Im Frühstadium Alpha-Glob. ↑, im späteren Stadium Gamma-Glob. ↑, Albumin ↓*	
Lues connata	↑↑, *Albumin ↓↓*	
Luisch nephrotisches Syndrom	↑↑	
Malaria	*Anfangsstadium ↑, Alb. ↓, Alpha-Glob. ↑↑, Beta-Glob. ↗*	
Malaria, chronisches Stadium	↑↑	
Masern	*Nur in der Rekonvaleszenz, sonst uncharakteristisch.*	
Meningitis akute	*Im Spätstadium, im Anfangsstadium sind vor allem die Alpha-Glob. ↑*	
Mononucleosis infectiosa	↑↑, *Alb. ↓, Alpha-Glob. ↑, Beta-Glob. ↓*	
Scharlach	*Im Spätstadium*	
Typhus abdominalis	*Ein Anstieg der Albumine weist auf Remission hin, ein starker Anstieg der Gamma-Glob. auf ungünstige Prognose.*	
Typhus exanthematicus (Fleckfieber)		
Tuberkulose	*Chronische Stadien. Der Verlauf der Alpha-Glob. ist ein Maßstab für die vorliegenden exsudativen Prozesse.*	

Nichtinfektiöse Gewebsschäden

Herzinfarkt
Knochenfraktur
Strahlenschäden (Röntgenschäden)

Rheumatische und Kollagenkrankheiten

Rheumatoide Arthritis (P.c.P.)	*Unter Steroidbehandlung und bei Remissionen fällt der Gamma-Glob.-Spiegel ab.*
Spondylarthritis ankylopoetica	*Wie bei rheumatoider Arthritis*
Lupus erythematodes	
Periarteriitis nodosa	
Akutes rheumatisches Fieber	*Gamma-Glob.-Erhöhung erst in den späteren Stadien. Auf Kortikosteroidbehandlung tritt nur ein geringer Abfall des Gamma-Glob.-Spiegels ein.*

Maligne Tumoren

Karzinom	*Mittelgradige Gamma-Glob.-Erhöhungen können vorkommen.*
Lymphogranulomatose	*Bei einem Gamma-Glob.-Spiegel von über 25%/o besteht eine mittlere Aktivität mit mittelmäßiger Prognose, siehe auch unter Alpha-Glob.*
Leukämie, chronische lymphatische	*Es finden sich nur in etwa 25%/o der Fälle Gamma-Glob.-Erhöhungen. Eine Alpha-Glob.-Erhöhung geht der Aktivität der Erkrankung parallel.*
Gamma-Plasmozytom	*Hohe, schmalbasige Fraktion*
Lymphoblastom großfollikuläres	*Beta-Glob.* ↑
Retikulosen maligne	*Albumin* ↓, *Alpha-Glob.* ↗, *Beta-Glob.* ↑

Lebererkrankungen

Hepatitis	*Alpha-Glob.* ↘, *Beta* ↗, *in der ersten Woche der Erkrankung besteht ein leichter Anstieg, der sich besonders in der zweiten Woche deutlich verstärkt. Bei einem größeren*

	Kollektiv von Hepatitiskranken findet sich ein durchschnittlicher Gamma-Glob.-Wert von 20,29 rel.% bzw. 1,44 g% bei einem durchschnittlichen GE von 7,18 g%. Die Alb. sind dabei durchschnittlich auf 52,92 rel.% bzw. auf 3,75 g% vermindert.
Chronische Hepatitis	*Alpha-Glob. ↘, Beta-Glob. ↑. In einem größeren Kollektiv findet sich ein durchschnittlicher Gamma-Glob.-Wert von 23,48 rel.% bzw. 1,82 g% bei einem GE von 7,8 g%. Die Alb. sind dabei im Durchschnitt auf 49,33 rel.% bzw. 3,44 g% vermindert.*
Leberzirrhose	*Breitbasige Gamma-Zacke. Eine Verschmelzung von Beta- u. Gamma-Glob. ist nahezu pathognomonisch. Bei einem größeren Kollektiv ist die Gamma-Glob.-Fraktion im Durchschnitt auf 31,30 rel.% bzw. 2,23 g% vermehrt, bei einem GE von 7g% und einer Albuminfraktion von durchschnittlich 40,32 rel.% bzw. 2,88 g%.*
Progressive hypergammaglobulinämische Hepatitis (schlechtere Bezeichnung: Lupoide Hepatitis)	*Gamma-Glob. ↑↑ bis ↑↑↑, Bili ↑, SGPT ↑, SGOT ↑, BSF ++, GE ↑. Im weiteren Verlauf Ery ↓, Leuko ↓, Thrombo ↓, Blutgerinnungsstörung. Terminal GE → bis ↓. Meist junge Frauen betroffen.*
Nierenerkrankungen	
Glomerulonephritis	↗
Pyelonephritis	↗
Amyloidnephrose	*Gamma-Glob.-Erhöhung vor allem nur wenn ein chronischer Eiterherd besteht.*

Andere Erkrankungen	
Morbus Boeck	*In aktiven Stadien kommen starke Gamma-Glob.-Erhöhungen vor.*
Purpura hyperglobulinaemica Waldenström	*Hämorrhagische Diathese mit Gamma-Glob.-Vermehrung — schlanke Gamma-Zacke.*
Purpura Schönleini	*Gamma-Glob.-Vermehrung nur wenn gleichzeitig Leberstörungen vorhanden sind. Die Purpura Sch. kann von der Purpura hg. Waldenström in der Elektrophorese unterschieden werden, weil sie einen breitbasigen Kurventyp mit meist zwei Gamma-Glob.-Zacken zeigt.*
Kryoglobulinämie	
Essentiell benigne monoklone Hypergammaglobulinämie	*Myelom-ähnliches Globulin, das bei etwa 3% der 70jährigen und bei 6% der über 80jährigen gefunden wird. Sonst fehlen alle Symptome eines Myeloms.*
Makroglobulinämie Waldenström	*Es handelt sich eigentlich nicht um eine Makroglobulinfraktion, sondern um eine Paraproteinfraktion zwischen Beta und Gamma. Differentialdiagnose von Myelomproteinen durch Ultrazentrifuge oder Immunelektrophorese.*
Retikulosen reaktive	*Albumin* ↓
Lymphogranuloma benignum (Boecksches Sarkoid)	*Albumin* ↓
Herzinsuffizienz	*Bei Leberstauung kommt es zu einem stärkeren Gamma-Glob.-Anstieg.*
Hypothyreose	
Chronische Thyreoiditis Hashimoto	

Verminderung / Abfall

Multiple Knochenmetastasen von Karzinomen

Chronische lymphatische Leukämie	*Etwa in einem Drittel der Fälle.*
Beta-Plasmozytom	
Lymphogranulomatose	*Es können auch Vermehrungen vorkommen, vgl. unter Vermehrung der Gamma-Glob., vgl. auch Alpha-Glob.*
Langdauernde Kortikosteroid- oder ACTH-Behandlung	
Morbus Cushing	
Röntgenschäden	
Amyloidose	*Gelegentlich vorkommend*
Benzolvergiftung	
Stickstofflostvergiftung	
Chronische Nephritis mit nephrotischem Einschlag	*Oft Gamma-Glob. ↓ vorkommend, Alpha$_2$-Glob. ↑, Beta-Glob. ↑, Albumin ↓.*
Amyloidnephrose	*Wie bei chronischer Nephritis mit nephrotischem Einschlag. Bei bestehendem chronischem Infekt sind die Gamma-Glob. jedoch erhöht.*
Anorexia nervosa	*Albumin ↓*

Gamma-Globulin-Verminderungen mit gleichzeitiger Verminderung des Gesamteiweiß

Nephrotisches Syndrom	*⌐, Alb. ↓↓, Alpha$_2$-Glob. ↑↑, Beta-Glob. ↑↑.*
Langdauernde schwere Sepsis	
Essentielle Hypoproteinämie	
Familiäre Dysproteinämie Homburger	

Agammaglobulinämie

Kongenitale Agammaglobulinämie	*Es handelt sich um eine rezessiv erbliche Erkrankung, die das männliche Geschlecht betrifft und mit Vermehrung der Blutplättchen sowie niederen Bluttitern an Isoagglutininen einhergeht. Auch die Antikörperfraktion der Beta-Glob. ist vermindert. Das lymphatische Gewebe enthält keine Plasmazellen.*

Erworbene Agammaglobulinämie	*Betrifft Personen beiderlei Geschlechts im jugendlichen Alter oder im frühen Erwachsenenalter.*
Vorkommen vor allem bei wiederholten Infektionen Steatorrhoe Plasmozytom der Nicht-Gamma-Typen Chronisch lymphatische Leukämie	 *Im Terminalstadium häufig bei Leukämien.*

Qualitative und quantitative Differenzierung der Gamma-Globuline

(Immunglobulinbestimmung nach der radialen Immundiffusion nach *Mancini* und *Heremans*)

Normalwerte:

γA-Globulin 120— 400 mg%
γG-Globulin 800—1800 mg%
γM-Globulin 80— 170 mg%

Prinzip:

Die zu untersuchenden Serumproteine werden in eine mit Antigen gesättigte Platte gebracht. Das Serum diffundiert dabei gegen das Antigen. Der dabei entstehende Präzipitathof ist der gesuchten Proteinkonzentration proportional.

Zu den γA-Globulinen zählen:

A-Isoagglutinine
B-Isoagglutinine
Antikörper gegen Bakterien
  Tetanus
  Typhus
Antikörper gegen Viren
  Poliomyelitis I, III
Allergene
Paraproteine des γA-Plasmozytoms
Benigne γA-Paraproteine

Zu den γG-Globulinen zählen:

Antikörper gegen Bakterien
Antikörper gegen Viren

Wassermann-Antikörper
Rh-Agglutinine
Leukozyten-Agglutinine
Thrombozyten-Agglutinine
LE-Faktor
Paraproteine des γG-Plasmozytoms
Benigne γG-Paraproteine

Zu den γM-Globulinen zählen:

Rh-Agglutinine	
Rheumafaktor	
Typhus-O-Agglutinine	
Wassermann-Antikörper	*Nicht immer γM*
Leukozyten-Agglutinine	*Nicht immer γM*
Blutgruppenantikörper	*Nicht immer γM*
Paraproteine des Morbus Waldenström	*Läuft im elektrischen Feld mit den α-Globulinen*
Benigne γM-Paraproteine	

Gesamteiweiß

Normalwert:

7,2 g% ± 0,53
[Albumin/Globulin-Quotient: 1,5—2,5 (Mit zunehmendem Alter absinkend.)]

Einheiten: g % = Gramm Eiweiß in 100 ccm Serum
Haltbarkeit: Maximal 6 Tage sowohl bei Raumtemperatur als auch bei + 4° C

Vermehrung des Gesamteiweißes (Hyperproteinämie) mit normalem oder vermindertem Albumin/Globulin-Quotienten
1. Starker Albuminverlust mit gleichzeitigem Flüssigkeitsverlust

Verbrennungen
Colitis ulcerosa
Darmverschluß
Generalisierte Peritonitis
Chronische Nephritis im Stadium der Polyurie
Tubuläre Nierenschäden im Stadium der Heilung mit starker Diurese

2. (Starke) Vermehrung der Globulinfraktionen

Leberzirrhose	
Plasmozytom	
Reaktive Retikulosen	*Nicht immer, jedoch häufig.*
Morbus Boeck in aktiven Stadien	
Kollagenkrankheiten	
Chronische Hepatitis	
Hypothyreose	

Hyperproteinämie mit normalem Albumin/Globulin-Quotienten infolge starken Wasserverlustes

Exsikkose
   Starkes Erbrechen
   Starkes Schwitzen
   Schwere Diarrhoe

Hypoproteinämie / Verminderung des Gesamteiweiß

1. Albuminverlust durch

Nephrotisches Syndrom
Verbrennungen
Colitis ulcerosa
Schwangerschaftsproteinurie

2. Gestörte Albuminsynthese bei vermehrten Globulinfraktionen (niederer Albumin/Globulin-Quotient)

Hepatitis	
Leberzirrhose	
Schwere Thyreotoxikose	
Schwere diabetische Ketose	
Neoplasmen	*Bei Neoplasmen nimmt das GE immer erst gegen Ende der Erkrankung ab, so daß die Verminderung des GE als schlechte Prognose gewertet werden kann.*
Schwere Infektionen	
Gelegentlich auch bei chronischer Nephritis	
Unbehandelte Perniziosa	
Skorbut	

3. Störung im Verhältnis zwischen Flüssigkeit und Proteinen
(Ödeme, Aszites)

Nephrotisches Syndrom
Leberzirrhose
Peritonitis
Intestinale Verschlüsse
Dekompensierte Herzinsuffizienz

NB: Die kritische Grenzkonzentration für Albumine ist der Wert von 3 g%. Bei Operationen sind Personen unter 3 g% mit sehr hoher Mortalität belastet. Auch bei internen Fällen findet sich unter 3 g% eine Mortalität von 33%, über 3 g% nur von 6%.

Elektrophorese auf Membranfolien* mit gleichzeitiger Bestimmung von Protein-, Glykoproteid- und Lipoproteidanteilen der Serumfraktionen

Seit Einführung der Membranfolienelektrophorese, bei der als Trägermaterial eine Zellulose-Azetat-Folie verwandt wird, besteht die Möglichkeit, Protein-, Kohlehydrat- und Lipidanteile des Serums gleichzeitig färberisch darzustellen. Dabei wird die Proteinfärbung mit Amidoschwarz, die Glykoproteidfärbung mit Schiffschem Reagenz und die Lipidfärbung mit der Methode nach *Kohn* durchgeführt, wobei die Esterbildung vorliegender Fettsäuren durch Ozonisierung gespalten wird und dadurch entstehende Karbonsäuren und Aldehyde mit Schiffschem Reagenz angefärbt werden. Die Auswertung erfolgt mit einem Extinktionsschreiber.

Normalwerte der vorliegenden Arbeit in %:

		Alb.	α_1	α_2	β	γ
Serum-Protein-Elektrophorese	Papier	58,6	5,8	8,8	11,6	15,2
	Membranfolie*	62,8	3,2	8,0	10,6	15,4
Serum-Glykoproteid-Elektrophorese		8,7	15,8	31,6	22,1	21,8
Serum-Lipoproteid-Elektrophorese	14,3 1-A	19,2 1-B	5,0	14,5	39,8	7,2

---

* Acetatfolien

Tabelle entsprechender elektrophoretischer Veränderungen bei den häufigsten Krankheitstypen.

Krankheit	Albumin	α_1-A	α_1-B	α_1	α_2	β	γ	
	↓			↑	↑	↑	↑	Serum-Protein-Elektrophorese (S — P — E)
Entzündungen	↓			⦢	↑	↓	∠	Serum-Glykoproteid-Elektrophorese (S — G — E)
		↓	↓	∠	∠	→	↑	Serum-Lipoproteid-Elektrophorese (S — L — E)
	↓			↑	↑	↑	↑	S — P — E
Malignome	↓			⦢	↑	↓	⦢	S — G — E
		↓	↓	∠	⦢	∠	↑	S — L — E
	↓			↑↗	↑↗	↑	↑	S — P — E
Hepatitis	↘			→	∠	⦢	↑	S — G — E
		↓↓	↓	↓	↗	↑	↑	S — L — E
	↓			→	↘	↑	↑-↑↑	S — P — E
Chronische Hepatitis	↓			↓	⦢	⦢	↑↑	S — G — E
		↓	↓	↘	⦢	∠	↑	S — L — E
	↓↓			↑↗	↗	↗	↑↑ ↑↑↑	S — P — E
Leberzirrhose	↓↓			↓	↓	↓	↑↑↑	S — G — E
		↓	↓	↓	↓	↗	↑	S — L — E
	↓↘			↑↗	↗	↗	↗	S — P — E
Fettleber	↓			↘	↗	⦢	↗	S — G — E
		↘	↘	→	↑↑	↓↓	↑	S — L — E
	↓↓			↑↑	↑↑↑	↑	∠	S — P — E
Nephrotisches Syndrom	↓↓			↘	↑↑	↓	↓	S — G — E
		↓↓	↓↓	↑↑	↑↑	↓↘	↗	S — L — E
	↘			↗	↑↗	→	↗	S — P — E
Nephritis	↘			↗	↑↗	↘	↘	S — G — E
		↘	↘	↑↗	↑↗	⦢	↗	S — L — E
	↓—↓↓			→	⦢	↑↑	↓	S — P — E
β-Myelome	↓			↘	↓	↑↑↑	↓↓	S — G — E
		⦢	⦢	∠	↘	↑	↗	S — L — E

Eosinophile Leukozyten*

Normalwerte:

1—4% (im Differentialblutbild)
bzw. 150—400/mm³
NB: Zur genauen Differenzierung sollten mindestens 1000 Zellen ausgezählt werden.

Aussehen:

Leukozyten von etwa gleicher Größe wie die neutrophilen Segmentkernigen. Fast ihre ganze Protoplasmafläche ist mit gleichmäßigen, bläschenartig roten, bzw. rötlich-braunen Granula angefüllt. Die Tönung variiert entsprechend der Färbungsqualität. Die enthaltenen basischen Aminosäuren bewirken die intensive Anfärbbarkeit mit Eosin. 70—80% der Eosinophilen haben zwei segmentierte Kerne. Im Phasenkontrastmikroskop heben sich die Eosinophilen infolge ihrer groben schwärzlichen Granula deutlich von den übrigen Leukozyten ab.

Funktion:

Ungenügend erforscht. Das vermehrte Auftreten der Eosinophilen steht im Zusammenhang mit der Antigen-Antikörper-Reaktion, bzw. mit dem Auftreten von Histamin und anderen toxischen Substanzen in den Geweben.

Vermehrtes Vorkommen/ Eosinophilie:	**Bemerkungen:**
Allergische Zustände	
Asthma bronchiale	
Allergisches Ödem (Quincke-Ödem)	
Urtikaria	
Heufieber/Heuschnupfen	
Ekzeme	
Serumkrankheit	
Colitis mucosa (ulcerosa)	
Arzneimittelallergien	*Eosinophilie auch durch direkte Arzneimitteleinwirkung ohne Allergie möglich, z. B. bei Streptomycin oder Viomycin.*
Nahrungsmittelallergien	
Pflanzliche Allergene	
z. B. Mehlstaub	
Blütenstaub	

* Literaturauswahl: 23, 75, 177, 210, 279.

Befall mit Parasiten

z. B. Trichinen	
Echinococcus	
Ascaris lumbricoides	
Ancylostoma duodenale	
Strongyloides stercoralis	
Toxocara canis	
Toxocara catis	
Fasciola hepatica	
Schistosoma (Bilharziose)	
Filarien	
Tropische Eosinophilie	*Pulmonale Infekte, die vor allem durch zur Familie der Spinnen gehörige Parasiten ausgelöst werden. Häufig WAR positiv.*
Skabies	
Oxyuren	

Durch Biß oder Stich (manchmal auch nur Kontakt) giftiger Tiere

z. B. Bienen
Hummeln
Wespen
Hornissen
Ameisen
Zecken
Schmetterlinge
Käfer
Spinnen
Skorpione
Schlangen
Fische

Infekte

Bei den meisten Infektionskrankheiten tritt in der Heilphase eine Eosinophilie auf, was auf Überwindung der Krankheitserscheinungen hinweist. Weiterhin findet sich eine Eosinophilie bei

Scharlach	*In der Inkubationsphase und in der Rekonvaleszenz nach ca. 6 Wochen.*
Masern	*In der Inkubationsphase vor Auftreten des Exanthems.*
Erythema infektiosum	*In der Inkubationsphase.*

Eine Eosinophilie findet sich auch häufig bei

Gonorrhoe
Ruhr
Amöbiasis
Lepra

Maligne Krankheiten

Myeloische Leukämie	
Eosinophile Leukämie	*Andere Eosinophilie-bedingende Ursachen sind auszuschließen. Immer Anämie und Thrombopenie.*
Erythrämie	
Lymphogranulomatose	
Lymphosarkom	
Retikulosarkom	
Karzinome	*Seltener, aber relativ häufig bei Knochenmetastasen.*

Kollagenosen

Periarteriitis nodosa
Dermatomyositis
Libman-Saks-Syndrom

Hautkrankheiten

Pemphigus
Dermatitis herpetiformis
Psoriasis
Prurigo

Endokrine Erkrankungen

Hypophyseninsuffizienz
Nebenniereninsuffizienz
Myxödem
Thyreotoxikose (?)

Weitere Ursachen

Familiäre Eosinophilie	*Hier finden sich häufiger mehr als zwei segmentierte Eosinophile, manchmal auch Ovalozyten.*
Eosinophilie nach Splenektomie	
Röntgeneosinophilie	*Durch wiederholte kleine sensibilisierende Dosen.*

Eosinophilia persistens	*Leukozytose, Splenomegalie, oft Lymphknotenschwellungen. Hochgradig allergischer Zustand, oft ohne daß das Allergen bekannt ist.*
Neurogene Eosinophilie	*Bei Vagotonie.*

NB: Als Löffler-Syndrom wird eine von Eosinophilie begleitete allergische Lungeninfiltration bezeichnet, die nicht nur von Askaridenlarven, sondern auch z. B. durch Taenia saginata, Distomum hepaticum, bakterielle, pflanzliche und medikamentöse Allergene ausgelöst sein kann. Neben einer Blut-Leukozytose und -Eosinophilie findet sich auch im Auswurf eine Eosinophilie.

Erniedrigte Werte/ Eosinopenie:

Schwere Infektionen in der akuten Phase	*Kampfphase, das Wiederauftreten der Eosinophilen deutet auf baldiges Abklingen der Krankheitserscheinungen hin.*

Stress-Situationen
- Nach Traumen
- Verbrennungen
- Operationen
- Sportlichen Höchstleistungen
- Schweren Erregungszuständen
- Elektroschock
- Anaphylaktischer Schock

Hormonale Erkrankungen
- Hyperkortizismus
- Cushing-Syndrom
- Basophiles Hypophysenadenom

Lupus erythematodes disseminatus

Behandlung mit Hormonen
- ACTH
- Kortison und Derivate
- Adrenalin
- Insulin

Ephedrinbehandlung

Eosinophilen-Test: s. ACTH-Test!

Epithelzylinder s. Harnstatus S. 227

Erythrozyten*

(Über Zellform und Zellgröße siehe S. 173
Über Einschlußkörperchen und Abweichungen in der Färbung siehe S. 177)

Normalwerte:

Geburt:	
Nabelschnur	3,8—5,5 Millionen/mm³
Kapillares Blut	4,0—6,0 Millionen/mm³
1. Lebenstag	4,5—6,5 Millionen/mm³
3. Lebenstag	4,5—6,3 Millionen/mm³
5. Lebenstag	4,4—6,1 Millionen/mm³
7. Lebenstag	4,4—5,9 Millionen/mm³
2 Wochen	4,0—5,5 Millionen/mm³
4 Wochen	3,9—5,3 Millionen/mm³
2 Monate	3,7—5,0 Millionen/mm³
3 Monate	3,2—4,3 Millionen/mm³
4 Monate	3,3—4,5 Millionen/mm³
6 Monate	3,8—5,0 Millionen/mm³
9 Monate	4,0—5,3 Millionen/mm³
1 Jahr	4,2—5,5 Millionen/mm³
2—6 Jahre	4,3—5,5 Millionen/mm³
7—12 Jahre	4,5—5,5 Millionen/mm³
13—15 Jahre	♂ 4,8—5,7 Millionen/mm³
	♀ 4,3—5,5 Millionen/mm³
Erwachsene	♂ 4,8—5,9 Millionen/mm³
	♀ 4,3—5,2 Millionen/mm³

Erhöhte Werte:	**Bemerkungen:**
A. *Polycythaemia idiopathica primaria* = Polycythaemia vera = Vaquez-Oslersche Krankheit	*Ery 6—10 Mio., Leuko ↑, BB unreife Granulozyten, Thrombo ↑, Harnsäure ↑↑, Splenomegalie (75%), oft Pruritus, Blutungsneigung, Thrombosebereitschaft. Werte wesentlich über 10 Mio. sind unglaubhaft, da bei einer durchschnittlichen Ery-Größe von 87 μ³ (Volumen) bei einer Zahl von 11,5 Mio. das Blut nur noch aus Ery ohne Plasma bestehen würde.*

---

* Literaturauswahl: 23, 70, 109, 177, 271.

B. *Sekundäre Erythrozytosen*
(= symptomatische
Polyzythämie
= Polyglobulie)

I. Bei hypoxämischen Syndromen:

1. Lungenkrankheiten:

Emphysem
Staublunge
Lungenfibrose
Zystenlunge
Lungentumoren
Bronchiektasen
Brustkorbdeformation

2. Zentrale Störung der Atmungsregulation:

Gehirntumoren
Blutungen
Enzephalomalazische
Prozesse in Hirnstammnähe
Huntingtonsche Chorea
Hypothalamus/Hypophysen-Erkrankungen

3. Adipositas-Erythrozytose	*Schlechte Lungendurchlüftung, Vitalkapazität ↓! (Pickwick-Syndrom ist Somnolenz, evtl. Cheyne-Stokes-Atmung bei Adipösen infolge Hypoxie)*
4. Erythrozytose bei Kreislaufkrankheiten:	*(Auskultation!)*

Angeborene Herzfehler
z. B. Fallot Tetralogie
Eisenmenger-Syndrom
Truncus arteriosus communis
Transpositio vasorum
Pulmonalstenose
Offener Ductus Botalli
(Spätstadium)
Vorhof-Septum-Defekt
(Spätstadium)
Kammerseptum-Defekt
(Spätstadium)

Dekompensierte erworbene Herzfehler	
Morbus Ayerza	*Pulmonale Hypertonie, Sklerose der Pulmonalarterie*
Teleangiectasia hereditaria (= Rendu-Oslersche Krankheit)	*Bei arteriovenösem Kurzschluß.*
5. Kompensationserythrozytose bei Methämoglobinämie	
durch Medikamente und chem. Substanzen	*Nach längerer Einwirkung*
z. B. Acetanilid	
Ammonium-Nitrat	
Antipyrin	
Azotine	
Bismutum subnitricum	
Bittermandelöl	
Chlorate	
Di- und Trinitrobenzol	
Nitrite	
Nitroglycerin	
Phenacetin	
Sulfite	
Schädlingsbekämpfungsmittel	*Kurz vor Gebrauch gespritztes Obst und Gemüse!*
Sulfonamide	
Wurmmittel	
6. Höhenerythrozytose	*Bei Aufenthalt in großen Höhen durch geringeren äußeren O_2-Partialdruck.*

II. Nicht hypoxämische Syndrome:

1. Hormonal
   Cushing-Syndrom
   Babinski-Fröhlich-Krankheit
   Ovarialtumoren
   Nebennierentumoren
   Hyperthyreose (manche Fälle)
   Hochdosierte Behandlung mit ACTH
   Hochdosierte Behandlung mit Kortison und Abkömmlingen

2. Nierenerkrankungen Nierenadenosen Nierenkarzinom Nierenzysten	*NB: Polyzythämie häufig Frühsymptom von Nierenkrankheiten!*
3. Gastrogene Polyglobulie	*Vorübergehend bei Ulcus ventriculi und Ulcus duodeni beobachtet worden.*
4. Erythrozytose bei Leberzirrhose	*(Mit Lebervenenthrombose als Budd-Chiari-Syndrom bezeichnet).*
5. Erythrozytose bei Splenomegalie verschiedener Ursachen	*(Fehlende Markhemmung?)*
6. Primäre Milz-Tbc	*Kann mit primärer Polyzythämie verwechselt werden, hier jedoch meist subfebrile Temperaturen, Leuko ↗, Thrombo →.*
7. Stress-Erythrozytose (Gaisböck-Syndrom)	*Meist bei ♂ im mittleren Alter mit Übergewicht u. Hypertonie.*
8. Exsikkose	*Relative Erythrozytenvermehrung s. u. Blutvolumen.*
9. Kohlenhydratpolyglobulie	*Kann durch extrem kohlenhydratreiche Kost entstehen!*

Erniedrigte Werte (Anämien):

A. Erhöhter Blutverlust

I. Blutungsanämien

1. *Akute Blutungsanämie* (durch zeitlich begrenzten Verlust größerer Blutmengen)

Äußere und innere Verletzungen Nasenbluten Tonsillenbluten Blutungen aus Ösophagus- und Magenvarizen	*s. auch unter Stuhl auf Blut*
Mallory-Weiss-Syndrom	*Ösophagus-Rißblutung bei Erbrechen.*

Ulkusblutungen
Divertikelblutungen
Darmblutungen
Melaena vera
Hämaturie
Thrombopenische Blutungen
Massenblutungen bei Hämophilie
Hämoptysen
Hämoperikard, Hämatothorax, Hämoperitoneum
Postoperativ

2. *Chronische Blutungsanämien* (durch ständigen oder intermittierenden Verlust kleiner Blutmengen)

z. B. Ulkusblutungen
Polyposis
Colitis, insbesondere ulcerosa
Hämorrhagische Gastritiden und Enteritiden
Riesenpolyposis des Magens (Mentrier)
Hämorrhoidalblutungen
Durch Darmparasiten
Tumorsickerblutungen
Sickerblutungen bei Hämophilie
Pachymeningosis- subdurales Hämatom
Skorbut
Zwerchfellhernien
Lungenhämosiderose

II. Hämolytische Anämien

Normalerweise normochrome Anämie, Retikulozyten ↑, auch basophile Tüpfelung, Polychromatophilie und Auftreten kernhaltiger Erythrozyten möglich. (Erworbene) Sphärozytose. Die osmotische Erythrozytenresistenz ist nicht bei allen hämolytischen Anämien herabgesetzt!

1. *Erbliche korpuskuläre Defekte der Erythrozytenresistenz*

Familiärer hämolytischer Ikterus
(= kongenitale Sphärozytose)
Elliptozytose
Anomalien in der Hämoglobinsynthese und im Hämoglobinabbau bei Enzymopathien

2. *Erworbene, immunhämolytische Anämien durch Autoantikörper*

Akute Form (Lederer-Brill)
Urämisch hämolytisches Syndrom (Gasser)
Subakute Form (Gasser)
Primär-chronische Form (Dyke-Young)
Kälteagglutinin-Krankheit
  Akute Form
  Chronische Form
Paroxysmale Kältehämoglobinurie (Donath-Landsteiner)
  Passagere nicht luetische
  Chronische Luetische
Anämie durch inkomplette Wärmeagglutinine (Loutit-Anämie)

Autoaggressionsanämien — *Durch chemische und infektiöse Substanzen bedingte Autoantikörper-Anämien.*

3. *Erworbene, immunhämolytische Anämien durch Isoantikörper*

Durch Unverträglichkeit des Spenderblutes
Morbus haemolyticus neonatorum

4. *Symptomatische hämolytische Anämien*

Medikamente und chemische Stoffe mit direkt Erythrozyten-zerstörender Wirkung

- Allyl-propyl-disulfid
- Allibin
- Arsen
- Azetanilid
- Benzol
- Blei
- Chlorate
- Lecithin
- Methylchlorid
- Naphthalin
- Nitrobenzol
- Phenacetin
- Phenylhydrazin
- Phosphor
- Rizinusöl
- Saponine
- Silber (kolloidal)
- Trinitrotoluol
- Toluidindiamid
- Sulfonamide
- Xylol

Hämolyse nach vorheriger Sensibilisierung

- Amphetamin
- Antimonverbindungen
- Blei (Antiklopfmittel)
- Chinin
- Diphenylhydramin
- Mesantoin
- PAS
- Phenothiazine
- Plasmochin
- Sulfonamide

Pilzgifte

Schlangengifte

Infektiös-parasitär

- z. B. Kala Azar
- Malaria
- Toxoplasmose
- Lues connata
- Bakterielle Endokarditis
- Pneumokokkensepsis
- Masern
- Coliinfektionen

Urämie

Zieve-Syndrom (s. S. 105)

5. *Paroxysmale Hämoglobinurien*

- Kältehämoglobinurie
- Marschhämoglobinurie
- Marchiafava Anämie

B. Mangelhafte Blutbildung

I. Mangel-Anämien

1. *Hypochrome Anämien* — *Eisenmangel-Anämien*

Infektanämie

Tumoranämie — *Störung der endogenen Eiweiß-verteilung*

Blutungsanämie

Ständiger Eisenverlust bei chronischem Blutverlust

Sekundäre Anämien bei Frühgeborenen, Zwillingen und Mangelgeburten
Anämien bei Kindern hypochrom-anämischer Mütter
Essentielle hypochrome Schwangerschaftsanämie
Essentielle hypochrome Anämie
Agastrische hypochrome Anämie
Kongenitale Atransferrinämie
Chlorose

2. *Vitamin-Mangel-Anämien*

B_{12}-Mangel
Perniziöse Anämie (M. Biermer)
Megaloblastische Anämie nach Magenresektion
Megaloblastische Anämie bei Darmparasiten, z. B.
Diphyllobothrium latum
Trichocephalus dispar
Sprue
Ziegenmilchanämie
Resorptionsstörung durch Medikamente
Antiepileptika
Barbiturate
Schwangerschaftsperniziosa

Makro- und Megalozytose, Ery-Einzelvolumen $> 100\mu^3$, Anisozytose (verflachte Price-Jones-Kurve mit verbreiterter Basis). Mit abnehmender Erythrozytenzahl wird Poikilozytose immer ausgeprägter. Basophil getüpfelte Zellen, gelegentlich auch Cabotsche Ringe und Howell-Jolly-Körperchen kommen vor. Leuko $\downarrow$, Rechtsverschiebung, relative Lymphozytose, Färbeindex 1,2—1,5. Hb_E 33—50 $\gamma\gamma$. Retikulozyten $\downarrow$ (nach B_{12}-Behandlung $\uparrow$), Fe $\uparrow$, Chol $\downarrow$ (bei gleichzeitigem Myxödem $\sim$)
Magensonde! Schillingtest! Knochenmarkbiopsie!

Folsäuremangel
Megaloblastische Schwangerschaftsanämie
Daraprimbehandlung (bei Malaria)
Behandlung mit Aminopterin (bei Leukämie)
Vitamin-C-Mangel

Anämie bei Skorbut
Vitamin D-Mangel
Anämie bei Rachitis

3. *Protein-Mangel*
Anämie bei sog. Mehlnährschaden
Anämie bei Kwashiorkor

4. *Komplexe Mangelanämien*
Anämien bei intestinalen Resorptionsstörungen
Intestinale Allergie
Zöliakie
Sprue
Stärke-Intoleranz
Infantile Pseudoleukämie (= Jacksch-Hayem-Syndrom)
Leberzirrhose

II. Hypo- und aplastische Anämien — *(Insuffizienz der Blutbildungsstätten)*

1. *Unreife der Blutbildungsstätten*
Primäre Anämie bei Früh- und Mangelgeburten

2. *Allgemeine Knochenmarkinsuffizienz* — *Auch das weiße BB ist betroffen.*
Sekundäre Markschädigung durch Neoplasmen,
Leukosen,
Autoaggressionskrankheiten, Infektiöse und immunologische Noxen
Gifte
Myelotoxische Arzneimittel und chemische Noxen:
Substanzen, die immer eine Knochenmarkdepression bewirken:
Aminopterin
Benzol
Busulfan
6-Merkaptopurin

Myleran
Purinethol
Stickstofflost-Verbindungen
Trinitrotoluol
Urethan

Substanzen, die gelegentlich eine Knochenmarkdepression bewirken:
Antiepileptika
z. B. Methylhydantoin
Phenylazetylharnstoff
Antibiotika
z. B. Chloramphenicol
Streptomycin
Sulfonamide
Antirheumatika
z. B. Goldsalze
Phenylbutazon
Arsenverbindungen
Atebrin

„Knochenmarksyndrom" nach radioaktiven bzw. Röntgenstrahlenschäden — *NB: Aplastische Anämie ist häufigste Todesursache bei Strahlenschäden!*

Splenogene Markhemmung — *Nicht immer Splenomegalie vorhanden!*
Portale Hypertension
Milzvenenthrombose
Infektiöse Milzerkrankung

Osteopetrosis = Marmorknochenkrankheit
Myelofibrose

3. *Insuffizienz der Erythropoese*

Fanconi-Syndrom — *Hereditäre aplastische Anämie mit multiplen Mißbildungen. Leuko ↓, Thrombo ↓.*

Familiäre hypoplastische Anämie — *Abortivform des Fanconi-Syndroms?*

Erythrogenesis imperfecta — *Angeborene hypoplastische Anämie*

Akute Erythroblastopenie — *Meist allergische Reaktion auf Medikamente (Pyramidon, Barbiturate, Wurmmittel) oder nach Infektion.*

Hypoplastische Anämie bei Urämie
Hereditäre sideroachrestische Anämie
„Isolierte" aplastische Anämie
Hypoplastische Anämie bei Hypophysenvorderlappeninsuffizienz
Hypoplastische Anämie bei Hypothyreose
Zyklische Erythroblastopenie

4. *Anomalien der Hämoglobinstruktur*

Sichelzellanämie
Hemmung der Hb-A-Synthese (Cooley-Anämie, Thalassämie)
Hb-C-Krankheit
Kongenitale Methämoglobinämie des Hb M

5. *Enzymopathien*

Diphosphoglyzeromutase-Mangel
Glutathionreduktase-Mangel
Pyruvatkinase-Insuffizienz

Erythrozytenformen

Normalwerte:

Erythrozytendurchmesser	7,2 — 7,8 μ
Erythrozytendicke	1,7 — 2,2 μ
Erythrozyteneinzelvolumen	70 — 94 μ^3

Bestimmung des Erythrozyteneinzelvolumens:

$$\text{Erythrozyteneinzelvolumen} = \frac{\text{Hämatokritwert mal 10}}{\text{Erythrozytenzahl (in Mill/mm}^3\text{)}}$$

Berechnung der Erythrozytendicke:

$$\text{Erythrozytendicke} = \frac{\text{Erythrozytenvolumen}}{\text{Kreisfläche des Erythrozyten}}$$

Erhöhung des Erythrozyteneinzelvolumens:

Megalozytäre Anämien (siehe unten)
Makrozytäre Anämien (siehe unten)
Retikulozytose (siehe S. 359)

Erniedrigung des Erythrozyteneinzelvolumens:

Mikrozytäre Anämien (siehe S. 175)
NB: Bei Sphärozytose ist trotz verminderten Durchmessers das Volumen des Einzelerythrozyten nicht erniedrigt, weil die Erythrozytendicke erhöht ist.

Formänderungen:

Megalozyten:

Es handelt sich um normochrome oder hyperchrome Blutkörperchen mit einem Durchmesser über 7,8 μ und einem Volumen über 94 μ^3.

Vorkommen bei

Perniziöser Anämie
Sprue
Steatorrhoe
Proteinmangelanämie
Diphyllobothrium latum-Anämie
Schwangerschaftsperniziosa
Behandlung mit Folsäureantagonisten
(Aminopterin, Daraprim)

Makrozyten:

Es handelt sich ebenfalls um größere, aber hypochrome Blutkörperchen.

Vorkommen bei

Hämolytischen Anämien
Posthämorrhagischen Zuständen
Leberzirrhose
Sepsis
Hypophysentumor
Malaria
Leukämien
Magenkarzinom
Knochenmarksmetastasen von Karzinomen
Morbus Hodgkin
Plasmozytom
Retikulosen
Pankreaserkrankungen

Leuko-erythroblastischen Anämien
Markhypoplasie
Fetaler Erythroblastose
Verschiedenen Anämien mit lebhafter erythroblastischer Regeneration

Mikrozyten

Erythrozyten mit einem Durchmesser unter 7,2 μ und einem Volumen weniger als 70 μ^3.

Vorkommen

I. Hypochrom:
Chronisch posthämorrhagische Anämien
Schwangerenanämie
Idiopathische hypochrome Anämie
Chlorose

II. Normochrom:
Infektionsanämien
Tumoranämien

Poikilozyten = birnen-, keulen- oder halbmondförmig veränderte Erythrozyten. Ihr Auftreten ist Zeichen einer schweren Schädigung der Erythropoese.

Vorkommen vor allem bei
Unbehandelter Megaloblastenanämie
Schwerer Eisenmangelanämie
Hämolytischen Anämien
Bleivergiftung

Sonderformen der Poikilozyten:

Schistozyten:
Bruckstückhafte rote Blutkörperchen mit einem Durchmesser von weniger als 3 μ und von blasser Färbung.

Vorkommen:
In der akuten Phase hämolytischer Anämien.
Nach schweren Verbrennungen.

Elliptozyten
Ellipsenförmig, ovale Erythrozyten, die im BB bis zu 1% normalerweise vorkommen können.

Vorkommen bei:
Perniziöser Anämie
Anderen makrozytären Anämien

Schwerer Eisenmangelanämie
Thalassämie
Hereditär angeboren, zum Teil vergesellschaftet mit einer leichten Hämolyse.

Target-Zellen = Schießscheibenzellen
Ringförmige Zeichnung mit verdichtetem Zentrum.

Vorkommen:

Thalassaemia maior
Thalassaemia minor
Pseudothalassämie
Hypochrome Anämien
Nach Splenektomie
Hämoglobin-C-Krankheit
Leberschäden
  Hepatitis
  Verschlußikterus
  Leberzirrhose
Sichelzellanämie
Zustände nach schwerer Dehydratation
Artifiziell durch Aufschwemmung der Erythrozyten in hypertonischer Kochsalzlösung.

Anulozyten

Ringförmige, abnorm dünne Erythrozyten mit erniedrigtem Hb_E. Es handelt sich um den Ausdruck einer hochgradigen Hypochromie.

Vorkommen:

Bei allen Farbstoffanämien.

Kugelzellen (Sphärozyten)

Es handelt sich um Erythrozyten mit einem geringeren Durchmesser als normal (ca. 6,0 μ) und einer größeren Dicke (ca. 3,5 μ).

Vorkommen:

Hereditäre Sphärozytose
Erworbene Sphärozytose
Hämolytische Anämien bei Neugeborenen infolge ABO-Inkompatibilität
Manchmal vorkommend bei erworbenen hämolytischen Anämien
Hitzeschädigung der Erythrozyten
Osmotische Sphärozytose nach Aufschwemmung von Erythrozyten in hypertoner Lösung.

Abweichungen in der Färbung und Einschlußkörperchen

Anisochromie

Verschiedene Anfärbbarkeit der Erythrozyten entsprechend einer verschiedenen Hämoglobinfüllung, bzw. Zelldicke.
Vorkommen bei allen Anämieformen möglich.

Basophile Tüpfelung (Basophile Punktierung)

Normal 0—4/10 000 Erythrozyten.
Die basophile Tüpfelung ist ein Zeichen gesteigerter Regeneration bei gestörter Erythropoese.

Vorkommen bei

Vergiftungen durch
- Arsenwasserstoff
- Anilin
- Benzol
- Blei — Ca. 500 basophil Getüpfelte pro 10 000 Erythrozyten.
- Gold
- Jodkali
- Phenylhydrazin
- Silber
- Sublimat
- Zink

Perniziöser Anämie — Als fragliche Abart der Howell-Jolly-Körper.

Leukämie — Besonders nach Behandlung mit Zytostatika.

Gastrointestinalen Blutungen

Cabotsche Ringe

Es handelt sich um violett anfärbbare Ringkörper innerhalb der Erythrozyten.

Vorkommen:

Vermutlich Regenerationszeichen bei überstürzter Blutneubildung z. B. bei
- Bleivergiftung
- Perniziöser Anämie
- Leukämie

Heinz-Innenkörper

Es handelt sich um tiefblaue, meist exzentrisch gelegene Kugeln mit einem Durchmesser von etwa 1—2 μ, die mit Nilblau-Färbung besonders gut sichtbar sind. Das Auftreten von Heinz-Innenkörpern weist auf eine Vergiftung hin. Meist handelt es sich um Substanzen, die in größerer Menge eine Hämolyse verursachen oder Methämoglobinbildner sind, z. B.

Acetanilid	Phenacetin und
Anästhesin	Kombinationspräparate
Anilin	Phenetolcarbamidum
Antifebrin	Phenole
Benzidin	Phenicarbazidum
Cryogénine	Phenothiazin
Dinitrobenzol	Phenylhydrazin
Dinitrophenol und -kresol	Plasmochin
Dinitrotoluol	Primaquin
Diphenyldisulfone	Resorcin
Hydroxylamin	Salazopyrin
Kresole	Sulfone
Naphthalin	Synkavit
Naphthol	Tetryl
Nitrobenzole	Toluidin
Nitroglykol	Toluyendiamin
Paranitroanilin	Trinitrotoluol
Paraphenylendiamin	Trotyl
PAS (Verunreinigungen)	

Weiterhin werden Heinz-Innenkörper neben erworbenen auch bei angeborenen hämolytischen Anämien und bei kongenitaler Kugelzellanämie nach Splenektomie gefunden.

NB: Splenektomie disponiert zur rascheren Entwicklung von Heinz-Innenkörpern.

Howell-Jolly-Körper

Es handelt sich um Chromatinreste, die mit Giemsa-Färbung rot anfärbbar sind.

Vorkommen:

Nach Splenektomie
Milzatrophie
Kongenitale Milzaplasie
Hämolytische Anämien
Schwere toxische Anämien
Megaloblastenanämien
  u. a. Perniziöse Anämie
Gelegentlich bei Leukämie

Polychromasie

Es handelt sich um eine stärkere Anfärbbarkeit einzelner Erythrozyten mit basischen Farbstoffen.

Vorkommen:
Zeichen einer vermehrten Regeneration der Erythropoese

Siderozyten

Es handelt sich um Erythrozyten mit zarten, bei der Berliner Blau-Reaktion nachweisbaren Eisengranula mit einem Durchmesser von 0,5—2,0 μ.

Normalwert: 0,5—1‰

Vermehrtes Vorkommen:

Physiologisch	
Neugeborene	*4—6‰, nach etwa 8 Tagen Rückgang auf den Normalwert.*
Frühgeborene	*Die Zahl der Siderozyten ist noch höher als bei reifen Neugeborenen.*
Pathologisch	
Chronische hämolytische Anämie	*200—1000‰, besonders häufig bei kongenitaler Kugelzellanämie und bei Thalassämie. Ein besonders hoher Prozentsatz an Siderozyten findet sich nach Splenektomie.*
Bleivergiftung	*100—300‰*
Perniziöse Anämie	*80—140‰*
Infektionskrankheiten	*30—100‰*
Schwere Verbrennungen	*30—100‰*
Hämochromatose	*30— 70‰*

Erythrozytenresistenzbestimmung

(Osmotische Resistenz)

Normale Werte:

Beginnende Hämolyse	0,46—0,42% NaCl-Lösung
Komplette Hämolyse	0,34—0,30% NaCl-Lösung

Mit hypotonen Kochsalzlösungen fallender Konzentration kann die osmotische Resistenz der roten Blutkörperchen geprüft werden. Die Konzentration der ersten, d. h. beginnenden Hämolyse wird als Minimalresistenz bezeichnet, die Konzentration der kompletten Hämolyse als Maximalresistenz. Der Bereich zwischen Minimalresistenz und Maximalresistenz wird als Resistenzbreite bezeichnet.

Eine **erhöhte Erythrozytenresistenz** findet sich:	**Bemerkungen:**
I. Physiologisch	
In den ersten Lebensmonaten	
II. Pathologisch	
Bei Eisenmangelanämie	
Bei Megaloblastenanämie u. a bei Perniziöser Anämie	
Thalassämie	*Hier ist auch die Resistenzbreite vergrößert (Normaler Hämolysebeginn, komplette Hämolyse um 0,10% NaCl).*
Sichelzellanämie	
Polycythaemia vera	*Gelegentlich. Vermutlich in jenen Fällen, bei denen gleichzeitig ein Eisenmangel besteht.*
Hämoglobin-C-Krankheit	
Mechanischer Verschlußikterus	
Manche Leberparenchymschäden	
Nach akuten Blutverlusten	
Nach Splenektomie	

Erniedrigte Erythrozytenresistenz

Familiärer mikrosphärozytärer hämolytischer Ikterus (= Kugelzellenanämie)

Andere hämolytische Anämien
- hereditär
- erworben

ABO-Inkompatibilität bei Neugeborenen

Nach Hitzeschäden

Seltene Ursachen (gelegentlich vorkommend), in Kombination mit

Schwangerschaft

Infektionskrankheiten
- Hepatitis (auch bei Zirrhose)
- Tuberkulose
- Pneumonien

Malaria
Lues
Maligne Krankheiten
Karzinome (besonders bei Knochenmetastasen)
Sarkome
Lymphogranulomatose
Myelosklerose

Substanzen, die direkt hämolytisch wirken:

Anästhesin
Amanita phalloides
Amylnitrit
Arsenwasserstoff
Benzol
Blei
Bor
Chinin, Chinidin (durch Sensibilisierung mit Auftreten von Antikörpern)
Chlorate (z. B. Kaliumchlorat)
Diäthylendioxyd
Filix mas (Wurmfarn)
Fluor
Glykole
Hydrochinon
Kresol
Kupfersulfat
Lysol
Nickeltetrakarbonyl
Nitrite
Phenole
Phosgen
Phosphorwasserstoff
Plasmochin
Primaquin
Pyrogallol
Schlangengifte
Schwefelwasserstoff
Seifen
Terpentinöl
Tetrachloräthylen
Tyrothricin
Vicia fava (Favismus)
Xylenolum

Exsudat s. Transsudat-Exsudat status

Färbeindex (FI)

Normalwert:

0,9—1,1

Der Färbeindex ist ein relatives Maß für den mittleren Hämoglobingehalt der Erythrozyten. Besser gibt man diese Größe in absoluten Maßen an. Siehe unter Hb_E.

Berechnung:

$$FI = \frac{\text{Hämoglobin in \%}}{20 \times \text{Erythrozytenzahl (in Mill/mm}^3\text{)}}$$

Erhöhte Werte:

Megalozytäre Anämien
- Perniziöse Anämie
- Sprue
- Steatorrhoe
- Proteinmangelanämie
- Diphyllobothrium latum-Anämie
- Behandlung mit Folsäureantagonisten (Aminopterin, Daraprim)
- Schwangerschaftsperniziosa

Kugelzellanämien
- Hereditär
- Erworben

Erniedrigte Werte:

Primärer Eisenmangel
Blutungsanämien
Idiopathisch hypochrome Anämien
Schwangerschaftsanämie
Chlorose

Formolgel-Probe s. Serumlabilitätsproben S. 372

Galaktosebelastungsprobe

Normalwerte:

< 2,5 g Galaktose in 12 Std. (Werte über 3 g sind schon pathologisch); ferner < 0,35% Galaktose im Harn sowie keine Galak-

tose-Ausscheidung über 2 Std. nach Galaktosegabe (bezogen auf eine Versuchsmenge von > 40 g Galaktose). Im Blut wird ein vorübergehender Galaktosespiegel von 15—35 mg% erreicht, nach 2 Std. sind diese Werte auf 0 abgesunken.

Prinzip:

Die gesunde Leber kann Galaktose in Dextrose und Glykogen umbauen. Die geschädigte Leber verwertet nur einen Teil der zugeführten Galaktose. Die nicht assimilierte Galaktose wird mit dem Harn ausgeschieden und kann dort nachgewiesen werden, da die Nierenschwelle für Galaktose sehr niedrig ist.

Haltbarkeit:

Nach *sofortiger* Enteiweißung ist der Überstand maximal 3 Tage haltbar, sowohl bei + 4° C als auch bei Zimmertemperatur.

Pathologische Werte:	**Bemerkungen:**
Diffuse Leberparenchymschädigung Hepatitis Leberzirrhose Kardinale Stauungsleber	
Diffuse Leberschädigung nach länger dauerndem Verschlußikterus Malignome Aktive Lues	*Sonst ist beim Verschlußikterus die Galaktosebelastungsprobe normal.*
Thyreotoxikose Hyperpituitarismus (Hypophysenüberfunktion)	*Hierbei besteht eine beschleunigte Galaktoseresorption. Der intravenöse Galaktosebelastungstest erbringt hier normale Werte.*

NB: Bei *Fettleber* fällt die Galaktosebelastungsprobe normal aus, pathologische Galaktosewerte sprechen gegen eine Fettleber und für andere Leberschäden. Für Fettleber sprechen vor allem pathologische SGPT-Werte oder der pathologische Bromsulfalein-Test, wenn die Galaktosebelastungsprobe normal ist. Auch der Thymoltrübungstest und die γ-Glob. sind bei einer einfachen Fettleber nicht pathologisch verändert.

Allgemeine Störfaktoren und Fehlerquellen:

1. Enterale Resorptionsstörung
2. Erbrechen

3. Durchfälle
4. Unreine Galaktose-Präparate
5. Auftreten optisch aktiver Substanzen im Harn — *Kann durch Ausschütteln mit Tierkohle und anschließender Filtration beseitigt werden.*
6. Bakterielle Gärung des Harns

NB: Der Galaktosebelastungstest darf nicht bei *Galaktosämie* durchgeführt werden, da hierbei gefährliche Hypoglykämien auftreten können.

Gallenfarbstoffe s. bei Bilirubin S. 49
s. bei Aldehydprobe S. 9

Gamma-Globulin s. S. 148

Gamma-Glutamyl-Transpeptidase (Gamma-GT)

Normalwerte: (25° C)

Männer 6—28 mU/ml
Frauen 4—18 mU/ml
Schulkinder 5—13 mU/ml
Kleinkinder 5—13 mU/ml
Säuglinge 2.—4. Trim. 3—35 mU/ml
Säuglinge 1. Trimenon 23—93 mU/ml
Neugeborene 33—100 mU/ml
Frühgeburten 75—142 mU/ml

Funktion und Bedeutung:

Die Funktion der Gamma-GT ist noch nicht vollständig geklärt. Sie besteht aus mehreren Isoenzymen, die elektrophoretisch aufgetrennt werden können. Sie katalisiert die Übertragung von Gamma-Glutamyl-Resten der Gamma-Glutamyl-Peptide auf Aminosäure und Peptide, wobei wiederum neue Gamma-Glutamyl-Peptide entstehen. Im Organismus sind die einzig bekannten Substrate Glutathion und Gamma-L-Glutamyl-L-Aminobutyryl-Glyzin. Mit reduziertem Glutathion als Substrat werden von dem Enzym 2 Reaktionen katalisiert.

In der 1. Reaktion hat dieses Enzym die Funktion einer Hydrolase in der 2. diejenige einer Transpeptidase.

Dem Enzym kommt keine Krankheitsspezifität zu, jedoch eine „relative“ hohe Organspezifität, verglichen z. B. mit der alkal. Phosphatase. Bei der Differentialdiagnostik ist die Gamma-GT von verhältnismäßig geringem Wert, da sie bei den verschiedensten Krankheitsbildern mehr oder weniger starke Erhöhungen zeigt. Ihr eigentlicher Wert liegt in der hohen Empfindlichkeit, weshalb sich das Enzym auch als letztes normalisiert bei abklingenden

Krankheitsfällen. Daher ist es zur Verlaufsbeobachtung leichter und chronischer Lebererkrankungen besonders geeignet. Auch steigt ihr differentialdiagnostischer Wert ganz erheblich wenn die Gamma-GT mit anderen Enzymen zusammen bestimmt wird, da es in verschiedenen Organen vorkommt. Die Gamma-GT wird zu den sog. Cholestase-anzeigenden Enzymen gerechnet zusammen *mit der alkal. Phosphatase (APh) und der Leuzynaminopeptidase (LAP).*

Normale γ-GT-Werte von differentialdiagnostischer Bedeutung

Schwangerschaft:	*Da die alkalische Phosphatase plazentabedingt in der Schwangerschaft ansteigt, stellt die γ-GT eine wertvolle Bereicherung dar. Sie ist in der Schwangerschaft physiologischerweise normal, im Durchschnitt sogar bis 50% niedriger als bei nicht schwangeren Frauen.* *Erhöhte γ-GT-Werte bei Gravidität sind daher nicht schwangerschaftsbedingt*

Normale GT-Werte finden sich bei

Perniciosa	*(LDH , Schillingtest pathologisch)*
anderen Bluterkrankungen	*APh oft*
Diabetes mellitus	

γ-GT im Harn

Normalwerte:	*4—5fache Werte als im Serum*
Erhöhte Werte:	*Noch nicht ausreichend abgeklärt. Wahrscheinlich erhöht bei Nierenerkrankungen.*
Vorkommen:	*In höchster Konzentration findet sich die Gamma-GT in der Niere, geringer in absteigender Reihenfolge im Pankreas, Leber, Milz und Dünndarm.* *In Herz, Lunge und Skelettmuskel wurden keine Aktivitäten gefunden.*
Einheiten:	*mU/ml Enzymaktivität, die bei 25° C 1 Mol. Substrat in 1 Minute umsetzt.*

Gamma-GT bei verschiedenen Leberkrankheiten und anderen enteralen Erkrankungen

Ø = nicht beobachtet
(Ø) = meist nicht
(+) = selten
\+ = vorkommend
++ = sehr häufig

Krankheit	mU/ml normal	— 50	— 100	> 100	> 400	Bemerkungen
Verschlußicterus	Ø	Ø	Ø	+	+	Bili , APh , LAP , SGOT , SGPT
Cholestase mit nekrotischem Schub	Ø	Ø	Ø	+	+	GLDH , SGOT , APh , LAP
Cholangitis	Ø	(+)*	+	+	+	* Leichte Fälle APh , LAP
Cholangiohepatitis	(Ø)	(+)	+	+	+	s. o. Transaminasen
Akute Cholezystitis	(Ø)	(+)	+	+	(+)	s. o. Entzündungsteste +
Blande Cholelithiasis	+	(+)*	Ø	Ø	Ø	* nur bei begleitender Gallenwegsaffektion
Gallenkolik	+	+	+	(+)*	(Ø)	* v. a. bei Choledochus-Verschluß
Chron. aggressive Hepatitis	Ø	Ø	(Ø)	+	+	SGPT , SGOT , AP , evtl. Gamma-Globuline , α_2-Glob. , RF +
Chron. persistierende Hepatitis	Ø	(+)	(+)	+	Ø	SGPT ↗, SGOT ↗.
Akute Virushepatitis	(Ø)	+	+	++	+	Transaminasen .
Leberzirrhose	(Ø)	+	+	+	(Ø)	Gamma-Glob. , Che .
Dekompensierte Leberzirrhose	Ø	(+)	+	++	+	Gamma-Glob. , Che , Bili .
Fettleber	(Ø)	(+)	+	+	Ø	oft einziger patholog. Befund, SGOT , meist Hepatomegalie feststellbar, SGPT , APh →

Fettleberhepatitis	ϕ	(+)	(+)	+	+	SGPT , SGOT .
Alkoholhepatitis	ϕ	+	+	+	(+)	GLDH , SGOT , SGPT
Toxisch nutritiver Leberschaden	(+)	+	+	(+)	ϕ	Bei normalen Transaminasen
Akut toxischer Leberschaden	ϕ	+*	+*	+	+	GLDH . * Leichte Fälle.
Coma hepaticum	+	+	ϕ?	ϕ?	ϕ?	Ammoniak
Akute Leberdystrophie	ϕ	+	+	+	(+)	GLDH , APh , LAP , SGOT , SGPT . De Ritis Quotient > 1
Metastasenleber	ϕ	(+)	+	+	+	APh , Fe , $Alpha_2$-Glob. ↗.
Primäres Lebercarcinom	ϕ	ϕ	(+)	+	+	APh , Fe , $Alpha_2$-Glob. ↗.
Stauungsleber	(ϕ)	(+)	+	(+)	(ϕ)	SGOT
Infektiöse Mononukleose	(+)	+	+	(+)	(+)	Mononukleose-Test +,
Progressive Histiozytose	ϕ	(+)	+	+	+	LAP , SGOT , SGPT .
Colitis ulcerosa	(ϕ)	+	+	(+)	ϕ	Die erhöhte γ-GT läuft mit d. entzündlichen Veränderungen d. Darmwand parallel.
Ileitis terminalis	++	+	+	ϕ	ϕ	Die erhöhte γ-GT läuft mit d. entzündlichen Veränderungen d. Darmwand parallel.
Ulcus ventriculi	++	(+)	ϕ	ϕ	ϕ	
Gastritis	++	(+)	ϕ	ϕ	ϕ	Diagnose klinisch, Biopsie, Gastroskopie, Magensaftanalyse
Sprue Syndrom	++	ϕ	ϕ	ϕ	ϕ	

Gamma-GT bei verschiedenen extrahepatischen Erkrankungen

Ø = nicht beobachtet (Ø) = meist nicht + = vorkommend ++ = sehr häufig

Erkrankungen	normal	— 50	— 100	100	400	Bemerkungen
			mU/ml			
Rectum-Ca	Ø?	+	+	Ø	Ø	Lokaldiagnostik!
Reticulumzellschaden	+?	+	+	+	+	Höhe der Gamma-GT hängt von den Leberinfiltrationen ab.
Nierenkarzinom		+	+	+	+?	
Pyelonephritis	++	+	Ø	Ø	Ø	
Chron. Niereninsuffizienz	+	+	+	(+)	Ø	
Akutes Nierenversagen	+	+	(+)	Ø	Ø	
Lipoid-Nephrose	+	+	+*	+*	+?	* Unbehandelte Fälle
Rechtsherzinsuffizienz	+	+	+	+	(Ø)	SGOT , SGPT , APh
Akutes Cor pulmonale						
Mitralvitiium	+	+	(+)	Ø	Ø	
Akute Pericarditis		+	+	+		
Pancarditis	++	+	+	+		APh →, SGPT ↗, SGOT
Stenocardien verschiedener Ursache	+	+	Ø	Ø	Ø	
Akute Coronarinsuffizienz						
Herzinfarkt	(Ø)	+*	+*	(+)		γ-GT wird ab 4. Tag positiv, Maximum vom 8.—12. Tag meist um 100 mU/ml. Bei schlechter

} Gamma-GT-Erhöhungen nicht primär cardial sondern sekundär durch cardiale Stauung (Leberschädigung) bedingt. (Rechtsherzinsuffizienz bis Akute Coronarinsuffizienz)

						Prognose schwerem Schock usw. Ab 2. Tag schon pos. γ-GT.
Herzrhythmusstörungen	+	+	+	+		
Lungeninfarkt	∅	+	+	++	+?	Erhöhte γ-GT-Werte laufen mit d. ausgeprägt pos. Entzündungstesten parallel.
Infarktpneumonie	+	+	+	+		
Lobärpneumonie	∅	+	+	+		
Bronchopneumonie	+	+*	∅	∅	∅	
Lungenemphysem	+	+*	∅	∅	∅	* Mit eitriger Bronchitis oder Rechtsherz-insuffizienz kombiniert.
Asthma bronchiale	++	+	(+)	∅	∅	
Bronchitis/Bronchiektasen	+	+	+	+	∅?	
Pleuritis exsudativa	+	+	+	+	∅?	
Bronchial-Ca	+	+	+	++	∅	SGOT →, SGPT →, APh ↗.
Malabsorptationssyndrom	(+)	+	+	∅	∅	SGOT ↗, SGPT →, AP →.
Pankreatitis chron.	(∅)	+*	+*	+*	(∅)	* Erhöhte Werte, wenn eine aktive Entzündung od. eine Einbeziehung der Gallenwege vorliegt.
Pankreatitis akut	∅	+	++	++	+	
Pankreaskopfkarzinom	∅	(+)	+	++	++	
Malabsorptions-Syndrom	∅?	++	(+)	∅	∅	
Beinvenenthrombose	+	+	+	+	∅	

Haltbarkeit:

Serum bei + 4° C und Zimmertemperatur 7 Tage ohne Verlust verwertbar.
Bromsulphalein bewirkt eine starke Hemmung der Aktivität (0,5 mg/ml Serum hemmt 90%)
Cu-Ionen bewirken 20%
Zn-, Co-, Al-Ionen ca. 10% Aktivitätsminderung.
(Fe-, Ca- u. Mg-Ionen stören nicht.)

Literaturangaben: 354, 355, 356, 357, 358, 359.

Gerinnungszeit *

Normalwert:

5—7 Min. (Methode nach Lee-White)
2—3 Min. (Kapillarblutmethode, gemessen wird die Zeit bis zum Auftreten des ersten Fibrinfadens. Diese Methode ist unzuverlässig, da die freigesetzte Gewebsthrombokinase in wechselndem Maße den Gerinnungsvorgang beeinflußt.)
Werte bis zu 10 Min. sind für beide Methoden Grenzwerte. Eine Gerinnungszeit über 10 Min. deutet auf pathologische Verhältnisse hin.

Definition:

Gerinnungszeit ist die Zeit, die zur Fibrinbildung bzw. Koagulumbildung notwendig ist. Es handelt sich hierbei um einen Globaltest zur Gesamtgerinnungsbestimmung. Eine Erfassung der einzelnen Phasen der Gerinnung muß mit Spezialuntersuchungen, am besten in einem Gerinnungslabor, erfaßt werden.

Verlängerte Gerinnungszeit:	Bemerkungen:
Physiologisch in der ersten Lebenswoche möglich	
Hämophilie A (Faktor-VIII-Mangel)	*In ca. 1/3 der Fälle (latente Formen) kann die Gerinnungszeit normal sein.*
Hämophilie B (Faktor-IX-Mangel)	
Parahämophilie Proaccelerinmangel (Faktor-V-Mangel)	

* Literaturauswahl: 23, 70, 177, 210, 279.

Hypoprothrombinämie (Faktor-II-Mangel)	*Bei leichten Formen ist ebenso wie bei geringem Mangel der übrigen Faktoren eine normale Gerinnungszeit möglich. Siehe auch unter „Ursachen des tiefen Spontan-Quick-Werts“ S. 352*
Stuard-Prower-Defekt (Faktor-X-Mangel)	
Plasma-Thromboplastinantecedent-Mangel (PTA-Mangel = Faktor-XI-Mangel)	
Hagemann-Defekt (Faktor-XII-Mangel)	
Hypo- und Afibrinogenämie (Faktor-I-Mangel)	
Hyperfibrinolyse	
Idiopathische Hyperheparinämie	
Antikoagulantienbehandlung	
Hemmkörperhämophilie z. B. nach wiederholten Bluttransfusionen nach wiederholten Infusionen plasmatischer Gerinnungsfaktoren nach Schwangerschaften	
Thrombopathie (von Willebrand-Jürgens)	
(Thrombopenie)	*NB: Meist ist die Gerinnungszeit normal, nur bei schwersten Thrombopenien kann eine Verlängerung vorkommen.*
Nach Einwirkung von Stickstoff-Lost-Verbindungen	
Nach Schäden durch radioaktive Strahlung	
Dysproteinämien	*Vermutlich Hemmung der Umwandlung des Fibrinogens in Fibrin sowie hemmender Einfluß auf die Thromboplastinbildung.*

Kryoglobulinämie
z. B. bei Plasmozytom,
Kala-Azar,
Primär chron. Polyarthritis,
Endocarditis lenta,
Bronchiektasen,
Hyperplastischen Erkrankungen des lymphatischen Systems
Makroglobulinämie (Waldenström)
Sekundäre Paraproteinämie
z. B. bei Leberzirrhose
Eklampsie — *Ursache noch nicht geklärt.*

Verkürzte Gerinnungszeit:
Pfortaderthrombose
Fälle von Leberzirrhose, die mit ACTH behandelt wurden.
Laborfehler — *Verhältnismäßig häufig.*

Gesamtazidität s. Magensaftuntersuchung S. 316

Gesamtblutvolumen s. S. 70

Gesamteiweiß s. Elektrophorese S. 155

Gesamtgonadotropine s. S. 249

Gesamtlipide s. S. 295

GLDH (Glutamat-Dehydrogenase) *

Normalwerte: Bis 0,9 mU/ml

Funktion und Bedeutung:

Die GLDH ist ein zinkhaltiges Enzym des Eiweißstoffwechsels mit sehr hohem Molekulargewicht (ca. 1 Million). Da es sich überwiegend in den Leberzellen befindet (s. unter Vorkommen) kommt ihm eine hohe Leberspezifität zu. Es ist ausschließlich in den Mitochondrien lokalisiert, so daß ein vermehrtes Auftreten im Serum nicht mit einer Aussage über den Schädigungsort, sondern v. a. über den Schweregrad der Schädigung zuläßt.

Das Ferment katalysiert die Reaktion Alpha-Ketoglutanat + NH_4^+ NADH L-Glutamat + NAD + H_2O.

NAD = Nikotinamid-Adenin-Dinucleotid
NADH = Reduziertes NAD

Der besondere Wert der GLDH-Bestimmung liegt in der Möglich-

* Literaturauswahl: 5, 272, 273, 274, 275.

keit der Abschätzung der Leberzellnekrosen, denn nur bei diesen kommt es zu einem Anstieg der GLDH-Aktivität im Serum, wobei der

$$\frac{\text{SGOT/SGPT}}{\text{GLDH}} \text{ Quotient absinkt.}$$

Vorkommen:

Leber	38,0	U/g Organ
Niere	4,4	U/g Organ
Gehirn	3,2	U/g Organ
Lunge	2,5	U/g Organ
Herz	1,1	U/g Organ
Skelettmuskel	0,5	U/g Organ

In den Leberzellen befindet sich die GLDH ausschließlich in den Mitochondrien.

Einheiten:

1 IU = 1 internationale Einheit = diejenige Enzymmenge, die bei 25° C bei Substratsättigung und ph-Optimum 1 μmol Substrat umsetzt.

1 IU/1000 ml = 1mU/ml

Haltbarkeit:

Serumaktivität bei + 4° C	*— 5% nach 3 Tagen*
bei Raumtemperatur	*— 15% nach 15 Tagen*

Erhöhte Werte:	**Bemerkungen:**
Leberkoma	*Hier sehr hohe Werte, besonders präfinal Anstieg auf Werte um 100 mU/ml.*
Hypokaliämisches, stilles Koma	↑↗
Toxische Leberschädigung	*Enzymmuster:* *LDH > SGOT > SGPT > GLDH* $\frac{SGOT + SGPT}{GLDH}$ *Quotient < 50*
Akute Hepatitis	*Enzymmuster:* *SGPT > SGOT > LDH > GLDH* $\frac{SGOT + SGPT}{GLDH}$ *Quotient > 50*

Chronische Hepatitis	$\frac{SGOT + SGPT}{GLDH}$ *Quotient* $\approx$ *30—40*
Verschlußikterus (allgemein)	$\frac{SGOT + SGPT}{GLDH}$ *Quotient = 5—15* *Die Ursache der hierbei gefundenen auffälligen Serumaktivitätszunahme der GLDH ist noch ungeklärt.*
Metastasenleber	↑—↑↑, *SGOT > SGPT;* $\frac{SGOT + SGPT}{GLDH}$ *Quotient < 10. Alk. Phos.* ↑, *LDH meist* ↑.
Primäres Leber-Ca	*Ähnlich wie Metastasenleber, aber schwächer ausgeprägte Zeichen. LDH hier meist normal.*
Leukämien	*Nur selten besteht hierbei eine GLDH-Erhöhung.*

NB: Heparinisiertes Blut ist nicht zur GLDH-Bestimmung geeignet, denn Heparin hat eine deutliche Hemmwirkung auf die GLDH.

Globuline s. Elektrophorese S. 145

Glukose-Harn

Normalwert:

Negativ oder geringe Spuren, die Tagesausscheidung soll 300 mg nicht überschreiten.

Vermehrte Glukoseausscheidung im Harn (Glukosurie):

1. Alle Krankheiten und Krankheitszustände, bei denen der erhöhte Blutzuckerspiegel (s. S. 73) die normale Nierenschwelle überschreitet.
   Ausnahme:
   Krankheiten mit erhöhter Nierenschwelle (Diabetische Glomerulosklerose)
   Außerdem besteht eine Glukosurie bei

2. Renaler Glukosurie
   a) Kongenital erniedrigte Nierenschwelle — **Bemerkungen:** *Glukosurie bei normalen Blutzuckerwerten und normalen Blutzuckerbelastungsproben. Anomalie, keine Krankheit.*
   b) Akute Nierenkrankheiten — *Sehr selten!*
   c) Phlorhizin-Vergiftung (Phlorhizin-Diabetes)
3. Erhöhte Resorption
   a) Postgastrektomie Syndrom (Dumping-Syndrom)
   b) Schwangerschaft

Glukose-Serum s. Blutzucker S. 72

Glutamat-Oxalazetat-Transaminase s. SGOT S. 378

Glutamat-Pyruvat-Transaminase s. SGPT S. 386

GOT s. SGOT S. 378

GPT s. SGPT S. 386

Granulierte Zylinder s. Harnsediment S. 219

Granulozyten s. unter
Neutrophile Leukozyten S. 331
Basophile Leukozyten S. 45
Eosinophile Leukozyten S. 159
Leukozyten S. 288
Differentialblutbild S. 127

Griess'sche Probe s. Harnbefunde S. 214

Gros'sche Flockungsreaktion
s. Serumlabilitätsreaktionen S. 372

Grundumsatz (GU) *

Normalwerte:

Stationär	ca.	—5%	bis	+15%
Ambulant	ca.	0	bis	+25%

Besonders beim Grundumsatz sind die Grenzen des Normalen sehr fließend, da viele äußere Faktoren Veränderungen verursachen können.

* Literaturauswahl: 3, 58, 71, 138, 142.

Definition und Bedeutung:

Unter Grundumsatz versteht man den Energieumsatz eines Individuums unter vollständiger körperlicher und geistiger Ruhe. Er entspricht dem Grundstoffwechsel einschließlich der Wärmeproduktion zur Erhaltung der Körpertemperatur und dem Minimum an innerer Arbeit (Herztätigkeit etc.). Allgemeine Faktoren, die den GU beeinflussen, sind Körperoberfläche (wird meist aus Körpergröße und Gewicht errechnet), Alter und Geschlecht. Die Untersuchung soll bei Zimmertemperatur (ca. 20° C) am nüchternen Patienten durchgeführt werden. Luftfeuchtigkeit und Luftdruck haben auf das Ergebnis ebenfalls einen Einfluß. Die physiologische Grundlage für die einfachen klinischen Grundumsatzbestimmungen ist die Proportionalität von Atmung und Stoffwechsel. Da der Kalorienverbrauch auf oxydative Vorgänge zurückzuführen ist, kann der Stoffwechsel anhand des Sauerstoffverbrauchs gemessen werden. Der Energieumsatz kann ebenso mit Hilfe des ausgeschiedenen CO_2 bestimmt werden.

Die früher häufig geforderte dreitägige eiweißfreie Kost ist unnötig. Es genügt, wenn die Abendmahlzeit am Tag vor der Untersuchung eiweißfrei ist. Die früher häufig feststellbare Überbewertung des GU hat heute teilweise zu einer Ablehnung des GU geführt. Wer sich der beschränkten Aussagefähigkeit und der Fehlermöglichkeiten bewußt ist, kann den GU auch heute noch (im Zeitalter exakterer diagnostischer Methoden — die auch nicht immer eine 100%ig sichere Schilddrüsendiagnose erlauben) als zusätzliche und e r g ä n z e n d e diagnostische Methode benützen.

Einheiten:

Die Prozentangaben beziehen sich auf den Normalwert (Soll) des Energieumsatzes in 24 Std., bezogen auf Körpergröße und Gewicht. Diese Normalwerte werden den Grundumsatztabellen (z. B. nach Harris und Benedict, Kestner und Knipping, Fleisch) entnommen. Die prozentuale Abweichung +20% bedeutet also, daß der tatsächlich ermittelte Wert um 20% über dem (normalen) Tabellenwert liegt.

Berechnung:

$$\text{GU \%} = \frac{\text{Verbrauchter Sauerstoff}}{\text{Normaler Sauerstoffverbrauch (Tabellenwert)}}$$

Erhöhte Werte:	**Bemerkungen:**
Physiologisch	
Prämenstruell	*Bis +10% erhöht, während der Menses Absinken der Werte.*
Schwangerschaft	
Laktation	

Pathologisch	
Hyperthyreose	*Ein erhöhter GU ist noch kein Beweis für die Diagnose. Andere Ursachen einer GU-Erhöhung sind auszuschließen. Bei anderen klinischen Verdachtsmomenten sind spezielle Untersuchungen des Jodstoffwechsels angezeigt (Hormonjodanalyse, Radiojodtest). Ein normaler oder erniedrigter GU macht eine Hyperthyreose weitgehend unwahrscheinlich. Werte über +50% sind sehr verdächtig im Sinne der Diagnose. RJT!*
Mangelnde körperliche Entspannung	*Häufige Fehlerquelle. Ausgelöst z. B. durch schlechte Liegemöglichkeit, schlecht sitzende Mundstücke, die eine verkrampfte Haltung hervorrufen usw.*
Psychisch-körperliche Anspannung	*Bei Erwartungsangst (unbekannte Apparatur) kann eine Normalisierung durch Wiederholung an einem anderen Tag oder durch GU im Schlaf erreicht werden. Bei Wiederholung unter gleichen Bedingungen ergibt sich u. U. ein Hinweis auf mangelnde Entspannungsfähigkeit.*
Fieberhafte Erkrankungen	*Das Fieber geht mit einer Stoffwechselsteigerung parallel.*
Leukämie	
Karzinomatose	
Lymphogranulomatose	
Phäochromzytom	
Hypophysenüberfunktion	
Akromegalie	*Bei Erkrankung nach Abschluß des Längenwachstums.*
Gigantismus (= hypophysärer Riesenwuchs)	*Bei Erkrankung vor Abschluß des Längenwachstums.*

Cushing-Syndrom	
Diabetes insipidus	*Durch Behandlung mit Pitressin wird der GU normalisiert.*
Polycythaemia vera	
Perniziöse Anämie	*Besonders bei gleichzeitiger funikulärer Myelose.*
Hämochromatose	
Schwere Herzinsuffizienz	*Die Kreislaufinsuffizienz führt zu einer exzessiven Sauerstoffutilisation, außerdem ist die Atmungsmuskulatur (zusätzlich die auxiliare Atemmuskulatur) verstärkt in Tätigkeit.*
Hypertonie	
Steatorrhoe	
Iatrogen	
Behandlung mit Schilddrüsenhormonen, z. B. Thybon	

Erniedrigte Werte:

Physiologisch

Nach langdauernder Bettruhe

Pathologisch

Hypothyreose	*Normale oder leicht erhöhte Werte sind noch kein Beweis gegen die Diagnose, erniedrigte Werte machen bei entsprechender Allgemeinsymptomatik die Diagnose sehr wahrscheinlich. Cholesterin $\uparrow\uparrow$! RJT!*
Hypophysenstörungen z. B. Sheehan-Syndrom Simmondsche Kachexie	
Addison-Syndrom	*Manche Fälle*
Hypogonadismus/Dystrophia adiposogenitalis	*Manche Fälle*
Bei Eunuchen	
Nephrotisches Syndrom	*Mit Zunahme der Ödeme nimmt der GU ab. Niedrigste GU-Werte finden sich, wenn die Ödeme am stärksten sind.*

Schwere Anämien
Schockzustände
Depressive Psychosen
Malnutrition
Iatrogen
  Thyreostatika
  Sedativa und Hypnotika
  in höheren Dosen
  Opiate

HAA (Hepatitis-assoziiertes Antigen)

Normalwerte: Negativ

Bedeutung:

Australia-Antigen hat seinen Namen daher, weil es zufällig erstmals bei einem Spender australischer Herkunft festgestellt wurde. Obwohl bisher noch nicht feststeht, ob es sich bei dem Antigen um das Virus selbst oder um ein Hüllen-Protein oder um ein anderes infektiöses Agens handelt, hat die Testung auf das HAA-Antigen einen festen Platz in der Diagnostik akuter und chronischer Hepatiden gefunden. Es besteht der Hinweis darauf, daß aus der Persistenz des Antigens oder des Antikörpers auch Rückschlüsse auf die immunologische Abwehrlage und damit auf den Verlauf einer Hepatitis gezogen werden können.
Das Antigen ist ein Lipoproteid mit hohem Molekulargewicht. Es wandert elektrophoretisch als Alpha$_1$- bzw. Alpha$_2$-Globulin. Es gibt zahlreiche Hinweiszeichen für unterschiedliche Antigendeterminanten innerhalb des Australia-Antigen-Komplexes.

Von praktischer Bedeutung ist die Bestimmung des HAA heute bereits bei folgenden Fällen und Fragestellungen:
1. Routinemäßige Kontrolle der Blutspender
2. Erfassung chronisch-anikterischer Hepatitisfälle
3. Erfassung klinisch-gesunder Hepatitisvirusträger
4. Routinemäßige Kontrolle von Patienten und Personal in Haemodialyseeinrichtungen
5. Sicherung der histologischen Hepatitisdiagnose
6. Differentialdiagnostik mittelgradiger Transaminasenerhöhungen und Unterscheidung von toxischen Leberschäden
7. Verlaufskontrolle von akuten und chronischen Hepatitiserkrankungen.

Der Wert zur Differenzierung einer infektiösen Hepatitis von einer Serum-Hepatitis ist nicht eindeutig erwiesen.

Haltbarkeit:

Das Antigen ist sehr stabil gegen thermische und chemische Einflüsse. Es besteht gute Lagerungsfähigkeit. Unter Tiefkühlbedingungen (— 20° C) ist das Antigen 20 Jahre stabil. Erhitzen über 1 Stunde bei 56° C, bzw. 30 Min. bei 65° C bewirkt keine Veränderung des Antigens. Auch eine hohe Widerstandsfähigkeit gegen proteolytische Enzyme und Behandlung mit Äther, Chloroform u. a. Chemikalien liegt vor. Wiederholtes Einfrieren und Auftauen sind ohne erkennbaren Einfluß auf die Reaktionsfähigkeit des Antigens.

Positive Befunde:

Akute Virushepatitis	Nach verschiedenen Autoren besteht die Korrelation zwischen Hepatitis und dem Nachweis von HAA in sehr unterschiedlichem Prozentsatz. Tatsächlich scheint der Anteil der positiven Fälle von der Empfindlichkeit der Methodik abzuhängen. Die empfindliche KBR erbringt den höchsten Prozentsatz. Das Antigen erscheint bei der akuten Hepatitis im frühen Stadium der Erkrankung, um im Regelfall nach wenigen Wochen wieder zu verschwinden (anfänglich positive Viraemie?). Es besteht auch ein gewisser Hinweis auf Zusammenhänge zwischen pos. HAA und Infektiosität.
Serumhepatitis	Bei einigen neueren Antiseren ist bei Serumhepatitis der Befund negativ, während sich in hohem Prozentsatz (über 90%) eine infektiöse Hepatitis pos. anzeigt. Neben der Empfindlichkeit der Methodik spielen eine Reihe noch unbekannter Faktoren eine Rolle. Einige Forscher unterscheiden das Antigen der Virushepatitis (IH) und der Serumhepatitis (SH). Zur Differentialdiagnostik dürften jedoch die neueren Antiseren ebenfalls nicht als geeignet betrachtet werden.

Chron. Hepatitis Aggressive Hepatitis Leberzirrhose	Es ist anzunehmen, daß das Antigen die Rolle eines Chronifizierungsfaktors spielen könnte. Bei chron. Hepatitis kann das Antigen über Monate und Jahre hinweg persistieren.
Primäres Lebercarcinom	In etwa 10% der Fälle positiv, wahrscheinlich im Gefolge einer posthepatitischen Zirrhose auftretend.
Chron. Nierenerkrankung	Bis zu 50% der Fälle positiv (fragliche primäre Nierenschädigung durch das Hepatitisvirus?)
Akute u. Chronische Leukämie Morbus Hodgkin	Bis zu 18% der Fälle positiv.
Mongolismus	Bis 30% der Fälle positiv (Genetischer Faktor?)
Lepromatöse Lepra	Bis 11% der Fälle positiv

Negative Befunde von diagnostischer bzw. differentialdiagnostischer Bedeutung:

Toxische Leberschäden
Alkoholische Leberschäden
Alkoholische Leberzirrhosen
Primär biliäre Leberzirrhosen
Verschiedene autoimmune Hepatitiden

Literaturnachweis: 363, 364.

Hämatokrit (Siehe auch unter Blutvolumen)

Normalwerte:

Männer 40—54%
Frauen 37—47%

Definition:

Der Hämatokrit ist das Volumen aller Erythrozyten ausgedrückt in %, bezogen auf das Gesamtvolumen als 100%.

Erhöhung:

Polycythaemia vera

Symptomatische Polyglobulien infolge Hypoxie *Siehe auch S. 71*

- Lungenkrankheiten
- Zentrale Störung der Atmungsregulation
- Herzfehler
  - angeboren
  - erworben
- Höhenerythrozytose
- Exsikkose
  - Erbrechen
  - Verbrennungen
  - Durchfälle
  - Ileus
  - Addisonkrise
  - Coma diabeticum

Weitere Erythrozytosen siehe S. 164

Erniedrigung:

Anämien

Hämoglobin *

Normalwerte:

Erwachsene		
Männer	16 ± 2	g%
Frauen	14 ± 2	g%
Bei der Geburt um	19,5	g%
4.—8. Lebenstag um	18,3	g%
40.—60. Lebenstag	14	g%
3.—5. Monat	12,2	g%
6.—11. Monat	11,8	g%
1. Lebensjahr	11,2	g%
2. Lebensjahr	11,5	g%
3. Lebensjahr	12,5	g%
4.—5. Lebensjahr	12,6	g%
6.—10. Lebensjahr	12,9	g%
11.—15. Lebensjahr	13,4	g%

Mengenangabe:

g% = Gramm Hämoglobin in 100 ccm Blut

16 g% entsprechen 100% Hämoglobin der älteren Mengenangabe.

Bewertung:

Der Hämoglobinwert ist bei allen Anämien in wechselndem Maße erniedrigt. Über Anämien siehe Erythrozyten S. 166.

Bei Blutungsanämien und primären Eisenmangelanämien ist der

---

* Literaturauswahl: **117.**

Hämoglobinwert stärker erniedrigt als bei makrozytären Anämien. Über das Verhältnis der Hämoglobinminderung zur Erythrozytenminderung siehe unter Hämoglobin-Gehalt des Einzel-Erythrozyten (Hb_E).

Eine entsprechende Erhöhung des Hämoglobinwertes findet sich bei Polycythaemia vera und bei den symptomatischen Polyglobulien.

Hämoglobin-Gehalt des Einzelerythrozyten (HB_E)

Normalwert:

Erwachsene	27—34 $\gamma\gamma$	Im Durchschnitt meist 29
Frühgeborene	35,2—41,4 $\gamma\gamma$	Im Durchschnitt meist 39
Säugling 6 Wochen	27,4—32,7 $\gamma\gamma$	Im Durchschnitt meist 30
Säugling 12 Wochen	28,9—33,1 $\gamma\gamma$	Im Durchschnitt meist 30

Berechnung: $Hb_E = \frac{\text{Hb in g/100 ml} \times 10}{\text{Erythrozytenzahl (Mill/mm}^3\text{)}}$

Einheit: 1 $\gamma\gamma$ = 1 $\mu\mu$g = 1 Mikro-Mikrogramm = 10^{-12} g.

Erhöhte Werte:

Megalozytäre Anämien
- Perniziöse Anämie
- Schwangerschaftsperniziosa
- Sprue
- Steatorrhoe
- Proteinmangelanämie
- Diphyllobothrium latum-Anämie
- Behandlung mit Folsäureantagonisten (Aminopterin, Daraprim)

Sphärozytosen (Siehe S. 176)

Erniedrigte Werte:

Primärer Eisenmangel
Blutungsanämien
Idiopathische hypochrome Anämien
Schwangerschaftsanämie
Chlorose

Hämoglobinkonzentration pro Einzelerythrozyt

Normalwert:

Frühgeborene um	39%
Säuglinge um	37%
Erwachsene	30—36%
Hyperchromie	> 36%
Hypochromie	<30%

Berechnung: $Hb_{Ery} = \frac{\text{Hb g\%} \times 100}{\text{Hämatokritwert}}$

Erhöhte Werte:

Langdauernde Dehydratation
z. B. profuse Durchfälle
Cholera
Unstillbares Erbrechen

Erniedrigte Werte:

Eisenmangelanämien
Blutungsanämien
Schwangerschaftshydrämie
Wasserintoxikation

Harnbefunde (Übersicht) *

Addis-Sediment s. S. 219
Acetessigsäure s. S. 205
Azeton s. S. 43
Bence-Jones-Protein s. S. 47
Bilirubin s. S. 49
Calcium s. S. 95
Chlorid s. S. 101
Diazo s. S. 126
Eiweiß s. S. 205
Epithelien (im Sediment) s. S. 225
Erythrozyten (im Sediment) s. S. 219
Farbe s. S. 210
Geruch s. S. 213
Glukose s. S. 194
s. auch bei Blutzucker
Griess'sche Probe s. S. 214
Indikan s. S. 215
Konzentrationsversuch s. S. 216
Leukozyten (im Sediment) s. S. 223
(Harn-) Menge s. unter Tagesausscheidung S. 231
Nitritprobe s. S. 214
Pentdyopent s. S. 217
pH s. S. 218
Porphyrin s. S. 343
Reaktion s. unter pH S. 218
Sediment s. S. 219
Spezifisches Gewicht s. S. 230
Sternheimer-Malbin-Zellen s. S. 225
Sulkowitschprobe s. S. 96

* Literaturauswahl: 24, 35, 38, 155, 180, 187, 193, 219, 233, 239, 247.

Tagesausscheidung s. S. 231
Trübung des Harns s. S. 213
Urobilin s. S. 11
Urobilinogen s. S. 9
Wasserversuch s. S. 217
Zucker s. S. 194
Zylinder (im Sediment) s. S. 225

Weitere Substanzen im Harn s. unter den betreffenden Hauptüberschriften.

NB: Aus einem normalen Harnbefund wird oft fälschlich geschlossen, eine Nierenerkrankung liege nicht vor. Bei Vorliegen einer (v. a. diastolischen) Hypertonie sollten immer noch ergänzende Untersuchungen angestellt werden (Serum-Harnstoff, Kreatinin, Clearance etc.).

Harn / Azetessigsäure

Normalwert:
Im Harn finden sich nur so geringe Spuren, daß sie mit den üblichen Nachweismethoden nicht angezeigt werden.

Entstehung:
Bei gestörtem Fettstoffwechsel (z. B. Diabetes) werden in erhöhtem Maße Fettsäuren frei, die durch das vermehrte Angebot von Acetyl-Co-A nicht mehr vollständig im Zitronensäurezyklus umgesetzt werden können. Es wird daher Acetoacetyl-Co-A gebildet, aus dem durch Abspaltung von Coenzym A Azetessigsäure entsteht. Als β-Ketosäure kann sie spontan zu Azeton decarboxylieren (v. a. beim Stehen des Harns) oder enzymatisch zu β-Hydroxybuttersäure reduziert werden.

Bewertung: Wie Azeton (s. S. 43)

Harn-Eiweiß (Proteinurie)

Normalwert:
Eine Eiweißausscheidung bis 10 mg% kann noch als normal angesehen werden. Im Durchschnitt finden sich 2—8 mg%.
Eine tägliche Gesamtausscheidung über 150 mg ist pathologisch (100 mg% = 1‰).

Genese der Proteinurie:
Glomeruli mit normaler Permeabilität filtrieren Eiweiß mit einem Molekulargewicht unter 70 000, z. B. die Bence-Jones-Proteine (s. S. 47), Hämoglobin, Gelatine und Eiereiweiß. Unter pathologischen Umständen ändern die Glomeruli ihre Durchlässigkeit, so daß auch höhermolekulare Eiweißkörper, v. a. Albumine austreten können.

Fehlermöglichkeiten bei verschiedenen alltäglichen Screeningmethoden:
Falsch positiver Ausfall:

1. Sulfosalicylprobe:

Physiologische Proteinurie (Eiweißtrübung durch zu hohe Empfindlichkeit der Probe, die bereits bei 1,5 mg% anzusprechen beginnt).

Ausfällung von Medikamenten oder deren Abbauprodukten	*z. B. Tolbutamid (Rastinon, Artosin, Orinase), Röntgenkontrastmittel.*

2. Kochprobe

Ausfällung von Karbonaten Ausfällung von Phosphaten	*Kann durch nachträglichen Zusatz verdünnter Essigsäure verhindert werden.*

NB: Konzentrierte Essigsäure kann durch Bildung von löslichem Azidalbumin eine negative Probe vortäuschen. Stark alkalischer Harn behindert ebenfalls die Eiweißfällung.

3. Albustix

Stark alkalischer Harn	*(Immer pH beachten und evtl. ansäuern)*
Überlagerung mit diagnostischen oder therapeutischen Farbstoffen, die das Ablesen unmöglich machen.	

NB: Falsch negativ: **Bei** Paraproteinen und den höher molekularen Globulinen besteht mit Albustix eine geringe Empfindlichkeit bis zur falsch negativen Reaktion. Dies ist auf die geringe Anzahl freistehender Aminogruppen kationischer Natur der genannten Proteine zurückzuführen.

Vermehrte Ausscheidung/ Proteinurie:	**Bemerkungen:**
Sportproteinurie	*Anamnese! Starke körperliche Anstrengung*
Marschproteinurie	*Meist auch Mikrohämaturie*
Orthostatische Proteinurie	*Die Proteinurie wird nicht durch das Stehen, sondern durch die stark lordotische LWS-Haltung beim Stehen ausgelöst. NB: Im Ausheilungsstadium der Nephritis kann ebenfalls eine Proteinurie vorkommen, die sich durch Lordosierung auslösen oder verstärken läßt. Diese ist ernster zu werten!*

Kälteeinwirkung	*Reflektorische Minderdurchblutung der Niere!*
Vegetative Störung extrarenaler Ursache z. B. nach Erregung nach epileptischem Anfall nach Apoplex	
Stauungsniere bei Herzinsuffizienz	*Selten über 1‰.*
Fieber	*Meist nur geringe Proteinurie auch bei schweren Infektionskrankheiten. Lediglich bei Diphtherie können Proteinurien bis 20‰ vorkommen.*
Posttraumatisch	*Lokal oder allgemein.*
Nephritiden	
Glomerulonephritis	*RR ↑*
Herdnephritis	*Mikrohämaturie, RR →*
Pyelonephritis	*Proteinurie bis ca. 2‰ bei den akuten Formen, Leukozyturie, Bakteriurie.*
Interstitielle Nephritis	
Schrumpfnieren	*Nur sehr mäßige Proteinurie, Isosthenurie.*
Nephrotisches Syndrom	*Obligate Befunde: Proteinurie 2—30 g/Tag, GE < 6 g%, Alb. ↓, Alpha$_2$-Glob. ↑, (Gamma-Glob. ↘), Hyperlipidämie, Chol. ↑. Ödeme!*

Ätiologien des nephrotischen Syndroms (nach Sarre)

1. Glomerulonephritiden

Membranöse G.
Proliferative-akute G.
Subakute G.
Chronische G.
Familiäre Nephrose

2. Akute und chronische Infekte

z. B. Lues
Tuberkulose
Malaria
Endokarditis subakute, bakterielle

3. *Paraproteinosen*
   Amyloidose
   Multiples Myelom (Plasmocytom)
   Makroglobulinämie Waldenström
   Morbus Hodgkin

4. *Zirkulationsstörungen*
   Thrombose der V. cava und der V. renalis
   Konstriktive Perikarditis
   Herzinsuffizienz mit erheblicher Venenstauung

5. *Kollagenkrankheiten*

Lupus erythematodes disseminatus	*Libman-Saks-Syndrom (= viscerale Form)*
Periarteriitis nodosa	
Wegener Syndrom	*Maligne Form der Periarteriitis n.*
Arthritiden, prim. chron. Polyarthritis	
Dermatomyositis	

6. *Intoxikationen*
   Schwermetalle (Hg, As, Au, Bi)
   Irgapyrin
   Butazolidin
   Sulfonamide
   Penicillinamine
   Troxidon
   Trimethation (Tridione)
   Puromycin
   Aminonukleosid
   Toxicodendron u. a.

7. *Stoffwechselerkrankungen*

Diabetische Glomerulosklerose	
Glykogenspeicherkrankheit und Zystinose	
Schwangerschafts-nephropathie	*RR ↑ (Werte über 140 mm Hg sind streng beobachtungsbedürftig!)*

8. *Verschiedenes*
   Pollenüberempfindlichkeit
   Nierentransplantation
   Sichelzellanämie

Hepatorenales Syndrom	*Funktionelle Nierenstörung bei primären Hepatosen*
Hämolytisch urämisches Syndrom (Gasser)	
Crush-Syndrom	
Conn-Syndrom (Primärer Aldosteronismus)	*Durch Nebennierentumoren oder Nebennierenhyperplasie ausgelöst. Serum: K ↓, Na ↑, Cl ↑. Urin: K ↑, Na ↓, Cl ↓, Aldosteron ↑ (20—50 γ/die), RR ↑*
Natrium-Mangel-Syndrom	
Magnesium-Mangel-Syndrom	
Vitamin-A-Intoxikation	*Leichte Proteinurie*
Weitere seltene Syndrome	
Renale Rachitis (de Toni-Debré-Fanconi)	*Verschiedene Formen*
Boyd-Stearns-Syndrom	*Tubuläre Niereninsuffizienz mit renaler hypochlorämischer Azidose und Spätrachitis*
Chronisch familiäres Polyserositis-Syndrom	*Paroxysmale Abdominalkrisen, Arthralgien, Fieber, v. a. ♂, bei Armeniern, Syrern, Juden.*
Juhel-Renoy-Syndrom	*Nierenrindennekrose in der Schwangerschaft s. S. 100*
Immerslund-Gräsbeck-Syndrom	*Gutartige Proteinurie, ohne daß sich sonstige Nierenstörungen feststellen lassen bei megalozytärer Anämie. B_{12}-Mangel infolge familiärer Resorptionsstörungen bei Jugendlichen.*
Hereditäre Fruktose-Intoleranz	*Proteinurie Zeichen einer begleitenden Nierenschädigung*
Hereditäre Galaktose-Intoleranz	
Laktose-Intoleranz	*Hier kommt nur eine intermittierende Hämaturie vor.*
Goodpasture-Syndrom	*s. S. 243*
Idiopathische Lungenhämosiderose	*Nur bei Beteiligung der Nieren kommt eine Proteinurie, Hämaturie und Zylindrurie vor.*

Chronisch idiopathische Hyperkalzämie (Fanconi-Schlesinger)	
Achor-Smith-Syndrom	*s. S. 239*
Generalisierte chondrolytische Perichondritis (v. Meyenburg-Altherr-Uehlinger)	*Proteinurie nicht konstant.*
Löffler-Syndrom (Endokardfibrose)	*V. a. rechter Ventrikel betroffen, Eosinophilie.*
Schoenlein-Henoch-Syndrom	*Allergische Purpura*
Epidermolysis acuta toxica	
Alport-Syndrom	*Angeborene Nephropathie und Taubheit, Zylindrurie, Erythrozyturie.*
Abderhalden-Fanconi-Syndrom (Zystinspeicherkrankheit)	*Leichte Proteinurie*
Franklin-Syndrom	*Nur Bence-Jones-Proteinurie. Beta-Glob. ↑, Gamma-Glob. ↑ (präfinal Gamma-Glob. ↓), Hb ↓, Leuko ↓, Eosinophile ↑, Lymphozyten relativ ↑, akutes Krankheitsgefühl, Lymphknotenschwellung. Gaumen- und Epiglottisödem (Virusinfekt?)*
Latrodektismus-Syndrom	

Harn-Farbe

Normalbefund:

Hell- bis dunkelgoldgelb

Die normale Harnfarbe ist durch ein Gemisch verschiedener Farbstoffe verursacht, wie z. B. Urochrom, Urorosein und Uroerythrin.

Physiologische Verschiebungen der Harnfarbe:

Heller Harn	Niederes spezifisches Gewicht (Verdünnung)	←→	Hohes spezifisches Gewicht (Konzentration)	Dunkler Harn
	Unvollständige Oxydation der Urochromogene	←→	Oxydation an der Luft (UV-Bestrahlung)	
	Alkalischer Harn / Neutraler Harn	←→	Stark saurer Harn	

Farbänderungen:

Farblos bis blaßgelb

Starke Wasserdiurese
Diuretika
Polyurische Phase bei verschiedenen Nierenkrankheiten (eingeschränktes Konzentrationsvermögen)
Diabetes mellitus
Diabetes insipidus

Zitronengelb bis goldgelb:

Senna (im sauren Harn! In alkalischem Harn rot.)
Cascarasagrada
Chrysarobin (im sauren Harn!)
Rheum
Frangula

Intensiv gelb

Atebrin
Furadantin
Riboflavin
Vitamin-B-Komplex, wenn reichlich Riboflavin enthalten ist.

Rotgelb/orange:

Rubazonsäure	*(Abbauprodukt von Antipyrin und Pyramidon)*
Rheum (orangerot)	*(bei alkalischem Harn)*
Senna (orangerot)	*(bei alkalischem Harn)*
Chrysarobin (orangerot)	*(bei alkalischem Harn)*
Urobilin im Übermaß	
Eosin (grüne Fluoreszenz)	
Santonin (safrangelb)	
Rhabarber	*(alkalisch rotgefärbt)*

Rot:

Verschiedene Medikamente
z. B. Antipyrin
Azoangin
Euvernil
Istizin
Prontosil
Pyramidon
Pyridium
Salizylsäure
Santonin
Sulfonal
Trypaflavin
Veramon

Hämoglobin	*(fleischwasserfarben bis blutrot)*
Myoglobin	
Porphyrine	*(weinrot bis schwarz — weißer Schüttelschaum!)*
Anilinfarben	
Fuchsin	
Heidelbeeren	
Phenolphthalein }	*Purpurrot in alkalischem Harn*
Phenolrot }	
Rote Beete (Rote Rüben)	

Rotbraun bis dunkelbraun:

Methämoglobin
Porphyrin
Phenolvergiftung
Bilirubin

Braunschwarz:

Melanin	
Methämoglobin	
Homogentisinsäure	*(Alkaptonurie)*
Salizylsäure	
Hämoglobin in größeren Mengen a) nach längerem Stehen des Harns b) wenn bereits in den Harnwegen Zersetzung erfolgte.	
Hydrochinonglykoside	*(Fol. uvae ursi)*
Porphyrine	*(weißer Schüttelschaum nach längerem Stehen des Harns)*

Grünblau:

Lysol-Vergiftung
Karbolsäure-Vergiftung
Indigokarmin
Methylenblau
Biliverdin

Grüngelb:

Gallenfarbstoffe *(gelber Schüttelschaum)*

Trüber Urin (milchiger Urin):

Pyurie	
Chylurie	*Bei Verschluß des Ductus thoracicus oder in perivesikalen Lymphbahnen, z. B. bei Bilharziose oder Filariose.*
Lipurie Diabetes mit Lipämie Chronische Nephritis mit fettiger Nierendegeneration Manche Fälle von nephrotischem Syndrom Eklampsie Nach schweren Knochenfrakturen Nach exzessiver Fettaufnahme (Lebertran) Manchmal nach schwerer Phosphorvergiftung schwerer Alkoholintoxikation	
Spermaturie	*Sedimentierende, schleierartige Trübung*
Hämaturie	*Rötliche Trübung*
Bakteriurie	*Meist übler Geruch*
Massive Phosphaturie	*Mit Essigsäure auflösbare milchige Trübung*
Massive Uraturie	*Bei Erwärmen lösliches, gelblichrotes Ziegelmehlsediment*
Starke Oxalaturie	*In HCl klärbar*

Harn-Geruch

Normalbefund:

Typisch aromatisch

Abweichungen:

Stark aromatisch:	*Nach Kaffeegenuß*
Ammoniakalisch	*a) Alter Harn: Bakterielle Zersetzung des Harnstoffs an der Luft*

	b) Frischer Harn: Harnwegsinfekt mit bakterieller Zersetzung bereits im Körper.
Jauchig-faulig	*Schwerer Harnwegsinfekt, verjauchende Prozesse im Harnwegsbereich, infiltrierende Neoplasmen.*
Fäkulent	*Bei Darm-Harnwegsfisteln, z. B. bei Karzinomen.*
Geruch nach Schwefelwasserstoff	*Harnwegsinfekte mit E. coli.*
Obstartig	*Azetonausscheidung beim Diabetiker* *Azetonausscheidung beim Hungernden*
Veilchengeruch	*Eukalyptusöl } meist nach* *Terpentinöl } Inhalation*
Gewürzig	*Nach Genuß verschiedener ätherischer Öle.*
Widerlich-abstoßend (Mercaptongeruch)	*Nach Genuß von Spargel* *Nach Genuß von Knoblauch*

Harn Griess'sche Probe

Normalbefund:

Negativ

Trefferquote: 50—80% (Zahl der positiven Befunde bei Harnwegsinfekten.)

Prinzip:

Mit dem Reagenz nach Griess werden Nitrite nachgewiesen, die in normalem Harn nicht vorhanden sind. Diese entstehen, wenn im Harn vorhandenes Nitrat von Bakterien in Nitrit umgewandelt wird.

Positive Griess'sche Probe im frischen Harn:

Hinweis auf Infektion mit
E. coli
oder Aerobacter
oder Citrobacter
oder Proteus
oder Enterokokken
oder Staphylokokken
oder Salmonellen
oder Klebsiellen

NB: In altem, schon länger stehendem Harn kann die positive Griess'sche Probe durch eine sekundäre Verunreinigung mit Bakterien verursacht sein. Das Vorhandensein einer stärkeren Leukozyturie gibt hier einen zusätzlichen Hinweis auf die Möglichkeit einer Infektion. Im positiven Fall sind Kontrollen der Probe und evtl. eine Harnkultur angezeigt.
Der Morgenharn zeigt häufig positive Befunde bei Harnwegsinfekten, weil bei der 6—8stündigen längeren Verweildauer in der Harnblase die Zahl der Keime von $< 10^4$/ml auf $> 10^8$/ml Harn steigt.

Harn-Indikan

Normalwerte:

Säuglinge natürlich ernährt	0—10 mg/die
Säuglinge künstlich ernährt	5—40 mg/die
Erwachsene	10—70 mg/die

Bei der groben Bewertung der Farbreaktion (Methode z. B. nach Obermayer) ist das Ergebnis normalerweise negativ.

Entstehung:

Indikan entsteht aus Tryptophan, einer lebenswichtigen Aminosäure, auf dem Umweg über Indol. Im Darm bildet E. coli aus Tryptophan das giftige Indol. Vom Körper wird dies entgiftet, indem es zu Indoxyl oxydiert, mit aktivem Sulfat gepaart und schließlich als Kaliumsalz, genannt Indikan, im Harn ausgeschieden wird.
Eine verstärkte Indikanurie findet sich bei ca. 50% des internen Krankengutes.

Vermehrte Indikanausscheidung

Sehr eiweißreiche Kost
Vermehrte Darmfäulnis
Anazidität/Subazidität
Pankreasinsuffizienz
Enteritis
Darmverschluß
Ileus
Obstipation
Chronische Hepatopathie

Verminderte Indikanausscheidung

Sehr kohlenhydratreiche Kost	(Hemmung der Indolentstehung, da E. coli das Kohlenhydrat umsetzen.)

Joghurt-Ernährung
An Milchzucker reiche
Milchprodukte
Hemmung der physiologischen
Darmflora
 durch andere Keime
 durch Antibiotika
 z. B. Tetrazykline
 Chloramphenicol
 Ampicillin

Harn-Konzentrationsversuch

Normalbefund:

Konzentrationsleistung auf ein spezifisches Gewicht von 1026 oder mehr. Der Konzentrationsversuch ist als semiquantitative Nierenfunktionsprobe geeignet zur Abschätzung der Nierenfunktion.

Eingeschränkte Konzentrationsleistung

1. Eingeschränkte Nierenfunktion bei den verschiedenen Nierenerkrankungen
   a) Hyposthenurie — *Stärkere Beeinträchtigung der Nierenkonzentrationsleistung, wobei der osmotische Druck des Harns von dem des Blutes nur noch wenig abweicht.*
   b) Isosthenurie — *Als Ausdruck der fortgeschrittenen Niereninsuffizienz ist das spezifische Gewicht ständig bei 1010 fixiert. Die Zahl der noch funktionierenden Glomeruli ist dabei geringer als 800 000.*
2. Diabetes insipidus
3. Latente oder manifeste Ödeme
4. Herzinsuffizienz
5. Leberzirrhose
6. Steatorrhoe

NB: Genauer wird der Konzentrationsversuch, wenn statt der Bestimmung des spezifischen Gewichts die **Osmolarität** bestimmt wird. Dabei muß mindestens ein Wert von 900 mosmol/l erreicht werden. Die Bestimmung der Osmolarität ist deswegen genauer, weil sie von der Zahl der pro Volumeneinheit gelösten Partikel abhängt. Das spezifische Gewicht hängt auch vom Gewicht der gelösten Teilchen ab und ist daher nicht allein von der Konzen-

trationsleistung bestimmt. Da die Durchführung der Gefrierpunktserniedrigung zur Feststellung der Osmolarität für praktische Zwecke zu kompliziert ist und bei normalen Harnbestandteilen eine annähernde Korrelation zwischen spezifischem Gewicht und Osmolarität besteht, ist die Bestimmung des spezifischen Gewichts ausreichend.
(Normal schwankt beim Harn die Osmolarität zwischen 50 mosmol/l und 1320 mosmol/l.)

Wasserversuch (Harnverdünnungsversuch)

Der Wasserversuch kann heute als überholt gelten, denn der diagnostische Wert ist gering, und es bestehen zahlreiche Gefahren bei seiner Durchführung. Die Konzentrationsfähigkeit der Niere ist immer vor der Verdünnungsfähigkeit eingeschränkt. Eine Beeinträchtigung der Harnverdünnung, ohne daß die Konzentrationsfähigkeit betroffen wäre, kommt nicht vor. Gefahren drohen, wenn die Wasserbelastung bei Hypertonie, Glomerulonephritis, Herzinsuffizienz, Koronarsklerose oder Hirndrucksteigerung durchgeführt wird.

Harn-Pentdyopent

Normalbefund:

Negativ.

Definition:

Pentdyopent ist ein Gemisch von Substanzen (Dihydroxyddipyrrylmethane), die Abbauprodukte von Hämoglobin oder dessen Abkömmlingen (Bilirubin, Urobilin, Biliverdin) darstellen. Sie ergeben nach Reduktion in alkalischem Milieu (mit $Na_2S_2O_4$) eine intensive Rotfärbung. Diese Farbe hat ihr Maximum des Absorptionsspektrums bei 525 mμ (daher der Name!).

Positiver Nachweis:

Alle Ikterusformen (unabhängig von der Bilirubinausscheidung)
Herzinsuffizienz

NB: Pentdyopent soll bei Perniziosa, Leukämie und Morbus Hodgkin immer fehlen.

ph-Wert des Harns s. unter Reaktion des Harns

Porphyrine s. S. 343

Reaktion des Harns

Normalbereich:

pH 4,4—9,0
Mittelwert meist bei pH 6,0
Die Ausscheidung eines alkalischen oder sauren Urins hängt unter normalen Bedingungen vor allem von der zugeführten Nahrung ab, denn die Nieren sind an der Erhaltung des Säure-Basen-Gleichgewichts des Organismus ganz wesentlich beteiligt. Zusätzliche Einflüsse liegen im Stoffwechsel oder in der Ausscheidungsfähigkeit der Niere. Die saure Reaktion ist vor allem durch saure Salze (Urate und primäre Phosphate), die alkalische Reaktion durch sekundäre und tertiäre Phosphate sowie Alkalikarbonate bedingt.

Beeinflussende Faktoren des Harn-pH

Verschiebung zum Sauren	Harn-pH 3456789 ←— —→	Verschiebung zum Alkalischen
Fleischreiche Kost Kohlenhydratreduzierte Kost Hunger mit Abbau von Körpereiweiß	Physiologisch	Vegetarische Kost Medikamente mit harnalkalisierendem Einfluß (z. B. Diamox) Alkalische Wässer
Metabolische Azidose z. B. Diabetische A. Gesteigerter Eiweißabbau bei Fieber bei neoplastischen Prozessen	Pathologisch	Metabolische Alkalose (Seltene) Nierenkrankheiten mit verminderter Fähigkeit, saure Valenzen auszuscheiden (z. B. Lightwood-Albright-Syndrom) Harnwegsinfekt mit Bakterien (z. B. Proteus), die Harnstoff in Ammoniumkarbonat umwandeln können.
	artefiziell	Längeres Stehen des Harns

NB:

Die Bestimmung der **titrierbaren Azidität** ist nur von geringem klinischem Wert, denn es werden irrtümliche Abweichungen von

8 mval/die beobachtet, die einer Fehlerquote von 20% entsprechen. Die Fehler entstehen durch primäre und sekundäre Phosphate, höhere Calciumkonzentration und Ammonium.

Harn-Sediment

1. Normalwerte

	Addis-Sediment Zahl im 12h-Harn Erwachsene	Kinder	Addis-Sediment Modifikation nach Kerp und Mitarbeitern Zellen pro Minute	Grobe Abschätzung* pro Gesichtsfeld unter dem Deckglas
Erythrozyten	66 000 (Maximal 500 000)	15 000 (Maximal 600 000)	230 ± 550	Vereinzelt
Leukozyten	320 000 (Maximal 1 000 000)	320 000 (Maximal 1 000 000)	990 ± 620 (inklusive kleine Epithelien)	Bis 5
Zylinder	1040 (Maximal 5000)	1085 (Maximal 10 000)		Evtl. ganz vereinzelt hyaline Zyinder

2. Erythrozyten im Harn

Vermehrte Ausscheidung (Hämaturie)

NB: Zwischen Makrohämaturie und Mikrohämaturie besteht kein prinzipieller, sondern nur ein gradueller Unterschied. Von

* NB: Bezeichnungen wie „reichlich", „mehrere" oder „viele" sind irreführend infolge örtlich verschiedener Anwendung und sollten vermieden werden.

Makrohämaturie spricht man, wenn die Hämaturie makroskopisch sichtbar ist. Der Grenzbereich liegt bei ca. 1‰ Blut im Harn.

A. Mikrohämaturie

Entzündliche Nierenprozesse

Nephritiden
- Akute Nephritis
- Latente Nephritis
- Chronische Nephritis
- Pyelonephritis
- Interstitielle Nephritis

Infektionskrankheiten
- Endocarditis lenta
- Scharlach
- Infektiöse Mononukleose
- Diphtherie
- Morbus Bang
- Tuberkulose u. a.
- Bilharziose

Herdinfektionen
- Chronische Tonsillitis
- Appendizitis u. a.

Allergosen
- Nahrungsmittel (Milch u. a.)
- Genußmittel
- Bakterien, Parasiten
- Medikamente

Vergiftungen
- Terpentin
- Quecksilber
- Phosphor
- Alkohol
- Phenolphthalein
- Dicumarol u. a.

Kreislaufstörungen
- Embolie
- Thrombose
- Infarkt
- Stauung

Mißbildungen
- Zystenniere
- Hydronephroe

Blutkrankheiten

Leukämie
Sichelzellanämie
Polyzythämie
Morbus Osler
Morbus Hodgkin

Hämorrhagische Diathesen

Thrombopenie
Purpura haemorrh.
Hämophilie
Dicumarol

„Gutartige" Hämaturie

Training
Sport

B. Makrohämaturie (Mikrohämaturie möglich)

Urethra

Cavernome
Angiome

Blase

Cystitis — *Ca. 20% aller Makrohämaturien*

Tumor
  Karzinom — *Ca. 15% aller Makrohämaturien*
  Papillom
Stein
Ulcus simplex
Endometriose
Divertikel
Trauma
Varix

Prostata

Karzinom
Hypertrophie (sog. „blutende Prostata")

Ureter

Stein
Tumor
Striktur
Ureteritis

Niere

Tumor (v. a. Hypernephrom)
Pyelonephritis
Stein
Trauma
Hydronephrose
Urogenitaltuberkulose
Zystenniere/Nierenzyste
Nephritis
Ptose
Niereninfarkt
Nierenvenenthrombose
Nephrosklerose
Papillitis
Papillennekrose

Systemerkrankungen

Blutungsübel der verschiedensten Ursachen
Hämorrhagische Diathesen
z. B. Hämophilien
Thrombopenien
Skorbut
etc.
Intoxikationen
z. B. Schlangengift
Phosphor
Quecksilber
Phenol
Cantharidin
Schwangerschaft
Teleangiektasien
im Harnwegsbereich

Parasitäre Erkrankungen

z. B. Bilharziose
Echinococcus
Filariose

Iatrogene Ursachen

Katheterisierung
Zystoskopie
Bougierung

Pseudohämaturie
während der Menses

3. Leukozyten im Harn

NB: Bei ♀ ist der Spontanurin nur bei negativem Befund sofort bewertbar. Bei einer Leukozyturie sollte eine Kontrolle mit Mittelstrahlharn durchgeführt werden. Ein erneut positives Ergebnis erfordert eine Untersuchung des Katheterharns, evtl. auch eine gynäkologische Untersuchung.

Leukozyturie/Pyurie (Unterschied nur graduell!)	**Bemerkungen:**
Infektionen der Urethra	*Häufig Pollakisurie*
Gonorrhoe	*Gonokokken im Ausstrich*
Trichomonaden-Urethritis	
Eitererreger	*(Staphylokokken, Streptokokken)*
Andere Krankheitserreger	*z. B. E. Coli*
Begleitende Infektion bei anderen Infektionskrankheiten z. B. Scharlach Typhus Ruhr	
oder Enteritis	*+ Konjunktivitis* *+ Polyarthritis* *= Reiter-Syndrom*
Herpes mit Sekundärinfektion	
Nach mechanischen Reizen post deflorationem post coitum excessivum Masturbation Manipulationen mit Fremdkörpern Nach Katheterisierung	
Chemische Reize Aphrodisiaka Instillationsmittel	
Prostatitis	*Palpationsdruckschmerz bei der rektalen Untersuchung.*
Banale Eitererreger Gonorrhoe	

Blase

Cystitis
- Aszendierend
- z. B. Säugling in den Windeln
  - Schwangerschaft *(Lockeres Gewebe?)*
  - Urethritis *(Fortgeleitete Infektion)*
  - Kolpitis *(Fortgeleitet)*
  - Katheterisierungs- und Bougierungsinfektion
- Deszendierend
- z. B. Pyelitis/Pyelonephritis
  - Nieren-Tbc
  - Infizierte Steinnieren
  - Pyonephrose
  - Hydronephrose

Umgebungsinfektionen

- Colitis
- Appendizitis
- Durchbrechende Karzinome

Harnstauung oder Entleerungsstörungen

- Prostatahypertrophie und -Tumoren
- Stein
- Tumor
- Vesicocele/Scheidenprolaps
- postoperativ
- Sphinkterlähmung
- Neurologische Erkrankungen
- z. B. Querschnittslähmung
  - Tabes
  - Multiple Sklerose

Ureter und Niere

- Pyelitis
- Pyelonephritis
- Infizierte Steinniere
- Abflußhindernisse
  - Stein
  - Tumor
  - Ureterknick
- Pyo-/Hydronephrose

NB:

Sternheimer Malbinzellen (vitale Leukozyten)

weisen bei einem Vorkommen von mehr als 10% im Harnsediment auf eine Pyelonephritis oder interstitielle Nephritis hin, wenn urologische Erkrankungen (Urethritis, Prostatitis, Zystitis) ausgeschlossen sind.

Durchführung:

Ein kleiner Tropfen der Farblösung wird nach Entfernung der überstehenden Flüssigkeit dem Sediment hinzugefügt, nach Aufschütteln sofort mikroskopieren.

Aussehen:

Glasige Zellen mit blassem Zytoplasma und feinen grauen Granula, Brownsche Molekularbewegung kann vorhanden sein oder fehlen, bläulicher Kern.
(Devitale Zellen haben einen purpurroten Kern und farbloses bis blaßrotes Protoplasma, grobe, dunkelgefärbte Granula, keine Brownsche Molekularbewegung.)
Der Ansatz der Farblösung hält sich 3 Monate.
Farblösung 1: Gentianaviolett 3,0. Alkohol 95%ig 20,0. Ammoniumoxalat 0,8. Aqua dest. 80,0. Lösung 2: Safranin-0 0,25. Alkohol 95%ig 10,0. Aqua dest. 100,0. 3 Teile von Lösung 1 und 97 Teile von Lösung 2 mischen und filtrieren.

4. Epithelien

Die Epithelien sind im Sediment oft schwer zu differenzieren. Sie sind für die Diagnostik von relativ geringer Bedeutung. Von größerer Bedeutung sind die doppeltbrechenden Substanzen in den Epithelien (Cholesterinester). Sie zeigen sich im dunklen Gesichtsfeld als hell aufleuchtende Kreuze und weisen auf eine lipoide Degeneration der Tubuli hin (Lipoidnephrose).

5. Zylinder

Definition:

Die echten Harnzylinder sind Ausgüsse der Harnkanälchen, die vor allem bei verschiedenen Nierenkrankheiten auftreten können.
NB: Zylinder entstehen in saurem Harn, weniger in alkalischem Harn.

Normalbefund:

Keine Zylinder oder ganz vereinzelt hyaline Zylinder pro Gesichtsfeld. (Beim Gesunden bis zu 2000/24 Std. Gesamtausscheidung.)

Hyaline Zylinder

Bemerkungen:

Scharf begrenzt, wenig gebogen.

Wenig:
Gesunde (s. o.)
Fieber
Diabetes mellitus
Nach fieberhaften Allgemeinerkrankungen
Schrumpfniere
Stauungsniere

Sehr viele:
Nephrose
Glomerulonephritis mit nephrotischer Verlaufsform

Granulierte Zylinder

Immer ein Zeichen für degenerative Veränderungen am Tubulusepithel. Kennzeichen: Aufgelagerte grobe und feine Granula

Wenig granulierte Zylinder
Schrumpfniere
Nephrose
Schwere Allgemeinerkrankungen mit toxischer Nierenschädigung
Nephrosklerose (?)
Stauungsniere

Sehr viele granulierte Zylinder:
Akute Glomerulonephritis
Chronische Glomerulonephritis
Pyelonephritis
(Prä-)Eklampsie
Nierenlues

Wachszylinder

Kommen bei allen Nierenerkrankungen vor, die mit einer Erweiterung der Harnkanälchen bzw. Abflachung der Epithelien einhergehen, besonders bei schweren Verlaufsformen der chronischen Nephritiden (Nephrotische Verlaufsformen).

Besonders groß und breit mit charakteristisch verlaufenden Querlinien und Rissen, gelbliche Färbung. Im Gegensatz zu den hyalinen Zylindern sind Wachszylinder bei Säurezusatz nicht löslich.

Riesenzylinder

Vorkommen bei Niereninsuffizienz

Entstehung bei atrophischen weiten Nierenkanälchen.

Leukozytenzylinder

Ihr Vorliegen gilt als sicheres Zeichen einer Pyelonephritis. Ihr Auftreten ist vor allem für die Frühdiagnose von Bedeutung.

Zylinder, die reichlich Leukozyten enthalten. Da die Leukozytenzylinder bei ungefärbtem Präparat nur sehr schwer zu erkennen sind, empfiehlt sich bei Verdacht die Peroxydasefärbung (nach Sato und Shoji in der Modifikation nach Kaye). Die Leukozytenzylinder werden ebenso wie die Leukozyten grünblau.

Erythrozytenzylinder

Bei bestehender Hämaturie fast stets auf Nephritis hinweisend.

Sie lassen sich besser sichtbar machen, wenn bei der Peroxydasefärbung reichlich Glycerol zugegeben wird. Die Erythrozyten erhalten dann einen blauen Saum.

Epithelzylinder

Auftreten bei nekrobiotischen Vorgängen in der Niere

Zylindroide

Bandförmig, längsgestreift.

Diagnostische Bedeutung wird zum Teil verneint. (Infektionskrankheiten, Chronische Nierenleiden, Nephrosklerose etc.)

Hämoglobinzylinder

Hämoglobinurie

Komazylinder

Leicht zerfallende, granulierte Zylinder von lockerer Struktur.

Coma hepaticum

Pseudozylinder

Lösen sich beim Erwärmen oder Alkalisieren.

Bei Ziegelmehlsediment

6. Kristalle

Normalbefund:

Physiologischerweise können geringe Mengen von Uraten, Oxalaten und Phosphaten im Harn gefunden werden.
Die vermehrte Ausscheidung einer bestimmten Kristallart läßt den Verdacht auf ein bestimmtes Harnsteinleiden zu. Ein Beweis für ein Harnsteinleiden ergibt sich damit jedoch auf keinen Fall, denn die gebildete Harnsteinart hängt sehr vom pH-Wert des Harns ab. Ein Harnsteinbildner kann während der sogenannten „Steinbildungskrise" in Abhängigkeit von der Harnreaktion jede Harnsteinart bilden. Schließlich ist die Kristallentstehung auch von der Nahrung abhängig.

Urate/Harnsäurekristalle	**Bemerkungen:**
Physiologisch in geringen Mengen als normaler Harnbestandteil	
Vermehrter Zellzerfall	
z. B. Fieber	
Leukämie	*Besonders nach zytostatischer Behandlung.*
Gicht	*Besonders nach urikosurischer Behandlung.*

Calcium-Oxalate

Oxalsäurehaltige Speisen	
z. B. Tomaten	
Spinat	
Salate	
Sauerampfer etc.	
Oxalose-Syndrom	*Angeborene Stoffwechselstörung. Tägliche Oxalurie bis zu 300 mg, Harnstoff ↑ bei Niereninsuffizienz, häufig auch Osteopathien, Krankheitsbeginn zwischen 2. und 6. Lebensjahr.*
Diabetes	
Ikterus	

Calcium-Carbonat

Kommt nur in geringen Mengen in alkalischem Harn vor.

Phosphate	
In geringen Mengen physiologisch	
Hyperparathyreoidismus	
Vitamin D-Intoxikation	
Metabolische Azidose	*Phosphatausscheidung zum Ausgleich.*
Renale Azidose (Albright-Typ)	
Phosphat-Diabetes (Vitamin D-resistente Rachitis)	*Serum P ↓, oft alk. Phos. ↑*
Verschiedene Formen sind das Abderhalden-Fanconi-Syndrom, de Toni-Debré-Fanconi-Syndrom u. a.	
Fanconi-Schlesinger-Syndrom	*Calciumphosphate infolge Hypercalciurie und mäßiger Hyperphosphaturie. Chronische idiopathische Hypercalcämie mit Osteosklerose und metabolischem Schwachsinn.*
Leuzin-Kristalle	
Akute gelbe Leberatrophie	
Schwere Leberintoxikationen: Phosphor, Pilze etc.	
Leberabszeß	*Gelegentlich.*
Coma hepaticum	
Tyrosin-Kristalle	
Bewertung wie Leuzin-Kristalle	
Cystin-Kristalle	
Kongenitale Stoffwechselanomalie	
Cholesterin-Kristalle	
Chylurie	
Echinokokken der Harnwege	
Hippursäure-Kristalle	
Nach Einnahme von Salizylaten	
Nach Genuß größerer Spargelmengen	
Leberkrankheiten	

Harn — Spezifisches Gewicht

Normalwert:

1001—1035
meist 1015—1022

Das spezifische Gewicht hängt von der Art und Menge der im Harn gelösten Substanzen ab, physiologischerweise vor allem von Harnstoff und anorganischen Salzen.

Die Harnkonzentration nimmt zu (Erhöhung des spezifischen Gewichts) durch folgende Faktoren:

Verminderte Flüssigkeits-
aufnahme
Eiweißzufuhr
Eiweißkatabolismus
Harnstoffausscheidung
Hyperthermie/Fieber
Aldosteron
Vasopressin
Glukokortikoide (?)
Insulin (?)
Verminderung des Glomeru-
lusfiltrates
Ganglioplegika
Thyreostatika
Nikotin

Die Harnkonzentration wird gehemmt (Erniedrigung des spezifischen Gewichts) durch folgende Faktoren:

Reichliche Flüssigkeitszufuhr
Osmotische Diurese
Alkalose
Hypercalcämie
Hypokaliämie
Hypomagnesiämie
Hypothermie
Hypoxie
Tubuläre Reifungshemmung
Thyroxin
Adrenalin
DOCA (hochdosiert)
Angiotensin
Pyrogene

Diuretika
- Quecksilber
- Xanthine
- Karboanhydrasehemmer
- Spirolactone
- Furosemid

(Hydrochlorothiazide hemmen nicht die Konzentration!)

Fehlerquellen bei der Bestimmung des spezifischen Gewichts:

Glukosurie:

Für jedes Prozent Glukose ist am Ergebnis 3,7 abzuziehen.

Proteinurie:

Für jedes Prozent Eiweiß ist am Ergebnis 2,6 abzuziehen.

Temperaturunterschiede:

Die Meßspindel ist bei einer Temperatur von 15° C geeicht. Für je 3 Celsiusgrade über 15° ist 1 Teilstrich hinzuzuzählen, für je 3 Celsiusgrade unter 15° ist 1 Teilstrich abzuziehen.

Röntgenkontrastmittel:

Starke Erhöhungen des spezifischen Gewichts bis 1050 und mehr kommen vor.

S. auch Seite 216 bei **Osmolarität**

Harn-Tagesausscheidung

Normalwerte:

Frühgeborene	ml/24 h	Mittelwert
0— 3 Tage	12—155	57
4— 8 Tage	46—325	133
9—14 Tage	42—240	140
15—21 Tage	80—292	192
22—28 Tage	95—340	210
Säuglinge		
1. Tag	0—68	19,5
2. Tag	0—82	20,6
3. Tag	0—96	36,0
4. Tag	5—180	64,8
5. Tag	1—217	103,3
6. Tag	42—268	124,5
1. Woche	100—350	
1. Monat	150—400	
6 Monat	250—500	

Kinder		
1 Jahr	300— 600	
5 Jahre	500—1000	
10 Jahre	1000—1500	
Erwachsene	1000—2000	1500

NB: Die minimale Menge, die zur Ausscheidung sämtlicher harnpflichtiger Substanzen notwendig ist, beträgt beim Erwachsenen 500 ml, beim Säugling um 100 ml (eine normale Nierenfunktion vorausgesetzt).

Bei Erwachsenen wird etwa dieselbe Flüssigkeitsmenge wie im Harn als insensibler Wasserverlust und bei der Stuhlausscheidung abgegeben. Beim Säugling beträgt die Wasserausscheidung durch Stuhl und insensiblen Wasserverlust ca. 40% der Harnausscheidung.

Erhöhte Ausscheidung (Polyurie)

Physiologisch

Erhöhte willkürliche Wasseraufnahme

Abnorm hohe Salzaufnahme macht eine erhöhte Diurese zur Salzausscheidung erforderlich.

Sehr eiweißreiche Kost, die mit erhöhter Harnstoffausscheidung einhergeht.

Pathologisch	**Bemerkungen:**
Diabetes mellitus	*Hohes spezifisches Gewicht. Die Erhöhung der Harnausscheidung geht etwa der Höhe der ausgeschiedenen Harnzuckermenge parallel.*
Diabetes insipidus verursacht durch: Basale Meningitis Enzephalitis Tuberkulose Gumma Schädel-Hirn-Trauma Idiopathisch (ohne nachweisbare Ursache) Extraselläre Hypo-	*Niedriges spezifisches Gewicht. Er ist durch einen Mangel an Vasopressin verursacht, ausgelöst durch Schäden im Tractus supraopticohypophyseus bzw. Nucleus supraopticus. Bei Zerstörung auch des Hypophysenvorderlappens bildet sich die Wasserhaushaltsstörung wieder zurück.*

physenadenome Kraniopharyngeome Pinealome Metastasen Morbus Boeck (zerebrale Form) Lipoidgranulomatose (Hand-Schüller-Christian)	*Beim* **Konzentrationsversuch** *bleibt das spezifische Gewicht niedrig, die Polyurie besteht weiter.* **Adiuretin-Test:** *Nach subkutaner Gabe von 3 E (Pitressin oder Tonephin) steigt beim zentralen D. i. die Harnkonzentration auf 1016 und mehr, es tritt vorübergehend eine Oligurie auf (3 × 60-Min.-Harn sammeln!). Beim nephrogenen D. i. bleibt die Wirkung aus.* *NB: Das Adiuretinpräparat muß frisch sein, da sonst eine Wirksamkeit nicht gewährleistet ist. Bei Pat. über 40 J. sollte man u. U. Koronardilatatoren zusätzlich geben. (Adiuretin wirkt koronarverengend!)*
Nephrogene Polyurie	*Niereninsuffizienz im Stadium der Polyurie bei den verschiedensten Nierenerkrankungen.*
Erholungsphase nach akuten tubulären Nierenschäden, ehe die Niere ihre Konzentrationsfähigkeit wiedererlangt.	
Dipsomanie mit sekundärer Polyurie	*Bei Psychopathen*
Nervöse Polyurie	*(Examensangst)*
Reflektorische Polyurie nach vorheriger spastisch bedingter Drosselung der Nierensekretion (Urina spastica) Paroxysmale Tachykardie Angina pectoris Asthmaanfall Migräne Epileptischer Anfall Nierenkoliken	
Primärer Hyperaldosteronismus (Conn-Syndrom)	

Hyperparathyreoidismus
Kaliummangelsyndrom
Bei Ausschwemmung stärkerer Ödeme und sonstiger Wasserretentionen
1. durch Besserung der Herzleistung bei Herzinsuffizienz
2. durch Diuretika
Polyurie nach Nierendiathermie
Polyurie nach Fieberanfall

Verminderte Ausscheidung (Oligurie)

(Aufgehobene Ausscheidung [Anurie])

Exsikkose
- Verminderte Aufnahme von Wasser
- Exzessives Schwitzen
- Schwere Durchfälle

Erregungszustände
Prärenale Abwanderung von Flüssigkeit
- Herzinsuffizienz mit Ödembildung
- Exsudat-/Transsudatbildung
- Leberzirrhose
- Nephrotisches Ödem

Nierenkrankheiten mit fortgeschrittener Niereninsuffizienz im Stadium der Oligurie — *Niedriges spezifisches Gewicht!*
Addisonkrise
Posttraumatische Oligurie
Postoperative Oligurie
Schockniere
Verstopfung der Nierentubuli
- Hämoglobin/Myoglobin (Crush-Niere)
- Sulfonamide etc.

Reflektorisch
1. bei Nierensteinkoliken
2. Abflußbehinderung
   - Steine
   - Tumoren
   - Strikturen

NB: Die Oligurie oder Anurie ist immer auf die Ausscheidung durch die Nieren bezogen. Davon muß die Harnsperre unterschieden werden, die allein auf die Abflußbehinderung zurückzuführen ist, wobei die Nierenfunktion intakt ist (anfangs).

Harn-TTC-Test (Triphenyltetrazoliumchloridprobe) *

Normalwert: Negativ

Prinzip:

Ein Gemisch von Triphenyltetrazoliumchlorid und Na_2HPO_4 wird mit Urin versetzt. Dieses Gemisch wird 4 Std. im Brutschrank bei 37° C bebrütet. Jede innerhalb dieser Zeit auftretende Rötung wird als positiv, also pathologisch betrachtet. Bei vielen Harnwegsinfekten kommt es zu diesem positiven Befund.

Trefferquote: ca. 80% (positive Befunde bei Harnwegsinfekten)

Bewertung: Besonders bei

Coliinfektionen und

Proteusinfektionen ist der TTC-Test empfindlicher als die Griesssche Probe. Diese ist dagegen bei Pyocyaneusinfekten empfindlicher als der TTC-Test.

Harnsäure (Serum) **

Normalwerte:

Neugeborene		2,4—5,0	mg%
1. Tag		2,7—5,1	mg%
2. Tag		2,5—5,7	mg%
6. Tag		2,0—3,7	mg%
10. Tag		1,0—3,5	mg%
Säuglinge	um	2,5	mg%
Kinder	um	4,0	mg%
Erwachsene		1,5—4,5	mg%

Der Harnsäurespiegel liegt bei Frauen bis zur Menopause im Durchschnitt um 15% niederer als bei Männern.

Entstehung und Funktion:

Die Harnsäure ist ein Purinderivat. Im Körper vorhandene Harnsäure ist zum Teil exogen, von purinhaltiger Kost stammend,

* Literaturauswahl: 350.
** Literaturauswahl: 8, 40, 86, 147, 222, 295, 304, 346.

zum Teil endogenen Ursprungs, d. h. beim Abbau von Nukleoproteiden entstanden. Die endogene Harnsäure entsteht durch Abbau aus Adenin, Cystidin, Guanin und Hypoxanthin, die für den energetisch-fermentativen Zellstoffwechsel wichtige Purine sind. Eine besondere Funktion kommt der Harnsäure nicht zu. Sie ist ein Endprodukt des Stoffwechsels.

Haltbarkeit:

+ 4° C:	*nach 5 Tagen keine Änderung*
Zimmertemperatur:	*nach 5 Tagen keine Änderung*

Erhöhte Werte:	**Bemerkungen:**
Gicht	*Werte über 6 mg% beim Mann bzw. über 5,5 mg% bei der Frau sind höchst verdächtig auf Gicht. In ca. 5% der Gichtfälle werden aber auch normale Harnsäurespiegel gefunden, besonders auch dann, wenn eine Behandlung mit urikosurisch wirkenden Medikamenten einen normalen Harnsäurespiegel auslöst. Bei klinischem Verdacht sollten wiederholte Kontrollen durchgeführt werden. Es empfiehlt sich hier auch die Kontrolle der 24-Std.-Ausscheidung im Harn (s. d.) vor und unter Behandlung mit einem Urikosurikum.*
Latente Hyperurikämie	*Ca. 25% der Verwandten von Gichtkranken zeigen erhöhte Harnsäurespiegel.*
Idiopathische Hyperurikämie	*Ca. 4—10% der Hyperurikämie, gefunden bei sonst völlig Gesunden.*
Kaplan-Klatskin-Syndrom	*Syndromale Koppelung von Gicht, Morbus Boeck und Psoriasis. Globuline ↑, Ca ↳, Alk. Phos. ↳*
Crampus-Syndrom	*Lokalisierte Muskelkrämpfe, Ca ↓↱*
Niereninsuffizienz/Urämie	*Harnstoff dann immer auch erhöht.*

Primäre Nierenschäden	
Sekundäre Nierenschäden (z. B. Bleigicht nach chronischer Bleivergiftung)	
Vermehrte Harnsäureentstehung durch starken Gewebszerfall oder erhöhten Nukleoproteidumsatz:	
Leukämie und andere Leukoblastosen	*Besonders auch nach Behandlung mit Zytostatika, z. B. Myleran oder Stickstofflost. Harnsäureerhöhungen bis 38 mg% können dabei vorkommen.*
Morbus Hodgkin	
Plasmozytom	
Hämolytische Anämie	
Perniziöse Anämie	*Besonders unter Behandlung.*
Polyzythämie	
Polyglobulie (?)	
Schwangerschaftstoxikose/Eklampsie	*Infolge Ausscheidungsstörung.*
Knochenmarkskrise (Owren-Syndrom)	*Fe ↑, Ery ↓, Leuko ↓, Thrombo ↓, Ubg. ↓. Akuter Beginn mit Fieber und schwerem Krankheitsgefühl.*
Primäre Hyperoxalurie	
Hypoparathyreoidismus	
Hypothyreose (?)	
Schwere Pneumonie	
Herzinfarkt	
Hereditäre Fruktoseintoleranz	*Nach Belastung mit Fruktose kommt es zu einem signifikanten Anstieg der Harnsäure.*
Iatrogen	
Unphysiologisch hohe Dosen von Glukokortikoiden	
Nach tuberkulostatischer Behandlung	

Erniedrigte Werte:

Iatrogen
Vorübergehend nach Insulininjektion

Behandlung mit Urikosurika z. B. Anturano Atophan Butazolidin (Phenylbutazon) Cinchophen Dicumarol Probenecid Salizylate	*NB: Eine antiphlogistische oder urikosurische Behandlung bei* Pseudogicht-Syndrom *(Chondrocalcinosis = kalzifizierende Tendinitis) kann eine erhöhte Harnsäureausscheidung bewirken, die eine Gicht vortäuscht. Auch die Besserung auf Colchicin und Monarthritis verstärken den falschen Verdacht. Normale oder niedere Serum-Harnsäurewerte helfen hier differentialdiagnostisch weiter.*
Wilson-Syndrom (Hepatolentikuläre Degeneration)	
Fanconi-Syndrom	
Eosinophiles Adenom/Akromegalie	

Harnsäure (Harn)

Normalwerte:

Ausscheidung in mg/kg Körpergewicht:
Kleinkinder um 25
Erwachsene ca. 8,7
NB: Bei purinreicher Kost wird vier- bis zehnfach mehr ausgeschieden als bei normaler Kost.

Vermehrte Ausscheidung:	**Bemerkungen:**
Erhöhter Zellabbau	
Leukämie	*Besonders unter Behandlung mit Zytostatika (einer Entstehung von Harnsäuresteinen unter einer derartigen Behandlung sollte vorgebeugt werden).*
Lymphosarkom und lymphatische Leukämie	*Besonders auch nach Strahlentherapie.*
Polycythaemia vera	
Perniziöse Anämie nach Behandlung	
Unter ACTH-Behandlung	*Gering vermehrte Ausscheidung.*
Unter Kortikoidbehandlung	*Gering vermehrte Ausscheidung.*

Erniedrigte tubuläre Rückresorption	
Behandlung mit Urikosurika	*Siehe S. 238*
Wilson-Syndrom	
Fanconi-Syndrom	*Phosphatdiabetes, renale Rachitis*

Verminderte Ausscheidung:

Fettreiche und proteinarme Kost

Harnstoff (Serum) *

Normalwerte:

Säuglinge und jüngere Kleinkinder	10—25 mg%
Kinder	15—35 mg%
Männer	18—36 mg%
Frauen	10—42 mg%

Entstehung und Funktion:

Der Harnstoff ist das wichtigste Endabbauprodukt des Eiweißstoffwechsels. Der größte Teil des im Organismus auftretenden Stickstoffüberflusses wird in Form von Harnstoff ausgeschieden. Es handelt sich um ein neutrales Amid der Kohlensäure. Eine besondere Funktion kommt dem Harnstoff nicht zu.

Haltbarkeit:

+ 4° C:	*maximal 3 Tage*
Zimmertemperatur:	*bei steriler Aufbewahrung 24 Stunden.*

Erhöhte Werte:	**Bemerkungen:**
Physiologisch	
Sehr eiweißreiche Kost	
Pathologisch	
Kataboler Eiweißstoffwechsel	
z. B. Fieber	
Sepsis	
Paraneoplastisches Syndrom	*Oft kombiniert mit funktioneller Nierenstörung.*
Sekundäre hypokaliämische Muskeldegeneration bei Unterernährung (Achor-Smith-Syndrom)	*K ↓, GE ↓, Alb. ↓, Cl ↓, Ca ↓.*
Nierenerkrankungen (Niereninsuffizienz bei:)	
Glomerulonephritis, postinfektiöse	*Meist durch hämolysierende Streptokokken der Gruppe A ausgelöst (ASL ↑).*

* Literaturauswahl: 26, 81, 90, 91, 148, 156, 193, 225, 230, 266.

Akute G.	*Normalerweise keine Harnstofferhöhung, nur bei Dekompensation und akutem Nierenversagen auftretend.*
Subakute G.	*Der Harnstoffanstieg geht einer zunehmenden Niereninsuffizienz parallel.*
Chronische G.	*Der Harnstoffanstieg entwikkelt sich entsprechend der zunehmenden Niereninsuffizienz bei Schrumpfnierenbildung.*
a) Nephrotische Verlaufsform	*Proteinurie*
b) Vaskuläre Verlaufsform	*Hypertonie. Meist erst später als die nephrotische Verlaufsform in eine Niereninsuffizienz mit Harnstoffanstieg übergehend.*
Glomerulonephritis, intrainfektiöse	
z. B. bei Morbus Weil	*Kopfschmerzen! Hämorrhagische Diathese, Bili oft ↑.*
Andere Leptospirosen	
Fleckfieber	*Weil-Felix-Reaktion durchführen!*
Infektiöse Mononukleose	*Paul-Bunnel-Reaktion durchführen!*
Gelbfieber	*Bili ↑, Geographie!*
Interstitielle Nephritis	
Akut	
Bei schweren Verlaufsformen von Scharlach	
Seltener bei Diphtherie	
Typhus	
Erysipel	
Chronisch	*Mikrohämaturie, Hb ↓, Ery ↓, FI ∠, Fe ↳, Bili ∠. Manchmal leichte Proteinurie, oft Phenacetin-Anamnese. NB: Bei Herdnephritis besteht keine Harnstofferhöhung.*

Nephrotisches Syndrom	*Proteinurie, GE ↓, Alpha*$_2$*-Glob. ↑, Beta-Glob. ↑, BKS ↑, Chol. ↑.* *NB: Bei der reinen Lipoidnephrose kommt kaum eine Harnstofferhöhung vor.*
Toxisch	
z. B. Gold	
Quecksilber	
Wismut	
Infektiös	
z. B. Tuberkulose	
Lues	
Malaria	
Amyloidnephrose	*Siehe unter Kongorot-Probe!*
Nach Empyemen, Tbc, Osteomyelitis, Bronchiektasen, aber auch paraneoplastisch, z. B. nach M. Hodgkin oder Plasmozytom vorkommend	*NB: Bei generalisierter Amyloidose kann ein operativer Eingriff eine Niereninsuffizienz auslösen, die rasch zum Tode führt.*
Chronische Pyelonephritis im fortgeschrittenen Stadium (Schrumpfnierenbildung)	
(Akutes) Nierenversagen	
durch akute Kreislaufinsuffizienz	
Schock	
Blutverluste	
Traumen	
Operationsschock	
Salzmangelsyndrom	
Säuglingstoxikose	
Coma diabeticum	
Hämoglobinämie/Myoglobinämie	
Crush-Syndrom	*Folge einer Muskelzertrümmerung, z. B. nach schweren Unfällen, Myoglobinurie, Kreatinurie, K ↑, CPK ↑, Anamnese!*
Transfusionszwischenfall	
Hämolysegifte	*Z. B. Seifenabort oder durch Gifte mancher Tiere (Schlangen).*

Akute hämolytische Anämie (Lederer-Brill)	*Fe ↑, K ↑, Chol. ↑, oft Kälteagglutinine, Leuko ↑, Ery ↓ (normo- oder hyperchrom)*
Hämolytisch-urämisches Syndrom (Gasser)	*Nierenrindennekrose bei der erworbenen hämolytischen Anämie, Hämoglobinurie, Albuminurie, hämolytischer Ikterus*
Nephrotoxisch	*Z. B. durch Kleesalz, Sublimat, Tetrachlorkohlenstoff.*
Infektiös und postinfektiös	
Schwere akute Pyelonephritis	
Letale Verlaufsform der akuten Glomerulonephritis	
Sepsis	
Pneumonie	
Allergisch	*Z. B. durch Sulfonamide, Antibiotika, Arteriitis.*
Harnwegsverschluß mit sekundärer Nierenfunktionsstörung	
Steine	
Tumoren	
Starke Uterusvergrößerung	
Prostatahypertrophie und andere Prostataerkrankungen mit Verschluß	
Kristallbildung (Sulfonamide)	
Ureterunterbindung	
Wassermangel/Exsikkose und Elektrolytverluste	
Profuses Erbrechen	
Schwere Durchfälle	*Vor allem häufig bei Cholera*
Darmfistel	
Verbrennungen	*Zusätzlich nephrotoxisch und durch vermehrte Harnstoffbildung.*
Diuretika	
Embolien der Nierengefäße	
Thrombosen der Nierengefäße	
Reflektorisch nach Operationen im Nieren-Harnwegsbereich	
Herzinsuffizienz mit chronischer Nierenstauung	

Gefäßerkrankungen der Niere	
Arteriosklerose	
Besonders nach langer Hypertonie	
Nach maligner Hypertonie	
Kimmelstiel-Wilson-Syndrom (Diabetische Glomerulosklerose)	
Phäochromozytom	*Wenn länger dauernd und unbehandelt!*
Wegener-Krankheit	*Maligne Form der Periarteriitis nodosa.*
Thorn-Syndrom	*Fortschreitende Niereninsuffizienz bei Nebennierendysfunktion.*
Hepato-renales Syndrom	*Funktionelle Nierenstörung bei primärer Hepatose verschiedenen Ursprungs. Anurie oder Oligurie. Proteinurie, Mikrohämaturie.*
Knollenblätterpilzvergiftung	*Bili ↑, K ↓, Cl ↓, Ubg + +.*
Funktionelle Nierenstörung bei Coma diabeticum	
Postimmersionssyndrom	*Zustand bei noch geretteten Ertrinkenden. Anamnese! Leuko ↑, Cl ↑, Proteinurie.*
Weitere seltene Syndrome	
Galaktosämie	
Fabry-Syndrom	*Phosphatid-Thesaurismose, livide, schwärzliche Haut- und Schleimhautflecken, aufgetriebene Konjunktivalvenen, EKG-Veränderungen, Kopfschmerz, meistens Männer betroffen.*
Chronisch-idiopathische Hypercalcämie	
Hypophosphatasie	*Alk. Phos. ↓, Ca ↑, P →, Calciurie.*
Oxalatnephritis	*Oxalurie, a..geborene Stoffwechselstörung.*
Good-pasture-Syndrom	*Pneumonie, Hämoptoe, Hämaturie, Proteinurie, meist junge Männer betroffen, Prognose infaust. (Virusinfekt?)*

Endocarditis fibroplastica (Löffler)	*Eosinophilie* ↑↑—↑↑↑. *Fortschreitende Herzinsuffizienz.*
Latrodektismus-Syndrom	*Anamnese, Geographie, siehe auch S. 101*
Burnett-Syndrom	*Zustand nach Hyperalkalisierung bei chronischem Magen- oder Duodenalulkusleiden. Heute viel seltener als früher. Siehe S. 19*
Cast-Syndrom	*Siehe S. 101*

Harnstoff (Harn)

Normalwerte:

Tägliche Ausscheidung: 20—35 g/24 h (Erwachsene)
Die tägliche Harnstoffausscheidung ist physiologischerweise abhängig vom Eiweißgehalt der zugeführten Nahrung und dem Abbau von körpereigenem Eiweiß.

Erhöhte Werte/Vermehrte Ausscheidung

Besonders eiweißreiche Kost
Hyperthyreose
Iatrogen
  Größere Mengen von Schilddrüsenhormonen
  Behandlung mit 11-Oxysteroiden
  Postoperativ

Verminderte Ausscheidung

Eiweißarme, kohlehydratreiche Kost
Wachstum (Kinder)
Schwangerschaft
Rekonvaleszenz nach schweren Erkrankungen
Niereninsuffizienz
  Anurie
  Oligurie
  Isosthenurie mit mangelnder Wasserzufuhr
Leberschäden mit verminderter Harnstoffbildung
Schwangerschaftstoxikose
Iatrogen
  Anabolika
  Testosteron
  Insulin

Harnstoff-Clearance

Normalwerte:

75 ± 30 ml/min/1,73 m² (Bei einer Diurese von mehr als 2 ml/min.)

Berechnung:

$$\text{Clearance} = \frac{\text{Harnstoffausscheidung im Urin (mg/min)}}{\text{Serumharnstoffkonzentration (mg/ml)}}$$

Einfache, jedoch wenig genaue Methode zur Bestimmung des Glomerulusfiltrates. Für praktische Zwecke genügt die alleinige Bestimmung des Serumharnstoffspiegels.

Harnstoff-Stickstoff

Normalwerte:

9,6—17,6 mg%

Bewertung:

Wie bei Harnstoff

HBDH (α-Hydroxybutyrat-Dehydrogenase) *

Normalwerte:

55—140 mU/ml

$\frac{\text{HBDH}}{\text{LDH}}$ Quotient 0,63—0,81

Funktion:

Die biochemische Funktion der HBDH ist noch nicht voll aufgeklärt. Vermutlich ist die HBDH identisch mit den für den Herzmuskel charakteristischen Isoenzymen der Laktat-Dehydrogenase (LDH_1 und LDH_2). Diese elektrophoretisch am schnellsten wandernden Enzyme zeigen die größte Aktivität gegen α-Ketobutyrat, das von dem Enzym in α-Hydroxybutyrat umgesetzt wird.

Vorkommen:

Vor allem im Herzmuskel

Einheiten:

1 mU/ml = 1 U/1000 ml

1 U = 1 IU = diejenige Enzymmenge, die ein μmol Substrat in 1 Min. bei 25° C und pH-Optimum umsetzt.

Haltbarkeit:

Aktivitätsverlust nur 5% nach 7 Tagen, sowohl bei Zimmertemperatur als auch bei + 4° C.

---

* Literaturauswahl: 64, 74, 226, 276, 277, 315.

Erhöhte Werte:	Bemerkungen:
Herzinfarkt	*HBDH ↑ in praktisch 100%/o der Fälle. Bei Ausschluß einer falsch positiven HBDH-Erhöhung bzw. einer anderen Ursache zeigt ein erhöhter Wert bei Angina pectoris einen Myokardinfarkt an, auch dann, wenn ein normales bzw. uncharakteristisches EKG besteht.* $\frac{HBDH}{LDH}$ *Quotient > 0,81.* *Siehe auch Abb. 2, S. 16*
Progressive Muskeldystrophie (Duchenne)	*HBDH ↑ in praktisch 100%/o der Fälle (im Beginn und am Höhepunkt der Krankheit).* $\frac{HBDH}{LDH}$ *Quotient > 0,81.*
Megaloblastenanämie	*Unbehandelt:* $\frac{HBDH}{LDH}$ *Quotient ↗,* *nach Behandlungsbeginn* $\frac{HBDH}{LDH}$ *Quotient ↑.*
Hämolytische Krankheiten	
Karzinome	*NB: Bei Auftreten von Lebermetastasen fällt der* $\frac{HBDH}{LDH}$ *Quotient ab (< 0,63).*
Sarkome	
Melanomatose (!)	
Morbus Hodgkin (!)	
Zustand nach Herzoperationen	
Myokarditis	
Stauungsinsuffizienz	*Selten.*
Akute Leberkrankheiten z. B. Hepatitis, Infektiöse Mononukleose	*In ca. 2/3 der Fälle* $\frac{HBDH}{LDH}$ *Quotient ↓.*

Chronische Leberkrankheiten z. B. Zirrhose	*Erhöhungen nur selten, dabei* $\frac{HBDH}{LDH}$ *Quotient* ↓.
Zerebrale Durchblutungsstörungen Terminales Coma hepaticum mit Diabetes Niereninsuffizienz	
Urämie	*HBDH* ∠
Verschlußikterus (?)	*Differente Literaturangaben.*
Lungenembolie (??)	*Differente Literaturangaben. Bei deutlicher HBDH-Erhöhung spricht der Befund differentialdiagnostisch eher für einen Herzinfarkt.*
Erniedrigte Werte	*HBDH* $<$ *55 mU/ml.*
Gamma-Plasmozytom	$\frac{HBDH}{LDH}$ *Quotient* ↑
Beta-Plasmozytom	$\frac{HBDH}{LDH}$ *Quotient* ↓

Hormonelle Diagnostik bei gynäkologisch-endokrinen Erkrankungen *

Normalwerte:
S. Tabellen.

Da Hormonbestimmungen aufwendig und teuer sind, sollte ihre Durchführung zur ergänzenden Diagnostik erst nach vorheriger Ausschöpfung aller anderen Untersuchungsmöglichkeiten erfolgen, denn mit dem Ergebnis der Hormonbestimmungen allein kann noch keine Diagnose gestellt werden. Das klinische Gesamtbild ist entscheidend.

Die **Pregnandiol-Bestimmung** im Harn ist zur allgemeinen Diagnostik nicht erforderlich, weil die Beurteilung von Basaltemperaturkurve, Smear und Zervikalschleim zur klinischen Diagnostik ausreichen. Das Pregnandiol ist die vorwiegende Ausscheidungsform des **Progesterons**, das vom Gelbkörper (außerdem auch in Nebennierenrinde und Plazenta) gebildet wird. Deshalb steigt die Pregnandiolausscheidung in der 2. Zyklushälfte auf 5—10 mg/24 h, während sich präovulatorisch Werte von 1—2 mg/

* Literaturauswahl: 146, 288.

24 h finden. In der Schwangerschaft liegen wesentlich höhere Werte vor, die mit dem Alter der Schwangerschaft zunehmen.

Die **Östrogen-Bestimmung** ist zur Beurteilung von Zyklusstörungen, dysfunktionellen Blutungen und kongenitalen Mißbildungen ebenfalls ohne besondere Bedeutung, da hierzu klinische Methoden (Funktionssmear, biphasischer Zyklus, Zervixfaktor, Phänotypus) in der Regel ebenfalls ausreichen. Die wesentlichen physiologischen Östrogene sind *Östradiol, Östriol* und *Östron.*

Die **Normalwerte** der Gesamtöstrogenausscheidung (♀) sind je nach Zyklusstadium sehr verschieden. Sie liegen in der ersten Woche am niedrigsten (4—25 γ/24 h), um bei der Ovulation einen ersten Gipfel zu erreichen (30—80 γ/24 h). Danach sinken die Werte vorübergehend ab, um ca. am 17. Tag ein zweites (sogenanntes luteales) Maximum zu erlangen (Werte bis um 100 γ/24 h, nie unter 20 γ/24 h können erreicht werden).
Beim Mann sind die Normalwerte 9—25 γ/24 h.
Die Östrogenbildung erfolgt in Ovar, Plazenta, Testes und Nebennieren.

Erhöhte Werte einer Östrogenausscheidung finden sich

Physiologisch	**Bemerkungen:**
In der Schwangerschaft	
Pathologisch bei	
Nebennierentumoren	
Nebennierenhyperplasie	
Uteruskarzinom	*Vermehrung von Östrogen und Östriol, nicht jedoch Östradiol. Das Fehlen einer vermehrten Östrogenausscheidung kann nicht als „Beweis gegen" angesehen werden.*
Granulosazelltumoren	
Thekazelltumoren	

Allgemein erniedrigte Werte
Infantilismus
Simmond'sche Kachexie

Erniedrigte Werte der Östrogenausscheidung **im Vergleich** zu vorherbestehenden Werten
Eklampsie
Nach Aborten
Nach der Entbindung

Von wesentlich größerer Bedeutung als Pregnandiol- und Östrogenbestimmung ist für die Diagnostik der gynäkologisch-endokrinen Erkrankungen die Untersuchung der 24stündlichen Ausscheidung an Gesamtgonadotropinen (s. u.), 17-Ketosteroiden und 17-Hydroxykortikosteroiden.

Gesamtgonadotropine

Normalwerte:

5–50 E/24 h
Entstehungsort: Hypophyse

Funktion:

1. Follikelstimmulierendes Hormon (FSH)
   ♀: Stimulierung der Follikelreifung
   ♂: Anregung des Tubuliwachstums sowie der Bildung und Reifung von Spermien

2. Luteinisierungshormon (LH)
   ♀: Auslösung des Follikelsprungs und der Corpus luteum-Bildung. Zusammen mit FSH hat das LH eine regulierende Wirkung auf die Östrogenproduktion der Ovarien. Außerdem regt es die Progesteronbildung an. Womöglich spielt dabei Prolactin eine zusätzlich anregende Rolle.
   ♂: Anregung der Testosteron-Synthese und -Sekretion.

(Über Choriongonadotropin (HCG), das in der Plazenta entsteht, s. bei Schwangerschafts-Test!)
Die Gesamtgonadotropine spielen bei der Diagnostik jener gynäkologisch-endokrinen Erkrankungen eine Rolle, bei denen das Gleichgewicht im Regelsystem der Ovarien gestört ist.

Erhöhte Werte:

Klimakterium

Bemerkungen:

Durch Nachlassen der Östrogenbildung in den Ovarien fällt die Hemmwirkung auf die Hypophyse weg, so daß die Gesamtgonadotropinbildung ansteigt. Etwa 2–3 Jahre vor der Menopause kommt es zum Anstieg, Maximum 1 Jahr nach der Menopause, die erhöhten Werte halten jedoch über 7 Jahre an.

Ovarialhyperplasie	*Vermutlich zu wenig Keimparenchym. Nachdem sich zunächst ein normaler Ovarialrhythmus entwickelt hat, kommt es zu einem vorzeitigen Klimakterium mit sekundärer Amenorrhoe.*
Gonadendysgenesie (= genetisch bedingte Zyklusstörungen)	*Es sind nur Gonadenrudimente ohne Keimzellen angelegt.* *Infolge der extrem verminderten oder fehlenden Östrogenbildung kommt es zu starker Steigerung der Gonadotropinbildung (> 100 E/24 h).*
z. B. Turner-Syndrom	*Ergänzende Untersuchungen: Barr-Test (chromatin-negativ), Kariogramm, Farbtüchtigkeit (Rotgrünblindheit), z. B. Herzfehler.* *Pterygium colli, Minderwuchs, Cubitus valgus.*

Erniedrigte Werte:

Zentral-organische Prozesse z. B. Eosinophiles Adenom Basophiles Adenom Andere, extraselläre Tumoren Traumatische Schäden Entzündliche Prozesse	*Evtl. fehlende Nachweisbarkeit der Gesamtgonadotropine. Ophthalmologische und neurologische Symptome! Amenorrhoe (primär bzw. sekundär). Evtl. Galaktorrhoe (evtl. diskrete Milchabsonderung bei Palpation) ist bei gleichzeitig verminderter Gonadotropinausscheidung und Ovarialfunktionsstörung ein hochwertiges Leitsymptom für zentrale organische Prozesse.*
Sheehan-Syndrom	*Gleichzeitig sind 17-Ketosteroide und 17-Hydroxykortikosteroide vermindert. Postpartale Amenorrhoe.* *Als Zeichen der allgemeinen Hypophysenstörung entwickelt sich eine Nebenniereninsuffizienz und eine Hypothyreose.*

17-Hydroxykortikosteroide (17 OHCS) **und 17-Ketosteroide** bei der Diagnostik von Zyklusstörungen.

Normalwerte:

S. 17-Ketosteroide und
17-Hydroxykortikosteroide

17 KS	17 OHCS	Diagnose	Bemerkungen
↑↑		Nebennieren-adenom Nebennieren-karzinom	Im Kortisoltest kein Abfall. Sekundäre Amenorrhoe (s. auch unter 17-Ketosteroide!) Plötzlich einsetzende Virilisierung, Stimmveränderungen, Klitorishypertrophie.
↑		Kongenitales, adrenogenitales Syndrom (= angeborene Nebennieren-hyperplasie)	Enzymdefekt. Beschleunigtes Wachstum in der Kindheit, aber vorzeitiger Epiphysenschluß, daher Kleinwuchs. Primäre Amenorrhoe, Vermännlichung. Beim Kortisoltest Abfall auf Normalwerte (auf dem gleichen Prinzip beruht auch die Behandlung!). Pregnandiolausscheidung ↑.
↑	~*	Ektopisches ACTH-Syndrom, ausgelöst z. B. durch Bronchial-karzinom (= Schwartz-Bartter-Syndrom), Mediastinal-, Pankreas- oder Ovarial-karzinome	Oligo- oder sekundäre Amenorrhoe, dysfunktionelle Blutungen, plötzlich auftretende Virilisierung, evtl. Cushing-Zeichen.
→↗	↑	Cushing-Syndrom	Sekundäre Amenorrhoe, RR ↑, Diabetes, Stammfettsucht, Striae, Osteoporose, Hirsutismus.

* ~ = wechselnd erhöht.

17 KS	17 OHCS	Diagnose	Bemerkungen
↗		Postpuberales adrenogenitales Syndrom	Oligomenorrhoe oder sekundäre Amenorrhoe, Hirsutismus, Klitorishypertrophie. Zur genauen Diagnostik sind hier Fraktionierung der 17-KS und Funktionsteste erforderlich.
↗		Stein-Leventhal-Syndrom	Oligomenorrhoe oder sekundäre Amenorrhoe, Sterilität. Beidseits polyzystisch vergrößerte Ovarien. Hirsutismus, Adipositas. NB: Mit Dexamethason-Hemmung kann man die Ausscheidung der adrenalen C-17-Ketosteroide bremsen, durch Gonadotropine die Ausscheidung von in den Ovarien gebildeten Androgenen steigern, so daß sich erst dadurch das richtige Ausmaß der Erkrankung bewerten läßt.
↗		Maskulinisierende Tumoren des Ovars	Virilisierung, Oligomenorrhoe oder sekundäre Amenorrhoe.
↓	↓	Sheehan-Syndrom	s. o. bei Gesamtgonadotropinen.
↓	↓	Nebenniereninsuffizienz	Hier von geringer diagnostischer Bedeutung, da andere Symptome früher auftreten. S. auch unter 17-Ketosteroide.

5-Hydroxyindolessigsäure

Normalwerte:

2—7 mg/24 Std.

Funktion und Bedeutung:

Die 5-Hydroxyindolessigsäure ist ein Abbauprodukt des Serotonins und wird im Harn ausgeschieden.

Erhöhte Werte:

Physiologisch

Einnahme von Bananenkost

Einnahme bestimmter Käsesorten — *(schlüssiger Beweis liegt nicht vor)*

Pathologisch

Carcinoide — *Werte über 20 mg sind verdächtig, Werte über 30—150 mg hochgradig verdächtig*

Carcinoide postoperativ — *Die vermehrte Harnausscheidung bleibt bestehen, wenn das Carcinoid operativ nicht vollständig entfernt worden war, bzw. Metastasierung vorliegt.*

Manche Carcinome des Magen-Darm-Trakts — *Es kommen nur leicht vermehrte Ausscheidungen vor.*

Manche Lungencarcinome

NB: Normale Werte der 5-Hydroxyindolessigsäure schließen ein Carcinoid nicht aus. Manche Formen gehen auch mit einer vermehrten Ausscheidung von 5-Hydroxytryctophan oder zusätzlicher Ausscheidung von Histamin einher.

Falsche positive Werte:

Acetanilid

Mephesin — *Bewirken falsch positive Farbreaktionen*

Erniedrigte Werte:

Mastocythose — *5-Hydroxyindolessigsäure kann im Harn vollständig fehlen.*

Falsch negative Werte:

Phenothiazine — *können die Farbreaktion unterdrücken, deshalb darf bei Verdacht auf Carcinoide eine Phenothiazin-Behandlung nicht durchgeführt werden.*

Literatur: 366, 367, 368, 369.

17-Hydroxykortikosteroide (17-ketogene Steroide)

Normalwerte:

Tägliche Ausscheidung	beim Mann	7—20 mg
	bei der Frau	4,5—14 mg

Im Verlauf des Tages bestehen deutliche tagesrhythmische Schwankungen in der Ausscheidung.

Beachte Normalwerte des eigenen Labors! Wie bei allen komplizierten biochemischen Methoden bestehen unterschiedliche Normalwerte der verschiedenen biochemischen Untersuchungsverfahren.

Bedeutung:

Die Bestimmung der 17-Hydroxykortikosteroide ist eine Gruppenbestimmung von Harnsteroiden, die Kortison, Hydrokortison und deren Metaboliten mit einschließt. Es bestehen enge Zusammenhänge zwischen der Ausscheidung der 17-Hydroxykortikoide, der 17-ketogenen Steroide und der Silber-Porter-Chromogene. Die Funktionen dieser 3 Gruppen überschneiden sich weitgehend, sind jedoch nicht vollkommen identisch. Fast alle wesentlichen 17-Ketosteroide stammen von mehreren in Nebennierenrinde und Testes sezernierten Hormonen. Die Analyse eines bestimmten oder einer Gruppe von Metaboliten repräsentiert daher nicht bestimmte Vorläufer. Für die klinische Diagnostik ist die Bestimmung der 17-Ketosteroide von begrenztem Wert. Ihre Bedeutung wird oft überschätzt. Die Bewertung sollte daher im allgemeinen dem Spezialisten vorbehalten bleiben.

Erhöhte Werte:	**Bemerkungen:**
Cushing-Syndrom verschiedener Genese	
Virilismus	*Nebennierenbedingt*
Pubertas praecox	*Nebennierenbedingt*
Infolge Hormontherapie	
Eklampsie	
Nach Operationen	
Nach Verbrennungen	
Im Gefolge von Infektionskrankheiten	

Erniedrigte Werte:

Morbus Addison

Nach Absetzen einer länger

dauernden Kortisontherapie
Hypophysenvorderlappen-Unterfunktion
Bei Erschöpfungszuständen (?)

Jolly-Körperchen s. S. 178

Jugendliche Neutrophile s. Differentialblutbild S. 127—129

Kalium (= K) *

Normalwerte:	mval/l = mäq/l	mg% = mg/100 ml
Neugeborenes	4—5	15,6—19,5
Säugling	4,8—5,5	18,7—21,4
Kleinkind	3,9—5,6	12,9—21,8
Erwachsener	4,1—5,7	12,1—21,5

NB: Für die Normalwerte des Serumkaliums bestehen signifikante geographische Unterschiede. Es ist außerdem zu beachten, daß trotz eines normalen Serumkaliumwerts ein Kaliummangel vorliegen kann. Besonders bei Azidosen und Exsikkosen kann die intrazelluläre Kaliumkonzentration erniedrigt sein trotz normalen Serumkaliumspiegels. Umgekehrt ist bei der Insulinbehandlung, Testosteronbehandlung, Zufuhr großer Mengen Glukose und Fruktose sowie bei familiärer periodischer Paralyse der Kaliumgehalt des Intrazellulärraums oft höher als der Serumkaliumspiegel vermuten läßt. Hier kann neben Beachtung der allgemeinen klinischen Erscheinungen (s. S. 258) evtl. die Beachtung der Kaliumausscheidung im Urin, das EKG und der Kalium-Defizit-Test weiterhelfen. (Nach oraler Belastung mit 6 g Kalium als Kaliumchlorid finden sich beim Gesunden im 24-Std.-Harn mindestens 5 g Kalium wieder. Bei Kaliummangel liegt eine geringere Ausscheidung vor. Der Kalium-Defizit-Test setzt eine intakte Nierenfunktion voraus.) Eine Erniedrigung der Serumkaliumkonzentration von 1,5 mval/l läßt auf ein Gesamt-Defizit von 300—400 mval schließen. Das intrazelluläre Kalium kann durch Bestimmung des erythrozytären Kaliumgehaltes bewertet werden.

* Literaturauswahl: 25, 51, 52, 102, 143, 144, 166, 167, 188, 189, 193, 236.

Funktion:

Kalium gehört zu den Strukturelementen des Zellprotoplasmas, wo es zum Teil an Phosphate, Eiweiß und Glykogen gebunden ist. Für die Erregbarkeit der Muskel- und Nervenzellen ist das Kalium von großer Bedeutung. Bei Erregung treten Kaliumbewegungen durch die Zellmembran auf. Beim Aufbau und Abbau energiereicher Phosphatverbindungen spielt Kalium als Katalysator eine Rolle. Im Serum hat das Kalium vor allem Verteilungsfunktionen, indem es ausgleichend zwischen Aufnahme, Ausscheidung und den Intrazellularräumen verschoben wird. Die Konzentration im Serum wird von den Nieren reguliert.

Vorkommen:

Intrazellulär	115—150	mval/l
Speichel	24	mval/l
Magensaft	16	mval/l
Galle	9	mval/l
Dünndarmsäfte	8	mval/l
Serum	5	mval/l

Der Körper enthält insgesamt ca. 3200 mval Kalium (Erwachsene).

Maßeinheiten:

1 mg% (Milligramm-Prozent) = 1 mg der Substanz in 100 ml Serum.

Die Angabe in Gewicht pro Volumeneinheit ist im Hinblick auf das chemische Verhalten und die osmotische Kraft der Elektrolyte zu ungenau, denn ihre physiologische Bedeutung ist nicht von ihrem Gewicht, sondern von der Anzahl pro Volumeneinheit gelöster elektrisch aktiver Teilchen (Ionen) abhängig. Als Maßeinheit ist daher besser das Äquivalentgewicht einzusetzen. Wegen der geringen Elektrolytkonzentration in den Körperflüssigkeiten ist der Begriff des Milliäquivalents (mval = mÄq) üblich.

$$1 \text{ Milliäquivalent} = \frac{1}{1000} \text{ Äquivalent}$$

$$\text{Äquivalentgewicht} = \frac{\text{Molekulargewicht} \times \text{Gramm}}{\text{Wertigkeit}}$$

Beim Vergleich der Elektrolyte in der Maßeinheit mg% besteht bei gleicher Größenordnung Gewichtsgleichheit, aber unterschiedliche Bindungsfähigkeit.

Beim Vergleich der Elektrolyte in der Maßeinheit mval/l besteht bei gleicher Größenordnung gleichgroße Bindungsfähigkeit, aber unterschiedliches Gewicht.

Umrechnungsfaktoren:

$$\text{mval/l} = \frac{\text{mg\%} \times 10 \times \text{Wertigkeit}}{\text{Molekulargewicht}}$$

$$\text{mg\%} = \frac{\text{mval} \times \text{Molekulargewicht}}{10 \times \text{Wertigkeit}}$$

Für Kalium entspricht

$$1\ \text{mg\%} = \frac{1\ \text{mval/l}}{3{,}9}$$

1 mval/l = 1 mg% × 3,9, da das Molekulargewicht von Kalium 39 ist.

Erhöhte Werte:	**Bemerkungen:**
	NB: Werte über 6,5 mval/l bzw. über 25,5 mg% sind bedrohlich, bei Werten über 10 mval/l besteht die Gefahr des letalen Ausgangs.
Niereninsuffizienz in verschiedenen Stadien (Oligurie/Anurie/Urämie)	*Funktionsstörung der distalen Nierentubuli.*
Sehr kaliumreiche Kost bei renaler Ausscheidungsstörung	*NB: Salt-losing-Nephritis mit Addisonismus wird als Thorn-Syndrom bezeichnet (K ↑).*
Morbus Addison	*K-Harn ↓, Na-Harn ↑, Na ↓, Cl ↓. K nur in schweren Fällen und in der Addisonkrise erhöht.*
Debré-Fibiger-Syndrom	*Dyskortizismus des frühen Säuglingsalters bei kongenitaler Nebennierenhyperplasie.*
Schmidt-Syndrom	*Kombinierte Schilddrüsen- und Nebenniereninsuffizienz. Na ↓, 17-Ketosteroide-Harn ↓.*

Hämolytische Vorgänge z. B. nach Transfusionen	*Das aus den Erythrozyten stammende K bewirkt den Anstieg des Serumkaliums. Dieser ist besonders rasch und stark bei gleichzeitiger Nierenschädigung.*
Größere Gewebezerstörungen (bzw. Zellzerfall)	*Mit je 1 g Stickstoff verlassen ca. 3 mval K/l, mit je 1 g Glykogen 0,36 mval K/l die Zelle.*
z. B. postoperativ Verbrennungen Schwere Entzündungen und Infekte Konsumierende Prozesse Muskelzertrümmerung (Crush-Syndrom) Großer Myokardinfarkt	
Hyperkinetische Aktivität z. B. Status epilepticus Strychninvergiftung	
Diabetische Azidose	*Gestörte K-Aufnahme der Zellen und erhöhte Freisetzung von Zell-K infolge von Eiweißabbau und Glukoneogenese. Der Serum-K-Anstieg findet sich in den früheren Stadien der diabetischen Ketoazidose.*
Adrenogenitales Syndrom	
Allergische Krankheiten	*Tendenz zur leichten Hyperkaliämie.*
Schockzustände mit Volumenreduzierung der extrazellulären Flüssigkeit	
Übermäßige iatrogene Zufuhr von K z. B. durch Infusionen	
Chronische Vergiftung mit Alkylphosphaten und anderen organischen Phosphorinsektiziden (z. B. E 605, Metasystox u. a. S. S. 115)	*Ca ↓, P ↑, Alkali-Reserve ↓. Zur Überwachung und Feststellung einer evtl. Gefährdung eignet sich am besten die Bestimmung der Cholinesterase der Erythrozyten.*

Bei Absinken auf Werte von 70% oder darunter ist sofortige Entfernung aus dem gefährdeten Milieu angezeigt.

Hereditäre intermittierende Adynamie (Lähmung) = Gamstorp-Syndrom

Lähmung tritt auf infolge vermehrten Austritts des K aus den Muskelzellen.

Latrodektismus-Syndrom

S. S. 101

Symptome der Hyperkaliämie:

Steigerung der neuromuskulären Erregbarkeit
Parästhesien
Verwirrungszustände
Müdigkeit/Asthenie
Aufsteigende schlaffe Lähmungen
Herzflimmern bis zum diastolischen Herzstillstand
EKG: Schmalbasiges, erhöhtes T, Verbreiterung von QRS, Abflachung von P, Schenkelblock und Herzstillstand können vorkommen.

Erniedrigte Werte (Hypokaliämie):

1. Verminderte Kaliumaufnahme

Nahrungskarenz
Hungerzustände

Eine hypokaliämische Muskeldegeneration nach chronischer Unterernährung wird als Achor-Smith-Syndrom bezeichnet.

Verminderte Nahrungsaufnahme Schwerkranker usw.
Postoperativ
Pylorusstenose
Entzündliche und neoplastische Erkrankungen des oberen Gastrointestinaltrakts
Parenterale Ernährung ohne K-Zufuhr
 Glukoseinfusionen
 Fettinfusionen

Auch die Verdünnung der extrazellulären Flüssigkeit bei intravenöser Zufuhr spielt eine Rolle.

Postoperatives Syndrom	*K-Mangel oft kombiniert mit K-freien Infusionen, endogener Nebennierenüberfunktion infolge Operationsstress und negativer Stickstoffbilanz.*
Sondennahrung	
Anorexia mentalis	
Störungen der Glykogenese und Proteinbildung	
unter Thyroxin	
Insulin	
Testosteron	
Rekonvaleszenz	
Postoperativ	
nach diabetischem Koma	
Kaliumverluste:	*(Über K-Verluste s. auch K-Harn — Vermehrte Ausscheidung)*
A. Renal	
Diuretika	*Ausgenommen Aldosteronantagonisten*
Kationenaustauscher	
Tubuläre Schädigungen und renale Azidose	
Chronische Niereninsuffizienz im polyurischen Stadium	
Renale Aminoazidurie	
De Toni-Debré-Fanconi-Syndrom	
Dysmetabolisch-Dysendokrines-Syndrom (de Toni)	
Abderhalden-Fanconi-Syndrom	
Albright-Hadorn-Syndrom	*Primäre K-Stoffwechselstörung mit Osteomalazie und periodischer hypokaliämischer Muskellähmung.*
Lightwood-Albright-Syndrom	*Idiopathische renale hyperchlorämische Azidose und Spätrachitis*
PAS-Behandlung bei Tbc	
Digitalistherapie	
Größere Ödemverluste (auch ohne Diuretika)	

Ungeeignete Infusionstherapie	
Diabetische Azidose (Koma)	*Nach längerem Verlauf, wenn schon stärkere renale K-Verluste eingetreten sind, v. a. aber nach Insulintherapie, die ein verstärktes Einströmen des Serum-K in die Zellen bewirkt.*
Primärer Hyperaldosteronismus	*Große K-Verluste im Harn*
M. Cushing	*Eine erhöhte adrenokortikale Aktivität bewirkt vermehrten K-Verlust im Harn.*
Lebererkrankungen	*Gesteigerte Aldosteronaktivität. Bei schweren Leberschäden können die Nebennierensteroide nicht in gleichem Maße katabolisiert werden, wie sie gebildet werden.*
Schwere Herzinsuffizienz mit Leberstauung	*Bei Herzinsuffizienz ist die Serum-K-Konzentration häufig normal, obwohl ein (v. a. kardiales) K-Defizit besteht!*
Herzfunktionsstörung durch primäre Leberschäden (sogenanntes hepato-kardiales Syndrom)	
Falsches Leberkoma	*K $\downarrow$ < 16 mg%; Koma infolge Hypokaliämie!*
Schwartz-Bartter-Syndrom	*Bronchialkarzinom, das eine ACTH-ähnliche Substanz produziert, die zum sekundären Hyperkortizismus führt. Na $\downarrow$, 17-Ketosteroide-Harn $\uparrow$.*
Nebennierenrindenhormone Kortison Prednisolon DOCA usw.	*Bewirken erhöhte K-Ausscheidung bei Na-Retention.*
ACTH-Behandlung	
Alkalose z. B. metabolisch Pharmaka	*Bei Alkalose (gleichgültig welcher Genese) stehen den Nieren vermindert H^+-Ionen zur Elimination zur Verfügung.*

B. Extrarenal

Durchfälle	
Knollenblätterpilzvergiftung	
Ménétrier-Syndrom	*Eiweißverlierende exsudative Gastroenteropathie.*
Chronischer Laxantienabusus	*Circulus vitiosus: Habituelle Obstipation führt über Laxantiengebrauch zu intestinalem K-Verlust, Nieren- und Herzschädigung infolge K-Mangel, renalem K-Verlust, hypokaliämischer Darmlähmung, die wiederum eine Steigerung des Laxantienabusus hervorruft. Dies kann bis zur Tetraplegie und zum Herzversagen führen.*
Erbrechen	
Gallefisteln	
Andere Fisteln	
Colitis ulcerosa	
Malabsorptionssyndrome	
Steatorrhoe/Sprue nach Dünndarmresektion usw.	*Kaliumverluste auch bei festen Stühlen!*
Ileus	
Ständiges Absaugen von Magen-Darm-Sekreten	
Wiederholte Einläufe mit elektrolytfreien Lösungen	
Starkes Schwitzen	
Postoperativ (mit Glykogen- und Proteinverlusten)	
Extrarenale Blutreinigung	
Künstliche Niere Peritonealdialyse Magen-Darm-Wäsche	
Parotitis	
Übermäßiger Lakritzengenuß	*Sucus liquiritiae hemmt die Aufnahme von Kalium in die Zelle!*

C. Verschiebung des extrazellulären Kaliums in den Intrazellularraum

Insulinbehandelte diabetische Azidose	*Nach Insulingabe wandert K zusammen mit Glukose in die Zellen. Das Defizit entsteht auch, weil bei der vorangegangenen Hyperkaliämie renale K-Verluste eingetreten sind.*
Behandlung mit Testosteron und Abkömmlingen (Anabolika)	*Infolge des verstärkten Eiweißanabolismus wandert K mit Phosphat in die Zellen.*
Familiäre paroxysmale Muskellähmung (Laverié-Syndrom) (Westphal-Syndrom)	*Man nimmt an, daß einem paralytischen Schub eine starke Verschiebung von K in den Intrazellularraum vorangeht. Beachte den Gegensatz zum Gamstorp-Syndrom, bei dem die Lähmung mit einer stärkeren Verschiebung des K in den Extrazellularraum einhergeht (Hyperkaliämie!)*

Symptome der Hypokaliämie:

Neuromuskulär

Abschwächung der Sehnenreflexe
Verminderte elektrische Erregbarkeit
Schwäche der Extremitätenmuskulatur
Muskelschwäche bis zur Muskellähmung

Zerebrale Symptome

Verwirrungszustände
Apathie
EEG-Veränderungen

Kardiovaskuläre Symptome

Tachykardie
Extrasystolen
Arrhythmien
Herzdilatation
Herzinsuffizienz

EKG-Veränderungen
QT-Zeit-Verlängerung
ST-Senkung
Abflachen und Negativwerden von T
Auftreten einer U-Welle
Manchmal auch QRS-Verbreiterung

Intestinale Symptome
Anorexie
Übelkeit
Obstipation
Paralytischer Ileus möglich

Renale Symptome
Polyurie (Polydipsie) infolge eingeschränkter Konzentrationsfähigkeit

Kalium Harn

Normalwerte:	mval/24 h
0—6 Monate	12 ± 7
1/2—1 Jahr	29 ± 8
1—2 Jahre	40 ± 6
2—3 Jahre	28 ± 7
3—4 Jahre	41 ± 11
4—5 Jahre	38 ± 11
5—7 Jahre	37 ± 6
7—11 Jahre	51 ± 25
11—14 Jahre	70 ± 21
Erwachsene	65 — 90 (bei Normalkost)

NB: Die ausgeschiedene Menge hängt stark von der Art der zugeführten Nahrung ab.

Die Ausscheidung des Kaliums erfolgt in den distalen Nierentubuli. Das in den Glomeruli filtrierte Kalium wird in den proximalen Tubuli wieder vollständig resorbiert. Die Kaliumausscheidung in den distalen Tubuli erfolgt im Austausch gegen Natrium aus den Lumina der Tubuli. In Konkurrenz zu Kalium tritt die Ausscheidung von Wasserstoff-Ionen. Bei Mangel an Wasserstoff-Ionen (Alkalose) nimmt die Kaliumausscheidung daher zu. Bei

Azidosen nimmt die H+-Ausscheidung zu, die K-Ausscheidung ab. Die renale Regulation von Säure-Basen-Gleichgewicht und Kaliumhaushalt stehen also eng miteinander in Zusammenhang. Bei völliger Kalium-freier Diät scheidet die Niere zunächst 20—50 mval/die aus, um erst nach 3—4 Tagen die Ausscheidung auf Werte unter 10 mval zu reduzieren. Bei verminderter Kaliumzufuhr kommt eine Hypokaliurie erst nach etwa 8—14 Tagen zustande. Sie tritt ein, wenn ein Defizit von ca. 200—300 mval K besteht.

Erhöhte Werte:	**Bemerkungen:**
Nierenschäden	
Polyurische Phase tubulärer Nierenschäden	
Chronische Pyelonephritis (Kalium-Verlustniere)	
Albright-Hadorn-Syndrom	*Primäre K-Stoffwechselstörung mit Osteomalazie und periodischer hypokaliämischer Muskellähmung*
Abderhalden-Fanconi-Syndrom	*Maligne Störung des Aminosäurestoffwechsels mit Zystinspeicherung, Zwergwuchs, Rachitis, Chronische Obstipation, P ↓, Alkal. Phos. ∠, GE ↑.*
de Toni-Debré-Fanconi-Syndrom	*Phospho-Gluko-Aminosäuren-Diabetes mit schwerer renaler Rachitis.*
Lightwood-Albright-Syndrom	*Idiopathische, renale hyperchlorämische Azidose und Spätrachitis*
Schwartz-Bartter-Syndrom	*(Siehe bei Hypokaliämie S. 261)*
Alkalose jeder Genese	
Diabetische Azidose	*Das aus den Zellen austretende K bewirkt eine Anhebung des Serum-K-Spiegels, dem eine vermehrte K-Ausscheidung folgt.*
Katabolismus bei Hungerzuständen	*Aus den Zellen tritt vermehrt K aus.*

Natriummangel-Syndrom	*Aus den Zellen tritt vermehrt K aus.*
Diuretika	*Bei den Carboanhydrasehemmern wird die Ausscheidung von H^+-Ionen gehemmt, die vermehrte Ausscheidung von Bikarbonat- und K^+-Ionen gefördert.* *Quecksilberdiuretika bewirken eine vermehrte Ausscheidung von K durch Erhöhung des Harnvolumens.*

Cushing-Syndrom
Primärer Hyperaldosteronismus (Conn-Syndrom)
Behandlung mit
ACTH
Nebennierensteroiden (Prednison, Prednisolon etc.)
DOCA

Kalium-Defizit-Test s. Kalium S. 255

Kalzium s. Calcium S. 86

Katecholamine (Harn):

Normalwerte: Erwachsene 20—150 ng/ 24 Std.

Einheiten: 1 ng = 1 γ = 0,000 001 g

Bedeutung und Entstehung:
Gemeinsame Bezeichnung für die chemisch verwandten Nebennierenmark-Hormone Adrenalin und Nor-Adrenalin, sowie deren Abbauprodukte. Aufgrund der chemischen Verwandtschaft werden sie mit den heute üblichen fluorimetrischen Nachweismethoden gemeinsam erfaßt. Die Bestimmung von Katecholaminen und Vanillinmandelsäure hat heute die isolierte Bestimmung von Adrenalin und Nor-Adrenalin weitgehend verdrängt.

Bewertung: siehe Adrenalin und Nor-Adrenalin

Ketonkörper s. Azeton S. 43 und Azetessigsäure S. 42 u. S. 205

17-Ketosteroide-Harn

Normalwerte:

	mg/24 h-Harn	
Neugeborene	1,2—2,5	Postnataler Abfall d. Ausscheidungswerte.
Säuglinge	0,48—1,0	
Kleinkinder	0,58—1,8	Ansteigen d. Werte etwa ab 8. Lebensjahr.
Frauen	6—14	Im Alter von 16—55 Jahren.
Männer	10—20	Im Alter von 18—55 Jahren.

Funktion und Bedeutung:

Die 17-Ketosteroide sind ein Abbauprodukt anderer Steroide. Sie gehören zu den C_{19}-Steroiden und sind so bezeichnet, weil sich am C_{17}-Atom eine Ketogruppe (doppelt an Kohlenstoff gebundenes Sauerstoffatom) befindet. Bei Frauen stammen die 17-Ketosteroide praktisch alle von den Nebennierenrindenhormonen. Beim Mann sind sie nicht nur ein Abbauprodukt der Kortikosteroide, sondern auch des Testosterons, das in den Leydig'schen Zellen des Hodens entsteht. Hier haben beim Mann ca. 50—70% der ausgeschiedenen 17-Ketosteroide ihren Ursprung. Stoffwechsel und Abbau der Kortikoide finden vor allem in der Leber statt. Die 17-Ketosteroide sind nur ein Teil der etwa 100 im Harn ausgeschiedenen Steroide. Die 17-Ketosteroide können in α-Ketosteroide und β-Ketosteroide unterteilt werden. Die wichtigsten Fraktionen der α-Ketosteroide sind:

α-Ätianolon
Androsteron
11-Hydroxyandrosteron
11-Ketoätianolon
11-Hydroxyätianolon
11-Ketoandrosteron

Der Anteil der β-17-Ketosteroide an der Total-17-Ketosteroid-Fraktion beträgt beim Mann im Mittel 31%, bei der Frau 22%.

Erhöhte Ausscheidung:	**Bemerkungen:**
A. Nebennierenbedingt	
Nebennierenhyperplasie Nebennierenadenom	*Die Ausscheidung der β-Fraktion steigt im regelrechten Verhältnis zur Gesamt-17-Ketosteroidausscheidung.*
Nebennierenkarzinom	*Der Anteil der β-Fraktion erhöht sich bis zu 50% der Gesamt-17-Ketosteroidausscheidung.* *NB: Eine siebentätige Behandlung mit Kortikosteroiden entsprechend einer täglichen Dosis von 50—100 mg Kortison bewirkt bei der Nebennierenhyperplasie einen Rückgang der 17-Ketosteroidausscheidung, bei Nebennierenadenom und -karzinom bleibt die Ausscheidung unverändert.*
ACTH-Behandlung	*Bei Gesunden und Nebennierenhyperplasie entwickelt sich eine Vermehrung der Ausscheidung, bei Nebennierenadenom und -karzinom bleibt sie unverändert.*
Adrenogenitales Syndrom	*Oberbegriff für Krankheitsbilder, die als Folge einer Überproduktion von Nebennierenandrogenen entstehen. Siehe oben.*
Cushing-Syndrom	
Debré-Fibiger-Syndrom	*Dyskortizismus des frühen Säuglingsalters bei kongenitaler Nebennierenhyperplasie. Nahrungsverweigerung, Erbrechen (Pseudopylorospasmus), Kollapszustände.*
Feminisierungs-Syndrom bei Männern	

Nach größeren Operationen und anderen Stress-Situationen	*Die Erhöhung der Ausscheidung bleibt innerhalb der normalen Grenzen!*
B. Hypophysenbedingt	
Basophiles Hypophysen-adenom	
Zwischenhirnsyndrom (= Berardinelli-Syndrom)	*Konstitutionelle Hypophysenüberfunktion mit Wachstumsbeschleunigung, Hypergenitalismus, athletischer Muskelhypertrophie, Phlebomegalie, Hyperhidrosis, Hyperlipämie (Neutralfett).*
C. Keimdrüsenbedingt	
Bei Männern	
Pubertas praecox	*Erhöhte Ausscheidung im Vergleich zur normalen altersentsprechenden Ausscheidung.*
Leydigzell-Tumor	*NB: Andere Hodentumoren und das Chorionepitheliom gehen mit normaler oder niederer 17-Ketosteroidausscheidung einher.*
Klinefelter-Syndrom	*Abnorme Geschlechtschromosomenkonstitution (XXY oder XXXY). Männlicher Habitus, aber Gynäkomastie und meist weibliche Geschlechtsbehaarung. Testishypoplasie, Azoospermie (Oligospermie möglich).*
Testosteron-Behandlung	*Ca. 50% der Dosis erscheinen im Harn als 17-Ketosteroide.*
Choriongonadotropin-Injektion	*Hodenstimulation!*
Bei Frauen	
Die meisten Ovarialtumoren	*NB: Bei Arrhenoblastom ist die Ausscheidung normal oder nur leicht erhöht.*

Stein-Leventhal-Syndrom	*Vergrößerte, polyzystische Ovarien, Amenorrhoe bzw. anovulatorische Zyklen, Hirsutismus, Adipositas. Eine vermehrte 17-Ketosteroidausscheidung findet sich nicht in allen Fällen.*
Dysendokrinismus (Leprechaunismus-Syndrom)	*17-Ketosteroide ↗; große Ohren, Hände und Füße, kongenitale Gynäkomastie, Faunsgesicht, Klitorishypertrophie und Minderwuchs, Hautpigmentierungen.*
Gordan-Overstreet-Syndrom	*Gonadendysgenesie, hypoplastisches weibliches Genitale, sonst männlicher Habitus. Fragliche chromosomale XO-Konstitution*
D. Andere Ursachen	
Schwartz-Bartter-Syndrom	*Bronchial-Karzinom, das eine ACTH-ähnliche Substanz sezerniert. Ähnliches wurde bei Mediastinal- und Pankreaskarzinomen beobachtet!*
Verminderte Ausscheidung:	
A. Nebennierenbedingt	
Morbus Addison	*Bei Auftreten klinischer Erscheinungen sinken die Ausscheidungswerte unter 7mg/24h. In ausgeprägten Fällen finden sich bei Männern Werte unter 4 mg/24 h, bei Frauen unter 1 mg/24 h.*
Schmidt-Syndrom	*Biglanduläres Syndrom. Kombinierte Nebennieren- und Schilddrüseninsuffizienz.*
Plötzliches Absetzen der Therapie nach langdauernder Behandlung Kortison oder Abkömmlingen.	
B. Hypophysenbedingt	
Hypophysenunterfunktion	
Hypophysentumoren	

C. Keimdrüsenbedingt

bei Männern

Hypogonadismus

Postpuberaler Hypogonadismus	*Dysplasie der Leydig'schen Zwischenzellen, Gynäkomastie, femininer Haarwuchs.*
Kallmann-Syndrom	*Hypogonadotroper Hypogonadismus beim Mann, Anosmie, Hodenbiopsie: Fehlen der Leydig-Zellen.*

Gonadenaplasie

Gonadendysplasie

Bei Frauen besteht keine keimdrüsenbedingte Verminderung der 17-Ketosteroidausscheidung.

D. Andere Ursachen

Schwere chronische, konsumierende Krankheiten

Hungerzustände

Hypothyreose/Myxödem

Leberschäden, vor allem Leberzirrhose

Fortgeschrittene Niereninsuffizienz

Koagulationsband s. Serumlabilitätsproben S. 372

Kongorotprobe *

Normalwert:

70—90% Farbstoff im Serum nach 1 Std., dabei keine oder nur spurweise Farbstoffausscheidung im Urin.
Weniger als 70% Farbstoff im Serum spricht für Amyloidose, im Urin wird dabei kein Farbstoff gefunden.
NB: Ein Farbstoffschwund unter 70% kann bei Fehlen eines Amyloids dann vorkommen, wenn viel Farbstoff im Urin ausgeschieden wird (bei Nephrose!)

Bedeutung:

Das Amyloid ist ein Polysaccharid-Protein-Komplex, der im Bindegewebe und im retikuloendothelialen System bei manchen

---

* Literaturauswahl: 54, 208, 209.

Krankheiten auftritt und die Eigenschaft hat, Kongorot an sich zu binden. Diese Affinität des Amyloids wird bei der Kongorotprobe ausgenutzt.

Positive Kongorotprobe:

Alle periretikulären Amyloidformen

Erworben

z. B. Tbc, v. a. bei Kombination mit Mischinfektionen
Empyeme
Chron. Sinusitis
Chronische Furunkulose
Chronische Osteomyelitis
Spondylitis
Lepra
Lues
Rheumatische Prozesse und Kollagenosen
Primär chronische Polyarthritis
Still'sche Erkrankung
Sjögren-Syndrom
Arthritis psoriatica
Morbus Bechterew
Lupus erythematodes visceralis
Brochiektasen
Mukoviszidose
Chronischer Lungenabszeß
Chronische Appendizitis
Chron. interstitielle Nephritis
Morbus Boeck
Ileitis terminalis
Colitis ulcerosa
Lymphogranulomatose
Maligne Tumoren (bes. der Nieren)

Hereditär

Amyloidose bei familiärem Mittelmeerfieber
Amyloidose mit Urtikaria und Taubheit

Idiopathisch (ohne nachweisbare Grundkrankheit und ohne Nachweis der Vererbung)

Falsch negative Kongorotprobe

Perikollagene Amyloidformen

Lokal

Altersamyloid
Idiopathische, tumorförmige Amyloidablagerungen
Lichen amyloidosus

Generalisiert

Erworben
Amyloidose als Folge des Plasmozytoms
Amyloidose als Folge des Morbus Waldenström
} In etwa 10% der Fälle tritt das Amyloid auf

Hereditär
Neuropathische familiäre Amyloidose
Kardiopathische familiäre Amyloidose

Idiopathisch
Primäres Amyloid

NB: Da zur Diagnostik des perikollagenen Amyloids die Kongorotprobe versagt (die Amyloidablagerungen liegen vom strömenden Blut weiter entfernt), ist hier die Diagnostik mittels Biopsie angezeigt. Am einfachsten, ungefährlichsten und für den Patienten am angenehmsten ist zur Gewinnung von histologischem Material die Rektumbiopsie.
Eine Indikation zur Rektumbiopsie ist bei folgenden Tatbeständen gegeben:

A.* 1. Ungeklärte Polyneuritis
2. Ungeklärte Herzinsuffizienz
3. Ungeklärte Blutungsneigung
4. Ungeklärte dyspeptische Beschwerden
5. Makroglossie (wenn keine Akromegalie vorliegt)
6. Amyloidverdächtige, papulöse Hautinfiltrate und sklerodermie-ähnliche Hautveränderungen
7. Vorliegen eines Plasmozytoms
8. Makroglobulinämie

B* 1. Ungeklärte Proteinurie
(Tritt in 90% der periretikulären Amyloidosen auf)
2. Vorliegen einer Grundkrankheit, die zum Amyloid führen kann
3. Ungeklärte Thromboseneigung

Die Leber- oder Nierenbiopsie kann anstelle der Rektumbiopsie ebenfalls durchgeführt werden. Die histologische Aussage „kein Amyloid nachweisbar" kann klinisch nur dann anerkannt werden, wenn polarisationsmikroskopisch (Kongorotfärbung) und fluoreszenzmikroskopisch (Thioflavin-Färbung) bei ausreichender Erfahrung untersucht wurde.
96% der erworbenen periretikulären Amyloidformen gehen mit meist erheblicher (= 87%) Beschleunigung der BKS einher. Kon-

* A = Diagnostik ausschließlich durch Biopsie
B = Diagnostik mit Kongorotprobe bringt ebenfalls Ergebnis.

stant scheint eine Erhöhung des Serum-Hexosamin-Gehaltes aufzutreten.
Bei den familiären perikollagenen Amyloidosen können α_2-Globulin-Erhöhungen vorkommen.

Kreatin (Serum) *

Normalwert:
1,0—1,5 mg %
Kreatin ist ein Zwischenprodukt des intermediären Stoffwechsels und wird aus Arginin und Glykokoll über die Guanidin-Essigsäure durch Methylierung mit Methionin gebildet. Außerdem erfolgt auch eine Aufnahme durch die Nahrung (Fleisch).

Haltbarkeit:
Bei + 4° C maximal 24 Stunden.

Erhöhte Werte:

Physiologisch:	
Vermehrte Aufnahme bei fleischreicher Kost	
Pathologisch:	
Untergang von Muskelgewebe	
Zustand nach Amputation	
Hyperthyreose	
Primär chronische Polyarthritis	*In der aktiven Phase*
Iatrogen:	
I. v. Injektion von Kaseinhydrolysaten	
Behandlung mit Methyltestosteron	*Vermehrte Synthese in der Leber.*

Kreatin (Harn)

Normalwerte:
Negativ oder geringe Spuren.
In den Nierentubuli erfolgt eine Rückresorption des in den Glomeruli filtrierten Kreatins.

Erhöhte Werte:	**Bemerkungen:**
Physiologisch:	
Kinder (Wachstum)	
Schwangerschaft	*Es wurde vermutet, daß die tubuläre Rückresorption unterdrückt ist.*
Postpartal	*Vermutlich vermehrte Kreatinbildung infolge Rückbildung der Uterusmuskulatur.*

---

* Literaturauswahl: 12, 36, 41, 215, 223, 234.

Große Mengen rohen Fleisches in der Kost	*Durch Kochen wird im Fleisch Kreatin zu Kreatinin umgewandelt.*
Stark eiweißarme Kost	*Abbau körpereigener Muskulatur.*
Pathologisch:	
Myopathien	
Progressive Muskeldystrophie (Erb)	*Aldolase ↑, CPK ↑ s. d.*
Duchenne-v. Leyden-Syndrom	*Infantile Form der progressiven Muskeldystrophie.*
Curshmann-Batten-Steinert-Syndrom	*Erbliche Myopathie mit Dystrophie umschriebener Muskelgruppen. Meist mimische Muskulatur, Kaumuskulatur und Nacken-Schultergürtel betroffen. Frühzeitig verwaschene Sprache.*
Oppenheimkrankheit	*Symmetrische Hypotonie und Atonie der Muskulatur, Bewegungsarmut, keine Progression. Kreatinin-Harn ↓.*
Krabbe-Syndrom (II)	*Generalisierte Hypoplasie der Muskulatur, verstärkte körperliche Ermüdbarkeit (bis jetzt erst 1 Fall beschrieben).*
Neurogene Myopathien	
z. B. Poliomyelitis	
Kortiko-Striato-Zerebellares-Syndrom	*Familiäre systemhafte Erkrankung mit Gleichgewichtsstörungen, Dysdiadochokinese, Reflexstörungen, Intelligenzdefekt.*
Crush-Syndrom	*Untergang größerer Muskelmassen nach Unfällen etc.*
Paroxysmale Myoglobinurie	
Hormonelle Erkrankungen	
Eosinophiles Hypophysen-Adenom (Akromegalie)	
Chronische Nebenniereninsuffizienz (Addison-Syndrom)	
Cushing-Syndrom	

Diabetes mellitus	*Ausdruck der Störung im Energiehaushalt der Muskulatur.*
Hyperthyreose	
Hypogonadismus	
Andere Ursachen	
Lebermetastasen	
Akute Leukämie	
Lupus erythematodes disseminatus	
Knochenfraktur	
Verbrennungen	
Infektionskrankheiten	*Kataboler Stoffwechsel, Abbau körpereigenen Eiweißes.*
Dermatomyositis	
Iatrogen	
Injektion von Kaseinhydrolysaten	
Behandlung mit Cortiron	
Behandlung mit ACTH	
Behandlung mit Kortikoiden	
Behandlung mit Methyltestosteron	
Hochdosierte Behandlung mit Schilddrüsenhormonen	

Kreatinin (Serum) *

Normalwerte:

Bis 3 Mon.	0,40—0,60 mg%	
3—7 Mon.	0,33—0,42 mg%	
7—12 Mon.	0,24—0,40 mg%	
1—5 Jahre	0,27—0,42 mg%	
5—6 Jahre	0,35—0,45 mg%	
6—12 Jahre	0,45—0,68 mg%	
Erwachsene ♂	0,50—1,25 mg%	
♀	0,51—1,18 mg%	

(Bezogen auf Plasma)

NB: Bei Diabetikern liegen die Normalwerte niederer und zwar bei Männern um durchschnittlich 0,19 mg% und bei Frauen um 0,15 mg%. Sonst noch als normal erscheinende Werte können bei Diabetikern also schon auf einen Nierenschaden hinweisen.

Kreatinin ist das Anhydrid des Kreatins. Es ist ein unbrauchbares Stoffwechselprodukt. Die Kreatininsynthese ist ebenso wie die Kreatininurie (s. d.) direkt der Muskelmasse proportional.

* Literaturauswahl: 12, 36, 41, 215, 223, 234.

Erhöhte Werte:	**Bemerkungen:**
Eosinophiles Hypophysenadenom (Akromegalie)	
Niereninsuffizienz	*= bedingter Maßstab für glomeruläre Filtrationsleistung.*
Harnverhaltungen	
Schwere dekompensierte Herzinsuffizienz	

Kreatinin (Harn)

Normalwerte:

Angegeben in mg Ausscheidung / kg Körpergewicht / 24 Std.

Frühgeborene 2—12 Wochen		8,3—19,9
Reife Neugeborene 1—7 Wochen		10,0—15,5
Kinder 6—11 Jahre		6,4—21,8
Kinder 12—17 Jahre	♀	12,2—29,4
	♂	20,7—28,2
Erwachsene	♀	14,0—22,0
	♂	20,0—26,0

Die Kreatininurie ist ebenso wie die Kreatininsynthese direkt der Muskelmasse proportional und unabhängig von der physischen Belastung auffallend konstant (eine normale Nierenfunktion vorausgesetzt). Durch Bestimmung des Kreatinins läßt sich die Verläßlichkeit einer Urinsammlung über 24 Std. kontrollieren.

Erhöhte Werte:	**Bemerkungen:**
Physiologisch:	
Durch gebratenes Fleisch in der Nahrung (besonders stark erhitzte Randpartien!)	
Pathologisch:	
Eosinophiles Hypophysenadenom	
Hypophysärer Riesenwuchs	
Diabetes mellitus	
Hypothyreose	
Infektionskrankheiten	

Erniedrigte Werte:	
Progressive Muskelatrophie (Erb)	*Kreatin-Harn* ↑

Duchenne-v. Leyden-Syndrom	*Infantile Form der progressiven Muskeldystrophie. Kreatin-Harn ↑.*
Krabbe-Syndrom (II)	
Dermatomyositis	*Kreatin-Harn ↑*
Lähmungen	
Hochgradige Niereninsuffizienz	
Hyperthyreose	*Kreatin-Harn ↑*
Anämie	
Leukämie in Remissionsphase	

Kupfer (Serum)

Normalwerte:

70—130 γ%

Maßeinheit:

γ% = μg in 100 ml Serum

1 μg = 10^{-6} g

Funktion:

Das Kupfer liegt im Plasma zu 4% als Transportkupfer und zu 96% als Fermentkupfer vor. Das Fermentkupfer ist an Coeruloplasmin, einen spezifischen Eiweißkörper gebunden, der bei der Serumelektrophorese im Bereich der α_1-Globuline wandert. Die Fermenteigenschaften sind die einer Phenoloxydase, die biologische Funktion ist noch unbekannt. Resorbiertes Kupfer wird zunächst locker an Albumin gebunden, bevor es im Körper weitere Bindungen, z. B. an Coeruloplasmin eingeht.

Im Körper allgemein erfüllt das Kupfer als Funktionselement wichtige katalytische Funktionen, sei es bei der Blutbildung, der Blut- und Gewebsatmung oder im Rahmen des Zell- und Pigmentstoffwechsels.

Vorkommen (Gesamtgehalt der Organe in mg):

Muskeln	84	Lungen	2,25
Skelett	34,5	Herz	0,9
Leber	13,5	Nieren	0,89
Gehirn	4,2	Pankreas	0,29
		Milz	0,23

Haltbarkeit:

+ 4° C:	*maximal 14 Tage*
Zimmertemperatur:	*maximal 14 Tage*

Erhöhte Werte:	**Bemerkungen:**
Schwangerschaft	*Im letzten Trimenon kommt ein leichter Anstieg des Serumspiegels vor.*
Akute und schwere chronische Infektionen	

Rheumatische und Kollagenkrankheiten	
Akuter Gelenkrheumatismus (Rheumatisches Fieber) Primär chronische Polyarthritis	*Die Serumkupfererhöhung geht etwa dem Grad der Aktivität parallel. Fe ↓.*
Lupus erythematodes disseminatus	
Zerfallende maligne Tumoren Leukämie (akut und chronisch) Lymphogranulomatose (M. Hodgkin)	
Anämien Aplastische Anämie Perniziöse Anämie Schwangerschafts-megaloblastenanämie	*Der Serumkupferspiegel ist hier nicht selten uncharakteristisch.*
Eisenmangelanämie	
Hämochromatose	
Hyperthyreose	*Fe ↑!*
Verschlußikterus	
Biliäre Leberzirrhose	
(Akute Hepatitis)	*Serumkupfererhöhung nur in der febrilen Initialphase oder bei begleitendem Gallenwegsverschluß (Cholangiohepatitis).*
Schizophrenie und andere Psychosen	*Die Bedeutung der hierbei gefundenen mäßigen Hyperkuprämien ist noch nicht geklärt.*

Erniedrigte Werte:

Wilson'sche Krankheit (Degeneratio hepatolenticularis)	*Vermutlich primäre Eiweißstoffwechselkrankheit, die mit einer Verminderung des Coeruloplasmins im Plasma, Aminoazidurie und erhöhter Kupferresorption einhergeht sowie zu abnorm starker Kupferanreicherung in Gehirn, Leber, Nierentubuli und tiefen Corneaschichten führt.*
Hypothyreose/Myxödem	
Behandlung mit Thyreostatika	

Nephrotisches Syndrom	*Infolge renaler Coeruloplasminverluste.*
Spondylitis ankylopoetica	*Hier findet sich im Gegensatz zur PCP eine Serumeisenerhöhung oder zumindest fehlende Erniedrigung.*
Akute Leukämie in Remission ausgelöst durch ACTH-Behandlung ausgelöst durch Prednison oder ähnliche Nebennierenhormone.	
Manche „Eisenmangel"-Anämien bei Säuglingen	*Ausgelöst durch extrem kupferarme (Milch-)Ernährung. Eisentherapie ist hier ohne Erfolg. Erst die Behandlung mit Kupferverbindungen beseitigt die Anämie.*
Kwashiorkor	*Fe ↓.*

LAP (Leucin-Aminopeptidase)

Normalwerte: 8—22 mU/ml (25° C)

Funktion und Bedeutung:

Die physiologische Funktion des in vielen Organen vorkommenden Enzyms ist nicht ausreichend bekannt. Die Bezeichnung ist nicht ganz richtig, da die echte LAP an der Spaltung von Leucin-β-naphthylamid bzw. Leucin-p-nitranilid nicht oder nur gering beteiligt ist. Die Bezeichnung wird jedoch beibehalten, da sie klinisch schon eingeführt ist.

Als Exkretionsenzym entspricht die klinische Bedeutung etwa der γ-GT, die LAP ist jedoch nicht so empfindlich. In der Differentialdiagnostik der erhöhten APh ist die LAP von Bedeutung, da sie bei Knochenerkrankungen normal bleibt.

Eine Unterscheidung zwischen intrahepatischem und extrahepatischem Verschluß durch die LAP ist nicht möglich.

Vorkommen: (Reihenfolge der Konzentration)

Niere	Hoden
Dünndarm	Leber
Muskel	Magenschleimhaut
Gehirn	Pankreas
Colon	Thymus
Milz	

Haltbarkeit:

Bei + 4° C	*keine Änderung nach 7 Tagen*
Bei Raumtemperatur	*keine Änderung nach 7 Tagen*

Erhöhte Werte:	**Bemerkungen:**
Cholestasen verschiedenster Ursachen	
Lebermetastasen	
Pankreaskarzinom	*selten, aber manchmal starke Erhöhung*
Leberzellschäden	*SGOT und SGPT sind gleichzeitig deutlich erhöht.*
Alkoholische Fettleber	*Nicht selten ist die LAP deutlich vermehrt, obwohl die APh normal ist.*
Malignome	*nicht immer erhöhte Werte!*
v. a. Mammacarcinome	
Tumoren des Magen-Darm-traktes	*auch ohne Lebermetastasen*
Echinokokkus der Leber	
Gravidität	*Beginn der Erhöhung meist ab 3. Monat, bis zum 9. Monat bis zum Fünffachen der Norm ansteigend.* *NB: Bei Hyperemesis gravidarum und Toxikosen geht die LAP-Aktivität deutlich zurück und kann bis zur Norm absinken.*
Erhöhte Oestrogenwerte	*Jede Erhöhung des Oestrogengehaltes oder d. Oestrogenproduktion scheint zu erhöhten LAP-Aktivitäten führen zu können. Leichtere Erhöhungen bei normalen Phosphatasen- u. Transaminasewerten sind nach Einnahme von Ovulationshemmern nicht selten zu beobachten. Wenn Ovulationshemmer zu erhöhter Transaminaseaktivität führen, ist sie fast regelmäßig von starken Erhöhungen der LAP bei häufig normaler APh begleitet. Entsprechend ausgeprägte LAP-Erhöhungen bei nur gering erhöhten od. normalen Transaminasen treten*

regelmäßig auch bei Oestrogenbehandlung des Prostatakarzinoms auf. Da in diesen Fällen wegen Knochenmetastasen sehr häufig auch die APh erhöht ist, muß man diese Oestrogenwirkung auf die LAP kennen, da es sonst sehr leicht zur Fehldiagnose „Lebermetastasen" kommt. Auch die Oestrogentherapie klimakterischer Beschwerden ist in zunehmendem Maße die Ursache für unklare LAP-Anstiege. Nach Absetzen der Oestrogenbehandlung sollten die LAP-Werte sich spätestens innerhalb von zwei bis drei Wochen normalisieren.

Periarthritis nodosa u. verschiedene andere Kollagenosen Chron. Herzinsuffizienz mit Stauungsleber	*Gleichzeitig APh bei normalen Transaminasen.*

Literaturverzeichnis: 360, 361, 362.

Latex-Tropfentest *

Normalwert: Negativ.

Bedeutung:

Der Latex-Tropfentest ist eine Modifikation des Latex-Fixationstestes nach Singer-Plotz zum Nachweis des Rheumafaktors. Dieser stellt ein makromolekulares Gammaglobulin dar, das in der Lage ist, bestimmte Agglutinations- und Präzipitationsreaktionen auszulösen. Beim Latex-Tropfentest wird ein Reagens aus Latexpartikeln und adsorbiertem Gamma-Globulin angewandt. Er stimmt mit seinen Ergebnissen mit anderen Methoden zum Nachweis des Rheumafaktors (Latex-Fixationstest, Hämagglutinationstest, Bakterienagglutinationstest und Grenzschichtreaktion) weitgehend überein. Der Vorteil des Latex-Tropfentests liegt in seiner Einfachheit und raschen Durchführbarkeit.

Positive Befunde:	**Bemerkungen:**
Primär chronische Polyarthritis (PCP, Rheumatoide Arthritis)	*Diagnostische Sicherheit 75—94%. Der Latex-Test ist*

* Literaturauswahl: 211, 248, 312.

	nicht zur Frühdiagnose geeignet. Er wird erst 3—12 Monate nach Beginn der Erkrankung positiv. Die Stärke der Agglutination kann nicht zur Bewertung der rheumatischen Aktivität herangezogen werden. Hierzu sind BKS, CRP usw. geeignet.
Felty-Syndrom	*Chronische Polyarthritis mit Hepatosplenomegalie, Lymphdrüsenschwellungen, Leukopenie und Eosinophilie, Gamma-Glob. ↑. Häufig akuter Beginn. NB: Die Still'sche Krankheit kommt im Kindesalter vor und entspricht dem Felty-Syndrom. Der Latex-Test ist hier jedoch sehr häufig negativ!*
Unspezifisch positive Befunde kommen auch vor bei:	
Spondylitis ankylopoetica (M. Bechterew)	*In bis 15% der Fälle positiv.*
Rheumatoid bei Röteln	*In ca. 90% der Fälle positiv, Zusammenhang ungeklärt.*
Lupus erythematodes disseminatus	*In ca. 35% der Fälle positiv.*
Sklerodermie	*In ca. 30% positiv.*
Periarteriitis nodosa	*In ca. 20% positiv.*
Dermatomyositis	*In ca. 10% positiv.*
Lues	
Lebererkrankungen	
Zirrhose und chronische Hepatitis	*Ca. 50% positiv.*
Hepatitis infectiosa	*Ca. 20% positiv.*
Verschlußikterus	*Bis über 20% positiv.*
Erkrankungen, die mit einer starken Hypergammaglobulinämie einhergehen, neigen allgemein zu positivem Latex-Test.	
Leukämien	
Morbus Boeck	

Falsch positive Reaktion:

In stark lipämischen Seren
Ablesung später als 3 Minuten.

NB: Bis zu 1% der normalen Bevölkerung können ohne sonst krankhaften Befund einen positiven Latex-Test aufweisen.

LDH (= Laktat-Dehydrogenase) *

Normalwerte:

Im Mittel 111	mU/ml	
175—195	mU/ml	sind verdächtig
>195	mU/ml	sicher pathologisch

NB: Werte über 1200 mU/ml kommen neben der Perniziosa nur noch bei ausgedehnten Lebermetastasen, schweren akuten Intoxikationen mit intravasaler Hämolyse und evtl. beim schweren akuten Rechtsherzversagen vor.

Funktion:

Die Laktatdehydrogenase katalysiert in reversibler Reaktion die Umwandlung von Brenztraubensäure in Milchsäure, wobei Nikotinamid-Adenin-Dinukleotid (NAD) aus reduziertem Nikotinamid-Adenin-Dinukleotid (NADH) entsteht:

Pyruvat + NADH $\rightleftharpoons$ Laktat + NAD

Vorkommen:

Skelettmuskel	147	U/g Organ
Leber	145	U/g Organ
Herzmuskel	124	U/g Organ
Niere	106	U/g Organ
Lymphknoten	83	U/g Organ
Pankreas	50	U/g Organ
Erythrozyten	36	U/g Organ
Lunge	27	U/g Organ

NB: Es gibt 5 Isoenzyme der LDH, bezeichnet als LDH_{1-5}. Isoenzyme sind nahe verwandte Enzyme mit identischer Substratspezifität, aber unterschiedlicher proteinmolekularer Form. Infolge ihrer unterschiedlichen Größe und elektrischen Ladung lassen sich die LDH-Isoenzyme elektrophoretisch (oder säulenchromatographisch) unterscheiden. Die LDH_1 findet sich kathodennah, die LDH_5 anodennah, die übrigen Isoenzyme liegen dazwischen.

---

* Literaturauswahl: 5, 29, 74, 92, 103, 150, 152, 200, 280, 289, 311, 313, 320, 321, 322.

Verteilung der Isoenzyme in den menschlichen Organen in der Reihenfolge ihrer Konzentration (hohe Konzentration fett gedruckt):

Herzmuskel	$LDH_{\mathbf{1, 2}, 3, 4 \text{ und } 5}$
Skelettmuskel	$LDH_{\mathbf{5}, 2 \text{ und } 3, 1, 4}$
Leber	$LDH_{\mathbf{5}, 3, 2, 1, 4}$
Niere	$LDH_{\mathbf{2, 1, 3, 4}, 5}$
Pankreas	$LDH_{\mathbf{3, 1}, 2, 5, 4}$
Lunge	$LDH_{3, 4, 2, 5, 1}$
Erythrozyten	$LDH_{\mathbf{1, 2}, 3, 4, 5}$

Einheiten: Siehe unter HBDH

Umrechnungsfaktor:

1 mU/ml = 1 WE (Wroblewski-La Due-Einheit) × 0,482

$$1 \text{ WE} = \frac{1}{0{,}482} \text{mU/ml}$$

Haltbarkeit:

Sehr unterschiedliche Literaturangaben.

Nach manchen Autoren ist das Enzym sehr instabil in Kälte. Daher sollte das Serum *nicht im Kühlschrank aufbewahrt werden.*

Nach neueren Angaben (E. u. F. W. Schmidt) ist der Verlust geringer.

bei + 4° C — 8% nach 3 Tagen,
bei Zimmertemperatur — 2% nach 3 Tagen.

Durch Oxalat wird die Aktivität gehemmt, im Zitratplasma ist die Aktivität bis zu 40% niedriger als im Serum. Zwischen Serum und heparinisiertem Plasma bestehen keine Unterschiede.

Erhöhte Werte:	**Bemerkungen:**
Herzinfarkt	*Durchschnittlicher Anstieg 250–800 mU/ml s. Abb. S. 16 Hierbei findet sich vor allem eine Erhöhung der (kathodennahen) LDH_1-Fraktion. S. auch unter HBDH!*
Akute Herzinsuffizienz	*Hierbei kommen auch Erhöhungen der SGOT, SGPT, Aldolase und anderer Enzyme vor. Bei chronischer Herzinsuffizienz finden sich keine Enzymanstiege, es sei denn, es besteht eine erhebliche Leberstauung.*
Paroxysmale Tachykardie	*Bei Eintreten einer akuten hämodynamischen Insuffizienz.*

Myokarditis	*LDH_1 ↑ und LDH_2 ↑.* *NB: Bei Perikarditis (allein) findet sich kein LDH-Anstieg.*
Muskelparenchymstörungen z. B. bei chirurgischen Eingriffen	
Progressive Muskeldystrophie	*Vor allem in den frühen Stadien, s. auch unter CPK (↑) und Aldolase (↑) s. Tab. S. 383*
Anämien	*Erhöhung vor allem der LDH_1-Fraktion.*
Perniziosa Andere megaloblastische Anämien	*Werte über 700 mU/ml sind fast die Regel. Ausnahmen nur bei anbehandelten Fällen und sehr geringen Blutbildveränderungen. Unter Behandlung fällt die LDH mit Einsetzen der Retikulozytenkrise steil ab.*
Hämolytische Anämien	$\frac{LDH}{SGOT}$ *Quotient > 12,5.* *Kongenitale hämolytische Anämien zeigen keine oder nur geringe Anstiege.*
Fötale Erythroblastose	*Vor allem schwere Formen. Die LDH hilft hier möglicherweise differentialdiagnostisch weiter, da weder eine Erhöhung des nichtkonjugierten Bilirubins (Leberunreife mit Glukuronyltransferasemangel, Crigler-Najjar-Syndrom, Lucrey-Priscoll-Syndrom), noch des Stuhlurobilinogens (unterentwickelte Darmflora) diagnostisch entscheidend sind.*
Myeloische Leukämie	*Infolge des hohen Enzymgehalts in den neutrophilen Leukozyten!* *NB: Bei aleukämischer Leukämie und bei chronisch lymphatischer Leukämie findet sich kein LDH-Anstieg.*

Multiple Karzinommetastasen v. a. Lebermetastasen	*SGOT > SGPT;* $\frac{SGOT + SGPT}{GLDH}$ *Quotient < 10* *LDH_1 ↑ und LDH_2↑. Alk. Phos.* ↑ *oft auch bei normalem Bilirubin.*
Leberparenchymschäden	*Hier ist vor allem die LDH_5-Fraktion erhöht!*
z. B. Hepatitis	*SGPT > SGOT > LDH > GLDH*
Toxischer Leberschaden	*LDH > SGOT > SGPT > GLDH*
Leberkoma	
Nierenschäden	*Bei akutem Nierenversagen wird die Bestimmung des* $\frac{LDH}{SGOT}$ *Quotienten empfohlen. Hämolytische Ursachen lassen sich damit erkennen.*
Akute Pankreatitis	*Nur geringer Anstieg der Serumaktivität.*
Dermatomyositis	
Hypokaliämie	*LDH-Erhöhungen können auf dem Boden einer Hypokaliämie (3 mval/l) auftreten, wobei die Ursache nicht geklärt ist. Mit Normalisierung des K geht auch die LDH wieder zur Norm zurück.*
Tay'Sachssche Krankheit	*Bis fünffach erhöhte Werte werden gefunden. Gangliosidose. Kirschrote Fovea centralis, grauweiße Makula, meist jüdische Rasse. SGOT* ↑ *s. dort!*

LDH-Bestimmung bei Ergüssen

Entzündliche (Tbc, Pneumonie etc.) und stauungsbedingte (Herzinsuffizienz) Ergüsse gehen ohne LDH-Erhöhung einher. Eine erhöhte LDH-Aktivität in Ergüssen spricht für maligne Ursache. Eine fehlende Aktivitätserhöhung ist jedoch kein Beweis gegen.

Leukozyten *

Siehe auch unter Basophile Leukozyten
Eosinophile Leukozyten
Lymphozyten
Neutrophile
Monozyten
Differentialblutbild

Normalwerte:

Neugeborene	bis 25 000/mm³
Säuglinge	9 000—15 000/mm³
Kinder	8 000—12 000/mm³
Erwachsene	4 000— 9 000/mm³

Funktion:

Die Funktion der Leukozyten ist kompliziert und vielgestaltig. Entsprechend ihrer verschiedenen Zusammensetzung (Granulozyten, Lymphozyten und Monozyten) und morphologischen Merkmalen erfüllen sie im Organismus verschiedene Aufgaben. *Granulozyten* und *Monozyten* haben vor allem phagozytierende Funktionen, d. h. sie können Fremdkörper, Mikroorganismen sowie veränderte und beschädigte Erythrozyten aufnehmen und auflösen.

Erythrozytenphagozytose findet sich vor allem bei

Hämolytischen Anämien
Morbus haemolyticus neonatorum
Paroxysmaler Kältehämoglobinurie
Verschiedenen Infektionskrankheiten u. a. Bauchtyphus
Vergiftungen.

Lymphozyten und Plasmazellen haben immunisierende Abwehrfunktionen. Gemeinsam nehmen alle Leukozyten an der Abwehr des Organismus gegen ihn bedrohende Schädigungen teil.
NB: Durch das sympathische Nervensystem wird die Produktion der myeloischen Leukozyten, durch das parasympathische die Produktion von Lymphozyten angeregt.
Von den vielen Faktoren, die für die Leukozytenzahl von Bedeutung sind, seien das Alter, Tageszeit, Verdauung und Ernährungszustand erwähnt. Das Ergebnis quantitativer (und qualitativer) Untersuchungen des weißen Blutbildes ist immer einer kritischen Beurteilung und möglichst wiederholten Kontrollen zu unterziehen.

---

* Literaturauswahl: 23, 70, 177, 210, 279.

Gemessen an den komplizierten physiologischen und physiopathologischen Problemen der Leukozyten stellt die einfache Feststellung der Leukozytenzahl und die Differenzierung der Leukozyten im peripheren Blut nur eine verhältnismäßig oberflächliche Untersuchung dar. Bei unklaren Fällen und länger dauernden Veränderungen sollte daher zusätzlich ein hämatologisches Labor zu Rate gezogen werden, da diesem neben der speziellen Erfahrung auch besondere Untersuchungsmethoden zur Verfügung stehen.

Erhöhte Werte (Neutrophile Leukozytose = Neutrophilie):

Über die Vermehrung der einzelnen Anteile der Leukozyten s. auch unter Lymphozyten, Eosinophile Leukozyten usw.

Physiologisch	**Bemerkungen:**
Nach Mahlzeiten	*Besonders bei fettreicher Kost.*
Erregungszustände	*Z. B. Angst, Zorn, bei psychiatrischen Fällen.*
Körperliche Belastungen	*Bei Rekordsportlern wurden Werte von 12 000—23 000/mm³ beobachtet.*
Schwangerschaft	*Die Werte nehmen vor allem im letzten Trimenon zu, um bei der Entbindung ihren Höhepunkt zu erreichen. Hier wurden Werte bis 34 000/mm³ beobachtet.*

Pathologisch

Akute Entzündungs- und Infektionszustände

Vor allem Kokkeninfektionen und andere Mikroorganismen	*Leukozytose häufig über 20 000/mm³, in seltenen Fällen über 50 000/mm³.*
Spirochäten	
Pilze, Parasiten	

NB: Scharlach erreicht oft Leukozytenwerte bis 40 000/mm³, bei rheumatischen Krankheiten werden nur selten Werte bis 20 000/mm³ erreicht.

Nichtentzündliche Gewebsschäden

Infarkte	
Lunge	
Herz	*Werte von 20 000/mm³ werden selten überschritten.*
Nieren	

Crush-Syndrom
Knochenbrüche
Verbrennungen
Postoperativ
Maligne Tumoren, rasch fortschreitend.

Stoffwechselbedingte Leukozytosen

Diabetische Azidose	
Gicht	*Vor allem im Anfall.*
Eklampsie	
Urämie	
Cushing-Syndrom	*Der Anteil der Neutrophilen liegt hier im Differentialblutbild häufig über 80%.*
Leukozytose nach Vergiftungen Adrenalin Arsen Blei Chinin Digitalis Kohlenoxyd Phenacetin Quecksilber	*NB: Die Mehrzahl der genannten Substanzen kann je nach Stadium und Dosis auch Leukopenien verursachen.*

Leukozytosen, die vom Blut oder den Blutbildungsstätten ausgelöst sind

Zustand nach plötzlichem Blutverlust	*Vor allem bei inneren Blutungen. Vermehrung der Leukozyten bis auf 20 000/mm³ kommt hier vor.*
Akut verlaufende hämolytische Anämien	*Manchmal wird hier eine Leukozytose gefunden.*
Polycythaemia vera	*Vermehrung der Leukozyten von 20 000/mm³ bis auf 40 000/mm³ kommt hier vor.*
di Guglielmo-Syndrom	*Akute, maligne Erythroblastose. Blutbild: Anämie, Paraerythroblasten, Anisozytose, Howell-Jolly-Körperchen, Leukozytose mit Linksverschiebung, infauste Prognose.*
Myelosklerose	*Unterschiedliche Leukozytenwerte werden hier gefunden.*

	Es können jedoch Werte bis 30 000/mm³ vorkommen, vor allem in früheren Stadien.
Akute Myeloblasten-Leukämie	*Meist Leukozytenwerte von 20 000 bis 50 000/mm³, wobei Myeloblasten und Myelozyten im Differentialblutbild bis zu 90% betragen.*
Chronisch myeloische Leukämie	*Im allgemeinen werden Werte über 100 000/mm³ gefunden. Bis 1 000 000/mm³ können jedoch vorkommen.*

Verminderte Werte (Leukopenie):

Knochenmarkschäden Radioaktive Strahlung Vergiftungen z. B. Benzol Gold Urethan Insektenvertilgungsmittel Mitosehemmer Myleran 6-Merkaptopurin usw.	*NB: Nicht selten gehen die Knochenmarkschäden auch mit einer Beteiligung des roten Blutbildes und der Thrombozyten einher. Man bezeichnet dies als Panmyelophthise.*

Knochenmarkobliteration bei primären Erkrankungen des Knochenmarks

Osteomyelosklerose Myelofibrose Plasmozytom	
Leukämien	*Aleukämische Leukämie, lymphatische Leukämie, Monozyten-Leukämie.*
Karzinome Sarkome	
Milzbedingte Neutropenien	*Splenomegalie/Hypersplenismus*
Idiopathisch	*Auch als primäre Milzneutropenie oder chronische Granulozytopenie bezeichnet.*

Symptomatisch
- Leberzirrhose
- Felty-Syndrom
- Gaucher'sche Krankheit
- Bauchtyphus
- Milztuberkulose
- Malaria
- Boeck'sche Sarkoidose
- Morbus Hodgkin
- Lymphosarkom usw.

Infektionskrankheiten

Manche Infektionskrankheiten gehen mit einer Leukopenie oder einer relativen Leukopenie (im Verhältnis zu Fieber und anderen Krankheitserscheinungen) einher, z. B.:

- Bauchtyphus
- Paratyphus
- Miliartuberkulose
- Malaria
- Kala-Azar
- Febris undulans
- Hepatitis epidemica
- Parotitis epidemica
- und viele andere Virusinfektionen

NB: Wenn bei Infektionskrankheiten, die sonst mit Leukozytose einhergehen, eine Leukopenie auftritt, dann deutet dies auf eine schlechte Prognose hin (z. B. bei Sepsis, Lobärpneumonie usw.).

Antikörperbedingte Leukopenien

Durch Medikamente und andere chemische Substanzen	*Siehe unter Agranulozytose S. 8*
Virusleukopenie	*oder relative Leukopenie im Verhältnis zu den Krankheitserscheinungen, nicht selten Lymphozytose (relativ oder absolut).*
Virusagranulozytose	
Zyklische Agranulozytose	*Neutrophilenabfall in 2—4wöchentlichen Abständen, manchmal Monozytose, Fieber, Krankheitsgefühl und Schwäche, Schüttelfrost, Schleimhautentzündungen, manchmal Gelenkschmerzen.*

Infektiöse Mononukleose	*Hier jedoch meist Leukozytose (in ca. 70%). Lymphozyten $\uparrow$, Monozyten $\uparrow$, undifferenzierbare Zwischenformen. (Monozytoide Lymphozyten!)*
Angeborene vorübergehende Neutropenie bei Säuglingen	*Leukozytenagglutinine im Serum der Mutter. Mutter weist ebenfalls Granulozytopenie auf.*

Erbliche und genetische Neutropenien

Familiäre Neutropenie	*Hypoplasie der Granulozyten. Periphere Leukozyten manchmal unter 2000/mm^3. Häufig symptomlos, manchmal Neigung zu Infektionen.*
Genetisch bedingte Säuglings-Granulozytopenie	*Häufige Infektionen im frühen Säuglingsalter. Ungünstige Prognose.*

LE-Zellen (Lupus-erythematodes-Zellen)

Es handelt sich um neutrophile Granulozyten (seltener Monozyten), die in ihrem Protoplasma Reste von phagozytierten Zellkernen aufweisen, wodurch der Zellkern in charakteristischer Weise, oft halbmondförmig an den Rand gedrängt wird. Das Phänomen entsteht durch Anwesenheit eines zu den Gamma-Globulinen gehörigen Antikörpers im Serum, der sich mit Nukleoproteinen des Zellkerns verbindet und seine Lyse bewirkt. Die dadurch freiwerdenden, meist von Granulozyten stammenden Massen stellen einen Fremdkörper dar, der von anderen Granulozyten (aber auch Monozyten und Histiozyten) phagozytiert wird. Da der direkte Nachweis im Ausstrich nur sehr selten gelingt, werden Anreicherungsverfahren angewandt.

Vorkommen der LE-Zellen:	**Bemerkungen:**
Lupus erythematodes	*In ca. 90% der LE-Fälle positiver Nachweis.*
Libman-Saks-Syndrom	*Abakterielle Endokarditis bei LE. Gamma-Glob. $\uparrow$*
Primär chronische Polyarthritis	*In ca. 10% der PCP-Fälle positiver Nachweis. Hier ist die Anzahl der LE-Zellen wesentlich geringer als beim LE.*

Sjörgren-Syndrom	*Systemerkrankung der exkretorischen Drüsen, oft Polyarthritis.*
Dermatomyositis	
Progressive, diffuse Sklerodermie	
Periarteriitis nodosa	
Immunthyreoiditis	
Lupoide Hepatitis (Bearn-Kunkel-Syndrom)	*GE $\uparrow\uparrow$ (oft > 10 g%), Gamma-Glob. $\uparrow\uparrow\uparrow$, Bili $\uparrow$ (3—5 mg% meist), Quickwert oft erniedrigt.*
Pemphigus erythematodes	
Hydralazin-Syndrom	*Nach langdauernder Zufuhr von Hydralazin in hohen Dosen (> 0,4 g/die) entwickelt sich das Bild einer rheumatischen Arthritis und schließlich eines Lupus erythematodes (ca. 10% der Fälle), Vorkommen in Apresolin, Nepresol und Adelphan.*

Vortäuschung eines LE-Zellphänomens kann vorkommen bei

Allergische Krankheiten Serumkrankheit Medikamentenallergie Leukämie Plasmozytom	*Phagozytose ganzer Zellen oder des enthaltenen Zellmaterials mit noch gut anfärbbarer Chromatinstruktur. Die charakteristische Verdrängung des Zellkerns ist auch weniger ausgeprägt. Diese Zellen werden als* **Tart-Zellen** *bezeichnet.*
Kryoglobulinämie	*Entstehung durch Phagozytose des Kryoglobulins bei Temperaturen zwischen 5 und 20° C.*

Indikation zur LE-Zell-Suche:

Unklare Fieberzustände
Leukopenie
Thrombopenie
Hämolytische Anämie nicht geklärter Ätiologie
Gelenkschmerzen ungeklärter Ursache
Niereninsuffizienz unbekannter Pathogenese

Lipide (Serum) bei verschiedenen Erkrankungen
(in Anlehnung an Eggstein)

	Gesamtlipide	Triglyzeride (Neutralfett)	Gesamt-cholesterin	Phosphatide	Aussehen des Serums	Bemerkungen
Normalwerte	500–800	bis 150	180–260	150–250		
Alimentäre Lipämie	↳	↑	∠	→	trüb	
Diabetes, kompensiert	∠	↑	∠	∠	klar bis leicht getrübt	
Diabetes, dekompensiert	↳	↑↑	↳	↳	trüb	
Amyloid-nephrose	∠	↗	√	√	(trüb)	
Nephrotisches Syndrom anderer Genese	√	↑	↗	√	trüb	Mit zunehmender Azotämie fallen die Lipidwerte ab
Primäres Myxödem	↑	∠	↑↑	↑↑	klar	Ein Anstieg der Neutralfette weist auf Komplikationen hin
Sekundäres Myxödem (Hypopituitarismus, Sheehan-Syndrom)	↑	↳	↑↑	↑↑	(trüb)	

	Gesamtlipide	Triglyzeride (Neutralfett)	Gesamtcholesterin	Phosphatide	Aussehen des Serums	Bemerkungen
Normalwerte	500–800	bis 150	180–260	150–250		
Essentielle xanthomatöse Hypercholesterinämie	↑↑	→	↑↑↑	↑↑	klar	Xanthome
Essentielle xanthomatöse Hyperlipämie	↑↑↑	↑↑↑	↘↗	↘↗	sehr trüb	Xanthome
Schwere Anämien		↑	↘	↘	trüb	Auffällige Verschiebung erst bei < 2 Mill. Ery
Hepatitis	↗	↑	→	↑	klar bis trüb	Cholesterinester auffällig nieder. Estersturz bis 30% und mehr (normal 68—75%)
Verschlußikterus	↗	↑	→	↑	klar bis trüb	Phosphatide steigen relativ stärker an als bei Hepatitis. Auch hier Estersturz
Akute Leberdystrophie	↘	→	↑	↘→	klar	Cholesterinestersturz bis 20%

	Gesamtlipide	Triglyzeride (Neutralfett)	Gesamt-cholesterin	Phosphatide	Aussehen des Serums	Bemerkungen
Normalwerte	500–800	bis 150	180–260	150 250		
Cholostatisch-biliäre Leberzirrhose	↑↗	↗→	↗	↑	klar	Cholesterinester mäßig bis stark vermindert
Pankreatitis	↑↘	↗→	↑↘	↗→	klar bis leicht getrübt	
Morbus Gierke (Glykogenspeicherkrankheit)	↑↗	↑↗	↑↗	↑↗	trüb	Hypoglykämie! Hepatomegalie!

NB: Bei den Lipidspeicherkrankheiten finden sich keine typisch veränderten Blutfettwerte. Zu diesen Lipidosen gehören:

Morbus Hand-Schüller-Christian	(Cholesteringranulomatose)
Morbus Niemann-Pick	(Phosphatlipoidose)
Morbus Tay-Sachs	(Familiäre amaurotische Idiotie)
Morbus Pfaundler-Hurler	(Dysostosis multiplex = Gargoylismus)
Morbus Gaucher	(Cerebrosidspeicherkrankheit)
Whipple-Syndrom	(Intestinale Lipodystrophie)
Rössle-Urbach-Wiethe-Syndrom	(Lipoproteinose)

Die Diagnose dieser Speicherkrankheiten muß klinisch gestellt werden. Weder die Serumlipide noch sonstige Laboruntersuchungen zeigen typische Veränderungen.

Typeneinteilung der Hyperlipidämien
(nach Fredrickson)

Typ	I	IIa	IIb	III	IV	V
Plasma-Aussehen	milchig! Nach Stehen Chylomikronen über klarem Unterstand	klar	leicht trüb	klar oder trüb	trüb bis milchig. Beim Stehen keine klare Zone	milchig! Nach Stehen Chylomikronen über einem klaren Unterstand ab
Cholesterin						
Triglyzeride						
+ Lipoproteidelektrophorese α-LP						
prae Elektro-phorese β-LP						
β-LP						
Chylo-mikronen —						
Xanthome	Eruptiv	tendo-tube-rös	tendo-tube-rös	erup-tiv tendo-tube-rös	möglich	eruptiv
Arterio-sklerose, bzw. Risiko d. A.	((+))	++	++	++	+	((+))
Augen	Lipaemia retinalis	Arcus lipo-ides	Arcus lipo-ides			Lipae-mia re-tinalis
Hepatos-glenomegalie	+				+	+

Alter der Manifestation	Kind	2. u. 3. Dezennium	2. u. 3. Dezennium	Erw.	Erw.	Erw.
Weitere Untersuchung auf Begleitsymptome u. and. Grund-Krankh. (sekund. Formen)	Diabetes Pankreatitis Dysgammaglobulinämie	Myxödem, Makroglobulinämie, Nephrot. Syndrom Porphyrie, Verschlußicterus		Dysgammaglobulinämie	Diabetes, Schwangerschaft, Alkoholismus, Nephrot. Syndr., Glykogenspeicherkrankh.	Diabetes, Schwangerschaft, Alkoholismus, Pankreatis, Nephrotisches Syndrom, Glykogenspeicherkrankh., Dysgammaglobulinämie
Ergebnis der Probetherapie mit Clofibrat	Ø	Ø	(+)	+	+	+
Ergebnis der Probetherapie mit Nikotinsäure	Ø	+	+	(Ø)	(Ø)	(Ø)
Ergebnis der Probediät: extrem fettarm	+					+
Ergebnis der Probediät: Cholesterinarm		+	+	+	+	
Ergebnis der Probediät: Kohlenhydratarm				+	+	+
Kalorienarm				+	+	+

Literaturangaben: 351, 352, 353.

Liquor-Befunde I

Normalwerte	Druck (Normal 70–200 mm H_2O, beim Kind 50–100)	Zellzahl	Zucker (45–75 mg%)	Chlorid (710-750 mg%)	Bemerkungen
Meningitis tuberculosa	↑	vorwiegend kleine Lymphozyten (50—1000/3, meist um 100/3)	↓↓	↓	Tbc-Bakterien-Nachweis evtl. möglich. Spinnwebsgerinnsel
Meningitis epidemica	↑↑	Leukozytose (mehrere 1000/3)	↓	↓	Kokkennachweis; Liquor trübe, oft gelblich.
Encephalitis epidemica	↑→	Lymphozytose (20—60/3)	↑	↑	
Hirnabszeß	↑→	Leuko- und Lymphozytose	→	→	
Traumatische Hirnschädigung	↑→	Nach Blutungen Leukozytose	→	→	Bei Blutungen Liquor rot oder gelblich.
Hirntumor	↑→	Oft Leuko- und Lymphozytose (10—30/3)	↑→	↓→	Liquor manchmal gelblich.
Multiple Sklerose	→	Oft Lymphozytose (10—60/3)	→	→	
Poliomyelitis	↗→	Lymphozytose	↑	→	
Paralyse	↗→	Lymphozytose (10—200/3)	→	→	WaR +++

Normalwerte	Druck (Normal 70–200 mm H_2O, beim Kind 50–100)	Zellzahl	Zucker (45–75 mg%)	Chlorid (710-750 mg%)	Bemerkungen
Tabes	→	Lymphozytose (15—100/3)	→	→	WaR meist +
Lues cerebrospinalis a) meningitische Form	↑	Lymphozytose (100/3 — mehrere 1000/3)	↓/→	↓/→	Liquor oft trübe oder gelblich. Spirochäten ∅ oder (+).
b) endarteriitische Form	∠	Lymphozytose (15—100/3)	→	→	WaR +, oft ∅.
c) gummöse Form	∠	Lymphozytose oder normal	→	→	WaR +, oft ∅, häufiger im Blut +.

Liquor-Befunde II

Eiweißreaktionen

Normalwerte	Gesamteiweiß (0,2–0,3‰)	Eiweißquotient (0,25)	Pandy-Reaktion ∅	Nonne-Apelt-Reaktion ∅	Mastix-Reaktion
Meningitis tuberculosa	↑	↓	+	+	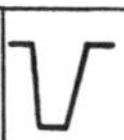
Meningitis epidemica	↑↑	↓	+	+	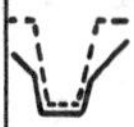
Encephalitis epidemica	∠	~	∅ — +	∅ — +	
Hirnabszeß	↗	↑	∅	∅	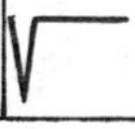

Normalwerte	Gesamteiweiß (0,2–0,3‰)	Eiweißquotient (0,25)	Pandy-Reaktion ∅	Nonne-Apelt-Reaktion ∅	Mastix-Reaktion
Traumatische Hirnschädigung	↑	~	∅ — +	∅ — +	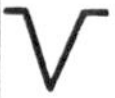
Hirntumor	↑	↓	(+) — +	(+) — +	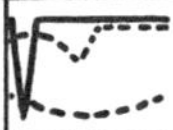
Multiple Sklerose	↑	↳	∅	∅	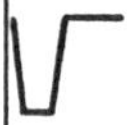
Poliomyelitis	↑	~	+	+	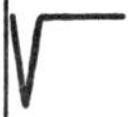
Progressive Paralyse	↑↑	↑	+	+	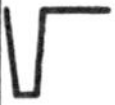
Tabes	↑	↑	Opal.	Opal.	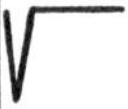
Lues cerebrospinalis a) meningitische Form	↑	↑	+ — ++	++	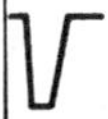
b) endarteriitische Form	↑	↑	Oft +	Oft +	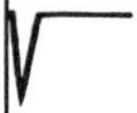
c) gummöse Form	↑	↑	(+)	(+)	

Liquor-Befunde III

Aussehen:

Bemerkungen:

Liquor immer klar, farblos

Normalbefund
Virusmeningitiden
Poliomyelitis
Postvakzinale Enzephalomyelitis

Lyssa	
Neurolues	
Progressive Paralyse	
Tabes dorsalis	
Lues cerebrospinalis, endarteriitische Form	*NB: Bei der meningitischen Form kann evtl. eine leichte Trübung vorkommen.*
Arachnitis	
Diskusprolaps	
Multiple Sklerose	
Funikuläre Spinalerkrankungen	*Hier werden auch sonst keine typischen Liquorveränderungen gefunden!*
Myatrophische Lateralsklerose	
Spinozerebelläre Erkrankungen	
Parkinsonismus (degenerativ)	
Präsenile Hirnatrophie	
Hirnarteriosklerose	
Endogene Psychosen	
Schizophrenie	
Comotio cerebri	

Liquor häufig klar und farblos

Meningitis tuberculosa	*Leichte Trübung oder Xanthochromie.*
Meningoenzephalitis toxoplasmotica	*Xanthochromie möglich.*
Meningoenzephalitis bei Listeriose	*Leichte Trübung möglich.*
Meningoenzephalitis bei Influenza A und B	*Leicht hämorrhagischer Liquor möglich.*
Zeckenenzephalitis	*Gelegentlich leichte Xanthochromie.*
Enzephalopathie bei Hepatitis	*Evtl. leichte Xanthochromie.*
Fleckfieberenzephalitis	*Der Liquor kann leicht getrübt, xanthochrom oder blutig sein.*
Nekrotisierende Enzephalitis bei Herpes simplex	*Evtl. sanguinolenter Liquor.*
Hirntumor	*Bei Tumorblutung ist der Liquor sanguinolent oder später xanthochrom.*

Intraspinaler Tumor	*Evtl. xanthochromer Liquor.*
Hirnabszeß	*Liquortrübung oder Xanthochromie möglich.*
Enzephalomalazie	*Sanguinolenz oder Xanthochromie kommen selten vor.*
Subdurales Hämatom	*Xanthochromer Liquor kann vorkommen, bei Durariß blutig.*
Thrombosierung intrakranieller Venen, Sinusthrombose	*Leichte Sanguinolenz oder Xanthochromie möglich.*

Trüber Liquor

A. Starke Trübung

Akute bakterielle Meningitis	*Oft eitriger Liquor*
Aktinomykose	*Eitrig, dickflüssig*
Hirnabszeß	*Gelegentlich Trübung vorkommend.*

B. Leichte Trübung

Meningitis tuberculosa
Nicht voll entwickelte bakterielle Meningitis
Virusmeningitis ausnahmsweise
  Coxsackie-Virus, Typ B 5
  Echo-Virus E 9
Meningoenzephalitis bei Leptospirose
Meningoenzephalitis bei Listeriose
Hirnabszeß
Wirbelsäulen-Tbc
Fleckfieberenzephalitis

Roter, blutiger Liquor

Verletzung eines Gefäßes bei Punktion	
Subarachnoidalblutung	*Sediment massenhaft Erythrozyten.*
Ventrikeldurchbruchsblutung	*Massenhaft Erythrozyten im Sediment.*

Aneurysmablutung	*Mehrere 100/3 Erythrozyten, aber auch Granulozyten, Lymphozyten, Monozyten.*
Intrazerebrale Blutung Contusio cerebri Hirntumor (bei Tumorblutung)	
Rückenmarkangiome	*Gelegentlich blutiger Liquor.*
Varicosis spinalis	*Gelegentlich blutiger Liquor.*
Sinusthrombose	*Leichte Sanguinolenz möglich.*
Enzephalomalazie	*Selten Sanguinolenz.*
Influenza (A und B)- Enzephalitis	*Gelegentlich leicht blutig.*
Nekrotisierende Herpes-simplex-Enzephalitis	*Blutiger Liquor kann vorkommen.*
Fleckfieberenzephalitis	*Gelegentlich blutiger Liquor möglich.*

Xanthochromer Liquor

Alle Spätstadien nach Blutungen in den Liquorraum (s. o.)
Meningitiden verschiedener Ursachen
Hepatitis-Enzephalopathie
Hirntumor
Intraspinaler Tumor
Hirnabszeß
Subdurales Hämatom
Sinusthrombose

Bräunlich-dunkler Liquor

Melanosarkom im Bereich des ZNS

Spontan gerinnender Liquor
Sehr eiweißreicher Liquor

Intraspinaler Tumor	*Kaudal vom Stop besteht extrem eiweißreicher Liquor, der zur Spontangerinnung neigt.*
Aktinomykose	

Gerinnsel

Spinnwebgerinnsel:

Tbc
Lymphozytäre Choriomeningitis

Grobe Gerinnsel:

Akute bakterielle Meningitis

Liquorzucker

Normalwerte: 45—75 mg% (Reinglukose)

Der Liquorzucker beträgt normal ca. 50% des Blutzuckers.

Erhöhte Werte:	**Bemerkungen:**
Diabetes mellitus	
Alle anderen Zustände, die mit erheblich erhöhtem Blutzucker einhergehen	*s. S. 73*
Enzephalitis epidemica (v. Economo)	
Masernenzephalopathie und Enzephalomyelitis	*Auch bei schwerstem Verlauf oft nur geringe Liquorveränderungen.*
Coxsackie-Virusmeningitis Typen A 7, A 9 B 1, B 2 B 3, B 4 und B 5	
Fleckfieberenzephalitis	*Nicht immer erhöhte Werte.*

Erniedrigte Werte:	
Meningitis tuberculosa	
Akute bakterielle Meningitis	*Die Zuckererniedrigung verläuft etwa proportional der Zellvermehrung.*
Hirnabszeß	*Im Vergleich zur Zellzahl relativ geringe Erniedrigung.*
Torula-Meningitis	
Lymphozytäre Choriomeningitis	

Gesamtleukozytenzahl

Die angegebenen Zahlen sind Werte, die im allgemeinen nicht überschritten werden. Ausnahmen mit darüber- oder darunterliegenden Werten kommen immer wieder vor.

Bis 50/3 Zellen	**Bemerkungen:**
Hirntumor	*Bei Karzinommetastasen, Medulloblastom und Glioblastom lassen sich unter Umständen entartete Zellen nachweisen.*
Intraspinaler Tumor	*Pleozytose selten.*
Diskusprolaps	*Pleozytose selten.*
Enzephalomalazie	
Subdurales Hämatom	*Vorwiegend Lymphozyten.*
Comotio cerebri	*Meist keine Pleozytose. Treten einige Tage nach dem Ereignis > 50 oder gar mehrere 100/3 Zellen auf, so spricht dies für Contusio cerebri.*
Epilepsie	*Gelegentlich kann eine leichte lymphozytäre Pleozytose gefunden werden.*
Multiple Sklerose	*Lymphozyten und Plasmazellen.*
Hirnabszeß	

Über 50 bis zu 300/3 Zellen

Bei gleichzeitiger Verminderung des Liquorzuckers:

Nicht voll ausgebildete bakterielle Meningitis oder unter antibiotischer Behandlung abklingende bakterielle Meningitis	
Meningitis tuberculosa	
Torula-Meningitis	*Der Liquorzucker ist nicht immer erniedrigt.*
Hirnabszeß	*Es können auch niedrigere, manchmal auch wesentlich höhere Zellwerte vorkommen.*
Tbc	*Der Liquorzucker ist dabei verhältnismäßig geringer erniedrigt als bei Meningitis.*

Bei Fehlen einer Liquorzuckererniedrigung oder Erhöhung des Liquorzuckers:

Aseptische Gewebsnekrosen Postoperativ Postkontusionell Oberflächennahe Erweichung Sinusthrombose Fleckfieberenzephalitis	
Virusmeningitiden z. B. Mumps Masern Röteln Varizellen	*In den Frühstadien finden sich hier schon Lymphozyten. Ausnahmen machen die Echo-Viren, die Poliomyelitis sowie die Zeckenenzephalitis, die in den Anfangsstadien mit Granulozytenvermehrung im Liquor einhergehen.*
Meningoenzephalitis bei Listeriose Progressive Paralyse	
Lues cerebrospinalis	*Meningitische Form.*
Lues connatalis	

Über 300 bis 1000/3 Zellen

Bakterielle Meningitis	*Meist über 1000/3 Zellen.*
Meningitis tuberculosa	*Selten kann ein Wert bis 1000/3 erreicht werden.*
Postkontusionell	*Bei größeren Hirnschäden. Es treten dabei vermehrt Granulozyten, Monozyten und Lymphozyten auf.*
Torula-Meningitis	
Akute meningitische Verlaufsform bei Listeriose Meningitis durch Coxsackie-Virus Typ B 5 Echo-Virus E 9	*Fehlende Liquorzuckererniedrigung.*
Zeckenenzephalitis	*Meist jedoch nur geringe Zellenvermehrung.*
Meningitische Form der Lues cerebrospinalis	

Über 1000/3 Zellen

Akute bakterielle Meningitis
Aktinomykose
Akute meningitische Verlaufsform der Listeriose

Liquor-Sediment/Zellformen

Lymphozyten überwiegend	Bemerkungen:
Meningitis tuberculosa	*Kleine Lymphozyten!*
Virusmeningitiden	*Ausnahmsweise finden sich bei Poliomyelitis und manchen Echo-Viren in den Anfangsstadien Granulozyten.*

Encephalitis epidemica
Listeriose-Meningoenzephalitis
Toxoplasmose-Meningoenzephalitis
Torula-Meningitis
Moniliasis
Spätstadien von
  Bakterieller Meningitis
  Hirnabszeß	

Tumoren	*Ebenso können Granulozyten, Monozyten oder entartete Zellen auftreten.*
Enzephalomalazie	
Subdurales Hämatom	*Bei Zellanstieg schlechte Prognose.*

Granulozyten überwiegend

Bakterielle Meningitis Hirnabszeß Aktinomykose	
Poliomyelitis Echo-Viren-Meningitis (E 9)	*Im Frühstadium überwiegen die Granulozyten.*

Eosinophile Leukozyten

Echinokokkus
Zystizerkose

Monozyten

Bakterielle Meningitis	*Im Spätstadium neben anderen Zellen (Lymphozyten, Makrophagen) vorkommend.*
Hirnabszeß	*Spätstadium.*
Echo-Virus-Meningitis	*Im Spätstadium.*
Meningitis bei infektiöser Mononukleose	
Meningitische Form der Lues cerebrospinalis	
Hirntumoren	
Späteres Stadium nach zerebraler Blutung	
Postkontusionelle Meningitis	
Arachnitis	

Makrophagen

Bakterielle Meningitis	*Spätstadium.*
Gelegentlich nach rezidivierenden Blutungen	
Progressive Paralyse	
Fleckfieberenzephalitis	

Erythrozyten

Blutungen	*Je nach Ausmaß, Alter und Sitz der Blutung vereinzelt bis massenhaft Erythrozyten.*

Über die verschiedenen Ursachen s. unter blutiger Liquor S. 304

Bakterien (Erregernachweis und -Kultur möglichst vor Beginn der antibiotischen Therapie!)

Erreger	Grampositiv	Gramnegativ	Kokkenform	Stäbchenform	
Tuberkelbakterien	(+)			+	Positives Ziehl-Neelsen-Präparat. Die dünnen Stäbchen sind oft gekrümmt oder am Ende kolbig aufgetrieben.
Staphylokokken	+		+		Reichlich in Leukozyten phagozytiert, extrazellulär in Haufen liegend.

Erreger	Grampositiv	Gramnegativ	Kokkenform	Stäbchenform	
Strepto-kokken	+		+		Extrazellulär in Ketten liegend.
Pneumo-kokken	+		+		Doppelkokken von Kerzenflammenform, Kapselbildung, vor allem extrazellulär.
Meningo-kokken		+	+		Nur spärlich, intrazellulär. In Paaren, Tetraden und Haufen liegend.
Coli		+		+	Plump, kurz, an den Enden abgerundet, in großer Zahl auftretend.
Proteus		+		+	Spärlich, Kulturnachweis (!), beweglich, vielgestaltig.
Typhus, Paratyphus		+		+	Plump, kurz
Pyozyaneus		+	(+)	+	Zarte, schlanke, begeißelte Stäbchen, oft kokkenähnlich kurz, kultureller Nachweis!
Brucellen		+	(+)	+	Sehr kurze Stäbchen, die ebenfalls mit Kokken verwechselt werden können. Auffällig geringe Leukozytenzahl.
Influenza-bakterien		+		+	Sehr kleine, unbewegliche Stäbchen.

Lymphozyten

(s. auch Leukozyten und Differentialblutbild)

Normalwerte:

	absolut	Rel.-%
Säuglinge	1 500—10 000	20—70
Kinder	2 000—6 000	25—50
Erwachsene	1 000—3 600	25—40

Die Lymphozytenzahl nimmt bei Säuglingen gewöhnlich in der 2. Lebenswoche zu, um ihren Höhepunkt im 4. bis 6. Lebensmonat zu erreichen. In den ersten Lebensjahren bleibt die Lymphozytenzahl hoch, etwa ab 4. Lebensjahr geht sie dann stärker zurück. Bei längerem Fortbestehen muß an verschiedene chronische Krankheiten, aber auch an Rachitis und Nebenniereninsuffizienz gedacht werden. Unterernährung und Wachsstumsstörungen sollen ebenfalls eine längere Kindheitslymphozytose aufrechterhalten.

Erhöhte Werte (Lymphozytose):	**Bemerkungen:**
Infektionskrankheiten	
Endstadium bei Infektionskrankheiten	*(Lymphozytäre Heilphase)*
Chronische Infekte z. B. Tuberkulose	*Ausgeprägte und langdauernde Lymphozytosen möglich. Eine Zunahme der Lymphozyten kann auch auf Heilungsprozeß und Abklingen hinweisen.*
Lues, v. a. Lues connata	
Herdinfekte	*V. a. chronische Tonsillitis.*
Typischerweise kommen Lymphozytosen vor bei	
Infektiöser Mononukleose	*Leukozytose > 10 000 in 70% der Fälle. Mononukleäre Zellen im Differentialblutbild > 35% in 94% der Fälle. Paul-Bunnel-*

	Reaktion > 1:32 in 75%/o der Fälle. Alter meist 15—30 Jahre. Lymphknotenschwellungen, Fieber, Angina, Splenomegalie. Die Mononukleären Zellen im Blutbild bestehen aus Lymphozyten, Monozyten und nicht differenzierbaren Übergangsformen (Monozytoide Lymphozyten).
Lymphocytosis infectiosa acuta	*Leukozyten ↑↑—↑↑↑ (bis 120 000/mm³), Lymphozyten ↑↑ (bis 95%/o), Eosinophile ↑. Meist epidemisch. Konjunktivitis, Tonsillitis, hohes Fieber, Lymphknotenschwellungen, manchmal masern- oder scharlachähnliches Exanthem, Husten, Durchfall und Bauchschmerzen kommen vor. Auftreten fast nur bei Kindern und Jugendlichen.*
Keuchhusten	*Lymphatische Leukozytosen bis 100 000/mm³ können vorkommen.*
Andere Infektionskrankheiten, bei denen sich in frühen Stadien eine Lymphozytose finden kann:	
Masern	
Röteln	*V. a. lymphatische Plasmazellen.*
Exanthema subitum	
Parotitis epidemica	
Grippe	
Hepatitis epidemica	
Viruspneumonien	
Denguefieber	
und viele andere Viruskrankheiten	

NB: Bei Pocken und Windpocken tritt die Lymphozytose erst in späteren Stadien auf.

Typhus
Paratyphus
Brucellosen — *Lymphozyten bis zu 80%.*
  Morbus Bang
  Maltafieber
Tularämie
Fleckfieber
Miliartuberkulose

Weitere Ursachen für Lymphozytose können sein:

Lymphatische Leukämie
Rheumatische Krankheiten
Thyreotoxikose (?)
Myasthenia gravis
Karzinom
Thymus persistens
Thymom
Wucherungen des lymphatischen Rachenrings
Hypophysenvorderlappeninsuffizienz
Nebenniereninsuffizienz
Lymphatische Reaktion durch Medikamente
  Hydantoin
  PAS
  Phenobarbital
  Pyrazinamid
  Sulfonamide
Neurovegetative Störungen (?)

(Makroglobulinämie Waldenström) — *Hier findet sich neben einer Leukozytose im Ausstrich nicht selten eine große Zahl lymphozytenähnlicher Zellen.*

NB: Eine relative Lymphozytose tritt bei allen Verringerungen der Gesamtleukozytenzahl auf, wenn sie auf Kosten der Granulozyten geht.

Erniedrigte Werte (Lymphopenie: Lymphozyten $< 1000/\text{mm}^3$):

Stress-Situationen — *(Durch sekundäre Hypophysen- und Nebennierenreizung?)*

– Akute Kampfphase bei Infektionen	
– Nach körperlichen Belastungen	
– Postoperativ	
– Traumen	
– Verbrennungen	
– Schwangerschaft	
– Starke Bauchschmerzen	
Alle Formen von Hyperkortizismus (Cushing-Syndrom) ACTH-Behandlung Kortikosteroidbehandlung	
Lupus erythematodes disseminatus	*Manche Fälle*
Morbus Hodgkin	*In fortgeschrittenem Stadium*
Akute und chronische myeloische Leukämie Erythrämie Monozytäre Leukämie Lymphosarkom	*In schweren Fällen*
Agranulozytose	*In schweren Fällen*
Diffuse Lymphknotentuberkulose	
(Sepsis)	*Eine hierbei plötzlich einsetzende Lymphopenie ist prognostisch ungünstig.*
Urämie	
Zytostatika und Mitosegifte	*Oft als erstes Zeichen Lymphopenie.*
– Arsen	
– Chlorambucil (s. u.)	
– Chlorethazine	
– Colcemid	
– Leukeran (= Chlorambucil)	
– Stickstofflost	
– TEM (= Trimethylenmelamin)	
– Urethan	
Sehr hohe Röntgendosen	

Magensaftuntersuchung (fraktionierte Magensonde nach Lambling)

Zur Magensaftuntersuchung ist nur eine Methode geeignet, die unbeeinflußbar von psychogenen und anderen exogenen Momenten die Magensaftsekretion maximal anregt. Die Methode der Wahl ist die

Fraktionierte Magensonde nach Lambling.

Es wird dabei mit Histamin stimuliert. Wegen der gelegentlich auftretenden stärkeren Nebenwirkungen wird in letzter Zeit zunehmend Betazol statt Histamin verwandt, das noch einen stärkeren Sekretionsreiz bei geringeren Nebenwirkungen ausübt. Andere Methoden der Magensaftuntersuchung mittels Sonde, wie z. B. der Alkohol-Probetrunk sind von sehr geringem Aussagewert und daher völlig veraltet.

Normalwerte:	**mit Histaminstimulation**	**mit Betazolstimulation**
Nüchternsekret	alkalisch oder sauer bis 40 ccm	Wie bei Histamin
Total HCl (Fraktion 1—8)	8— 22 mval	20— 30 mval
Maximale HCl Konzentration	80—136 mval/l	90—115 mval/l
	meist 90—110 mval/l	
Totalvolumen (Fraktion 1—8)	150—250 ml	250—350 ml

Pufferfähigkeit soll in Frakt. 7 und 8 nicht über 22 mval/l und in Frakt. 2 bis 6 nicht über 14 mval/l betragen.

Begriffe:

Nüchternsekret: Dasjenige Sekret, das nach Einführen der Sonde gefunden wird.
Maximale HCl-Konzentration: Höchste titrierte Konzentration bei der Durchführung der Magensonde.
Total-HCl = Gesamt HCl-Ausscheidung: Freie HCl jedes titrierten Wertes mal Sekretmenge jeder Fraktion, wobei die Werte der 8 Fraktionen addiert und durch 1000 dividiert werden.
Totalvolumen: Gesamte ausgeschiedene Sekretmenge in ml nach Injektion von Histamin oder Betazol.
Pufferfähigkeit: Differenz zwischen Gesamtazidität und freier HCl.

Bewertung der Sekretionsbefunde:

Nüchternsekret:

sauer oder alkalisch	=	beim Normalen und bei Oberflächengastritis
immer alkalisch	=	bei Atrophie (Säure schließt Atrophie aus!)
immer sauer	=	Reizmagen
vermehrte Sekretmenge	=	Oberflächengastritis und Reizmagen

Maximale HCl-Konzentration:

Konzentration unter 60 mval/l spricht für partielle Atrophie.

Anazidität spricht für atrophische Gastritis

Nach Betazol- oder Histaminreiz keine Reaktion: Totale Atrophie

Nach Betazol- oder Histaminreiz Reaktion: Relative (chemische) Atrophie

Hohe Konzentration (über 130 mval/l): Reizmagen, Oberflächengastritis, gelegentlich aber auch beim Gesunden vorkommend.

Sekretionsmenge:

Vermehrte 2-Std.-Menge bei HCl-Konzentration unter 100 mval/l spricht für eine Oberflächengastritis.

Vermehrte 2-Std.-Menge bei HCl-Konzentration über 100 mval/l spricht für nichtentzündlichen Reizmagen.

Hyposekretion unter 150 ccm spricht für (partielle) Atrophie, natürlich nur bei der erforderlich kontinuierlichen Aspiration!

Sehr starke Vermehrung der Sekretionsmenge kommt beim Zollinger-Syndrom vor.

Totale HCl-Ausscheidung:

Über 22 mval	Reizmagen und Oberflächengastritis
Unter 9 mval	pathognomonisch für partielle Atrophie
0 mval	ausgesprochene Atrophie

Pufferfähigkeit:

Erhöhte Werte in **mindestens 3** Fraktionen sprechen für Gastritis (vermehrter Proteingehalt).

NB: Aziditätsanalysen **geben** als Funktionsprobe wesentliche diagnostische Hinweise, keine Beweise! Fraktionierte Magensaftuntersuchung und Magenbiopsie ergänzen sich wie Leberfunktionsproben und Leberbiopsie. Keine kann die andere Untersuchung voll ersetzen. Die Magensaftuntersuchung ist etwas aufschlußreicher als die Biopsie, aber nur mit Histamin- oder Betazol-Stimulation.

Magenbefund	**Nüchternsekret**	**Maximale HCl-Konzentration nach Histaminreiz**	**2-Std.-Menge, Total-HCl**
Reizmagen mit gesteigerter Aktivität bei normaler Magenschleimhaut	sauer, meist über 40 mval/l. Menge vermehrt bis 140 ccm	Durchweg hoch (91—133 mval/l)	2-Std.-Menge vermehrt
Geringe diffuse Oberflächengastritis Grad I	Meist über 40 ccm	—	Meist über 250 ccm
Oberflächengastritis ohne Atrophie Grad II	Alkalisch oder sauer, meist über 40 ccm	55—134 mval/l Normal	Meist über 250 ccm, nie Hyposekretion. Total-HCl-Durchschnitt meist leicht über der Norm (22,4)
Oberflächengastritis mit partieller Atrophie Grad III	Immer alkalisch, —7 bis —30 mval/l. Menge normal oder erhöht.	Immer freie HCl, meist subazid. Maximale HCl-Konzentration 16—63 mval/l.	2-Std.-Menge uncharakteristisch. Total-HCl erniedrigt oder noch normal, nie gesteigert.
Chronische atrophische Gastritis Grad IV	Durchweg alkalisch, HCl-Defizit von —58 bis —30 mval/l.	Meist keine freie HCl. Erniedrigt	2-Std.-Menge erniedrigt oder normal. Total-HCl 0—0,1 mval. Erniedrigt

Magnesium (Mg) *

Normalwerte:

Erwachsene	1,6—2,3 mvl/l
Mittelwert	1,7
Kleinkind	1,0—2,5 mvl/l
Säugling	1,4—2,0 mvl/l
Neugeborene	1,4—3,0 mvl/l

Umrechnungsfaktor:

mg% × 0,823 = mval/l
mval/l × 1,2 = mg%

Bedeutung:

Magnesium ist neben Kalium das wichtigste Kation in allen lebenden Zellen, sowohl den tierischen als auch den pflanzlichen. Es aktiviert viele enzymatische Stoffwechselprozesse, indem Zellregeneration, Sauerstoffausnutzung und Energiegewinnung verbessert werden. So spielt es z. B. bei der Aktivierung der Phosphatasen eine wichtige Rolle. Mg hemmt die Erregungsüberleitung vom Nerven auf den Muskel, indem es Calcium an den Zellgrenzflächen verdrängt. Schon in kleinen Mengen wirkt es spasmolytisch. In der Szent-Györgyi-Formel

$$\frac{(K^+)\ (HCO_3^-)\ (HPO_4^{--})}{(Ca^{++})\ (Mg^{++})\ (H^+)}$$

steht Magnesium ebenso wie Calcium im Nenner, dessen Zunahme eine Herabsetzung bzw. dessen Abnahme eine Steigerung der neuromuskulären Erregbarkeit bewirkt. Bei Magnesium-Mangel treten schwere Störungen der Eiweißsynthese auf. Auch bei der Leukozytenphagozytose, bei der Kapillarpermeabilität und beim Ablauf von Gerinnungsvorgängen spielt Mg eine wesentliche Rolle. Magnesiummangel kann z. B. Venenthrombosen hervorrufen ebenso wie hämorrhagische Diathesen. Das Gleichgewicht des Magnesiumhaushalts wird neben den Nieren vermutlich auch durch die Nebenschilddrüsen aufrechterhalten. Eine karies-prophylaktische Wirkung des Magnesiums ist sehr wahrscheinlich. Calcium und Magnesium können sich teilweise ersetzen. Bei Magnesiummangel steigt die tubuläre Calcium-Rückresorption, bei Calciummangel die Magnesium-Rückresorption.

* Literaturauswahl: 87, 93, 100, 101, 113, 119, 129, 163, 175, 242, 255, 257, 261.

Erhöhte Werte:	**Bemerkungen:**
Schwere Niereninsuffizienz	*Mg-Anstieg, wenn das Glomerulusfiltrat unter 30 ml/min absinkt. S. auch Mg in Erythrozyten S. 322!*
akut	
chronisch (Chronische Glomerulonephritis, Urämie usw.)	
Exsikkosen	
Übermäßige parenterale Magnesiumzufuhr	*Nicht selten zusammen mit Hypocalcämie bei Nierenschäden.*
Nach Glukose-Infusionen	
Nach Operationen	
Parathormonzufuhr	
Oxalsäurevergiftung	*Gleichzeitig Ca ↓.*
Hyperlipämie	
Leberschaden	
Azidose, diabetisches Koma	
M. Cushing	
Hyperthyreose	*Nur proteingebundenes Magnesium!*
Magnesiumintoxikation	*Selten!*

Erniedrigte Werte:	
Iatrogen durch	
Diuretika	*Quecksilberpräparate, Thiazide, Spirolactone*
Kationenaustauscher	
Langdauernde Verabfolgung Magnesiumfreier Infusionen	
Mg-freie Sondenernährung	
Austauschtransfusion	
Niereninsuffizienz in der polyurischen Phase (Polyurische Nephrose)	*Na ↓, K ↓.*
Diabetische Azidose	*Erste katabole Phase!*
Insulintherapie	
Pankreatitis	
Hungerdystrophie	

Ernährungsschäden	
Sprue	
Kwashiorkor	
Proteinmangel	
Chronischer Alkoholismus	
Delirium tremens	
Gastrointestinale Verluste	*Vorher stellen sich Na- und*
Erbrechen	*K-Verlustsymptome ein!*
Durchfälle	
Colitis ulcerosa	
Darmresektionen	
Primärer Hyperaldosteronismus (Conn-Syndrom)	*Nicht alle Fälle!*
Bartter-Syndrom	*Nicht immer erniedrigte Werte! (s. Register!)*
Erythematodes	
Postoperativ v. a. nach Parathyreoidektomie beim primären Hyperthyreoidismus	
Hyperparathyreosen	
Hyperthyreosen	*Ionisiertes Mg!*
Schwangerschaft	*Leitsymptom: Wadenkrämpfe.*
Vitamin D-Überdosierung	
Hypercalcämie	
Osteolytische Knochenerkrankungen (Rachitis)	*Manche Fälle.*
Neoplasmen, Leukämie	
präfinal	

Die wichtigsten Symptome, die durch Magnesiummangel ausgelöst werden können, sind:

Erhöhung der neuromuskulären Erregbarkeit:
Muskelspasmen, z. B. nächtliche Wadenkrämpfe,
tetanische Zustände, positives Chvostek-Zeichen
(„Spasmophilie normocalcique")
Dysmenorrhoe
Nervosität
Erhöhte Reizbarkeit
Grobschlägiger Tremor
Zerebrale Verwirrtheitszustände
Neurovegetative Störungen
- Herzbeschwerden
- Verdauungsbeschwerden

Hämorrhagische Diathesen
Thromboseneigung
Reizleitungsstörungen und Extrasystolie
Haarausfall
Appetitlosigkeit
Wachstumsstörungen
Gewichtsabnahme
Rauhe Haut mit Abschilferung
Rhagaden

NB: Der Magnesiumgehalt der Erythrozyten im peripheren Blut (normal 4—6 mval) steigt bei Niereninsuffizienz unabhängig vom Serummagnesiumgehalt an. Er spiegelt den Grad der Urämie wieder, der 2—3 Wochen zuvor bestand. Dadurch kann eine akute von einer chronischen Niereninsuffizienz bei unklaren Situationen unterschieden werden. Eine akute Niereninsuffizienz zeigt im Vergleich zum Serumharnstoff- (bzw. Rest-N-)Anstieg einen nur geringfügig angestiegenen erythrozytären Magnesiumwert. Eine deutlich erhöhte Magnesiumkonzentration der Erythrozyten weist auf eine chronische oder zumindest mehrere Wochen bestehende Niereninsuffizienz hin.

Magnesium Harn

Normalwert:

6—12 mval/ die

Erhöhte Werte:

Bis jetzt ohne diagnostische Bedeutung.

Erniedrigte Werte:

Werte $<$ 3 mval/die deuten auf Magnesiummangel hin, wenn die Serumwerte erniedrigt oder normal sind. Bei erhöhten Serumwerten ist eine Niereninsuffizienz anzunehmen!

NB: Magnesium stabilisiert den Harn und verhindert wie Pyrophosphate und Hexaptide die Kristallbildung.

Magnesium-Toleranz-Test

Zur Erkennung eines latenten Magnesiummangels (bei normalem Serum-Mg) kann man eine Magnesiumbelastung durchführen (0,072 $MgSO_4$/kg Körpergewicht in 5%iger Glukoselösung innerhalb 15 min i. v.). Normalerweise kommt es innerhalb von 24 Std. zu einer 100%igen renalen Ausscheidung der infundierten Menge. Bei Magnesiummangel ist die Ausscheidung geringer.

Monozyten (Blut)

Normalwerte:

	Rel.%	absolut/mm³	NB: In den ersten 5 Wochen können bis 4000/mm³ noch normal sein
Säuglinge	7—25	600—3000	
Kinder	1—6	—1000	
Erwachsene	2—8	80— 800	

Es ist anzunehmen, daß die Monozyten den Histiozyten nahestehen und ihre Entstehung ubiquitär ist. Die Zellen zeigen eine konstante Basophilie des Zytoplasmas. Unter pathologischen Umständen bestehen starke morphologische Unterschiede, die die Erkennung sehr erschweren.

Die Monozyten spielen bei Abwehrvorgängen im Verlauf chronischer Infekte eine Rolle, sie besitzen auch phagozytäre Eigenschaften.

Erhöhte Werte (Monozytose > 800/mm³):	**Bemerkungen:**
Konstitutionell	*Leichte Monozytosen, die anlagebedingt und ohne krankheitsdiagnostischen Wert sind.*
Infektionskrankheiten	*Zweite Phase der Leukozytenkurve bei Infekten, sogenannte „monozytäre Überwindungsphase".*
Tuberkulose	*Bei Tbc ist eine Monozytose ein prognostisch ungünstiges Zeichen (Hinweis auf tuberkulöse Granulation).*
Endocarditis lenta (E. l.)	*Große, zum Teil geschwänzte Monozyten mit dunklen, tropfenförmigen Einschlüssen (sogenannte „Monomakrophagen") sind fast beweisend für E. l. Dieses Phänomen wird in etwa 50% der Fälle gefunden. Bei Verdacht auf E. l. sollte ohne vorheriges Reiben (Desinfektion) sofort der erste Blutstropfen untersucht werden. (Ohr!)*

Brucellosen	
Morbus Bang	
Maltafieber	
Infektiöse Mononukleose	S. bei Lymphozyten S. 312
Pocken	
Parotitis epidemica	
Viruspneumonien	
Typhus	
Paratyphus	
Fleckfieber	
Febris recurrens	
Lues	*V. a. Spätsyphilis*
Kala-Azar	
Malaria	
Trypanomoniasis und andere Tropenkrankheiten	
Ophthalmia sympathica	*Bei Verletzungen bzw. Infektionen eines Auges stellt eine Monozytose (> 10%) ein Frühsymptom dar, das darauf hinweist, daß die Infektion auf das andere Auge übergreift (nach Wochen bis Jahren).*
Nichtinfektiöse Krankheiten	
Agranulozytose	*Nicht selten in der Erholungsphase und bei prognostisch günstigem Verlauf.*
Leberzirrhose	
Leberatrophie	
Banti-Syndrom	
Retikulosen und Speicherkrankheiten	
Gaucher-Niemann-Pick-Syndrom	
Hand-Schüller-Christian-Syndrom	
Maligne Krankheiten	
Monozytenleukämie	
Naegeli-Typ	
Schillings-Typ	
Lymphogranulomatose (M. Hodgkin)	
Karzinome	

Falsche Monozytosen	
Ohrblutmonozytose	*Nach längerer Stagnierung von Blut in den Kapillaren (nicht nur Ohr, auch Finger usw.) finden sich vermehrt Monozyten im Ausstrich.*
Objektträgermonozytose (?)	*An den Enden eines Ausstrichs sollen in höherem Prozentsatz als in der Mitte Monozyten gefunden werden.*

Natrium (Serum)*

Normalwerte:

Erwachsene	135—155 mval/l (310—356 mg%)
Kleinkinder	125—143 mval/l
Säuglinge	133—142 mval/l
Neugeborene	135—155 mval/l

Ein normaler Serum-Natriumwert bedeutet nicht unbedingt, daß der Natriumhaushalt des Körpers ausgeglichen wäre. Ein Natriummangel oder -überschuß läßt sich also allein mit der normalen Serumkonzentration nicht ausschließen. Zur klinischen Bewertung sollte immer Zufuhr und Ausscheidung von Wasser und Elektrolyten (besonders Kalium) mitbeachtet werden. Der Hydratationszustand (Ödeme) ist von Bedeutung. Das Blutvolumen sollte ebenfalls bestimmt werden, denn bei Natriumverlusten nimmt das extrazelluläre Körperwasser ab, so daß die Natriumkonzentration im Serum relativ höher erscheint.

Natrium ist ein lebenswichtiges Ion (Kation) des Körpers, das sich vor allem im Extrazellulärraum befindet. Natrium hat eine wasserspeichernde Wirkung. Es ist für die regelrechte Verteilung des Wassers in den einzelnen Flüssigkeitsräumen von ausschlaggebender Bedeutung. Das Eindringen von Natrium in die Zellen wird durch aktive Stoffwechselprozesse (sogenannte „Natriumpumpe") an den Zellmembranen bewirkt, da sonst in vermehrtem Maße auch Wasser in die Zellen eindringen und diese zum Schwellen bringen würde.

* Literaturauswahl: 55, 241, 325.

Umrechnungsfaktor:

mval/l × 2,3 = mg%

Erhöhte Werte:	**Bemerkungen:**
Physiologisch	
Schwangerschaft Menstruation	
Pathologisch	
Dehydratation/Exsikkose	
Ungenügende Wasserzufuhr (Dursten)	*Bei absolutem Wasserentzug beginnt beim Erwachsenen nach 36—48 Std., beim Kind nach 24—36 Std. der Natriumspiegel zu steigen.*
Große Wasserverluste	
Herzinsuffizienz	*Durch verminderte Glomerulusfiltration und gesteigerte tubuläre Rückresorption, K ↓.*
Tubuläre Insuffizienz	*K ↓, Harnstoff ↑.*
Nephrotisches Syndrom	
Familiärer nephrogener Diabetes insipidus	
Rekonvaleszenz nach Infektionskrankheiten	
Schädeltraumen	*Hypothalamusschäden, oft auch durch verminderte Wasserzufuhr.*
Exzessive Elektrolyttherapie bei nicht ausreichender renaler Ausscheidung	*(NB: Die gesunde Niere kann rasch große Natriummengen eliminieren.)*
Diabetische Azidose	*Der Natriumanstieg kann bis zur Wiederherstellung einer normalen Nierenfunktion auftreten, wenn neben der Insulintherapie Elektrolytinfusionen durchgeführt werden.*
Infusionen von Elektrolytlösungen bei Kleinkindern	*Kleinkinder können einen Natriumüberschuß nicht so rasch ausscheiden wie Erwachsene.*

DOCA-Überdosierung	
Langdauernde ACTH- und Kortikoidbehandlung	
Hyperaldosteronismus (Nebennierenrindentumor/Conn-Syndrom)	
Pseudo-Conn-Syndrom	*Glycyrrhinsäurevergiftung. In Frankreich durch Antésite.*
Cushing-Syndrom	*Manche Fälle*
Leberinsuffizienz	
Sekundärer Hyperaldosteronismus	
Dystrophie	*Relative Nebenniereninsuffizienz*
Hypoproteinämie	
Dysproteinämie	
Albright-Hadorn-Syndrom	
Bartter-Syndrom	*Extraadrenaler Hyperaldosteronismus.*
(Respiratorische Azidose)	*Evtl. Na ↗*
Erniedrigte Werte:	
Gastrointestinale Verluste	
Langdauerndes Erbrechen	*Cl ↓, Na ↓, Alkalose, evtl. Rest-N ↑, evtl. auch Na ↑!*
Magensonde mit langdauernder Aspiration	
Durchfälle	
Knollenblätterpilzvergiftung	*Auch K ↓*
Darmfisteln	
Gallenfisteln	
Zustand nach Dünndarmresektion	*Auch K ↓, Ca ↓, Phosphat ↓.*
Säuglingstoxikose	*K ↓, Wassermangel, Harnstoff ↑, Azidose.*
Ménétrier-Syndrom	*Eiweißverlierende Gastroenteropathie.*
Renale Verluste	
Salt-loosing-Nephritis (Polyurisches Stadium der Niereninsuffizienz)	*Die tubuläre Rückresorption im Bereich der distalen Tubuli ist gehemmt. NB: Im anurischen oder oligurischen Stadium der Niereninsuffizienz kann Na auch erhöht sein.*

Quecksilberdiuretika	*Hemmung der tubulären Rückresorption.*
Nebenniereninsuffizienz (Morbus Addison)	*Steroidmangel bewirkt Hemmung der tubulären Rückresorption. (NB: Auch beim sicheren Morbus Addison können die Elektrolytwerte normal sein. Häufig ist der Na/K-Quotient erniedrigt (normal Na/K=32).*
Hypophyseninsuffizienz	
Diabetische Azidose (Metabolische Azidose)	*Na wird zusammen mit den organischen Säuren ausgeschieden. Alkalireserve ↓.*
Starkes Schwitzen	*Bei ausreichendem Flüssigkeitsersatz und mangelnder Salzzufuhr. Siehe auch unter Chlorid S. 99*
Vermehrung des extrazellulären Flüssigkeitsvolumens	
Wasserintoxikation (Exzessive natriumfreie Infusionen)	
Pneumonie und andere Infektionen	
Künstliche Hibernisation	*Bei erniedrigter Temperatur erhöht eine Glukose-Infusion das extrazelluläre Flüssigkeitsvolumen.*
Weitere Ursachen	
Schwangerschaftstoxikosen	
Punktion von Körperhöhlenergüssen	
Chloriprive Tetanie (Magentetanie-Kußmaul)	*Cl ↓, Ca ↗→, Alkalireserve ↑, Phosphat ↑→, Rest-N ↑→.*
Leberzirrhose mit Aszites	*Ein Natriummangel tritt hier nur bei der üblichen, stark natriumarmen Ernährung auf, besonders wenn größere Aszitespunktionen durchgeführt*

	werden. (Symptome: Peritoneale Reizung, unklare Oberbauchkoliken).
Respiratorische Alkalose Hyperventilation Gehirnkrankheiten Fieber Salizylsäureintoxikation	*K ↓.*
Debré-Fibiger-Syndrom	*Dyskortizismus des frühen Säuglingsalters, Cl ↓, K ↓.*
Dysmetabolisch-dysendokrines Syndrom	*Cl ↓, K ↓, Phosphat ↓, Ca ↑, Minderwuchs, Adipositas, Osteoporose, Polyphagie, Polydipsie.*
Latrodektismus-Syndrom	*Zustand nach Giftspinnenbiß (Rußland und Südeuropa)*
Schwartz-Bartter-Syndrom	*Hormonaktives Bronchialkarzinom. K ↓, Harn: K ↑, 17-Ketosteroide ↑.*

Natrium (Harn)

Normalwerte:

Neugeborenes	0,036—0,114	g/24 h	
Säugling	0,337—0,577	g/24 h	
Kleinkind	1,5 —3,0	g/24 h	
Erwachsener	4,0 —6,0	g/24 h	(entspr. 175—260 mval)

Die Ausscheidung ist stark von der Zufuhr abhängig. Bei einem Abfall des Serum-Natriums unter 135 mval/l scheiden die Nieren kein Natrium mehr aus. Bei Kleinkindern und Säuglingen betragen die Natrium-Clearancewerte nur etwa 20% der Werte bei Erwachsenen. Bei Frühgeborenen ist die Differenz noch ausgeprägter. Bei Elektrolytinfusionen geraten sie daher leichter in eine Hypernatriämie.

Erhöhte Natriumausscheidung im Harn findet sich im allgemeinen bei allen Krankheiten und Zuständen, die ebenfalls einen erhöhten Serumnatriumspiegel bedingen, mit Ausnahme derer, die eine geänderte Ausscheidungsfunktion der Niere bewirken.

Erhöhte Werte:	Bemerkungen:
Physiologisch	
Postmenstruelle Diurese	
Sehr hohe Natriumaufnahme mit der Nahrung	
Pathologisch	
Nebenniereninsuffizienz	
Hypophyseninsuffizienz	
Natriumverlierende Niere (Salt-loosing-Nephritis)	
Quecksilberdiuretika	
Karboanhydrasehemmer	
Lightwood-Albright-Syndrom	*Idiopathische renale hyperchlorämische Azidose ohne Glomerulusinsuffizienz, Nephrolithiasis, Spätrachitis, K-Harn ↑, Ca-Harn ↑, K ↓, Cl ↑, Phosphat ↑→, Alkalireserve ↓.*
Wasserintoxikation	*Mit Wasser wird vermehrt Na ausgeschieden.*
Schädeltraumen Zerebrale Insulte	*Wenn die Hypothalamusgegend betroffen wird.*
Alle Formen von Alkalose	
Erniedrigte Werte:	
Physiologisch	
Prämenstruelle Natriumretention	
Reduzierte Natriumaufnahme	
Pathologisch	
Gastrointestinale Verluste	*Siehe bei Natrium-Serum S. 327*
Erhöhte Kortikosteroidausschüttung	
Stress-Situationen	
Postoperativ	*Erniedrigte Na-Ausscheidung in den ersten 24—48 Std. postoperativ.*
Cushing-Syndrom	
Behandlung mit Kortikosteroiden, besonders DOCA-Behandlung	

Erniedrigte glomeruläre Filtrationsrate z. B. bei Herzinsuffizienz	*Besonders bei Rechtsherzinsuffizienz, bei Linksherzinsuffizienz weniger!*

Neutralfette s. Lipide S. 295

Neutrophile Granulozyten

Normalwerte:

Siehe S. 128
Die Neutrophilen Leukozyten sind die häufigsten Leukozytenformen im normalen Blutbild. Sie werden so genannt wegen ihrer färberischen Eigenschaften; denn sie zeigen eine besondere Empfänglichkeit für neutrale Farbstoffe bzw. färben sich mit den basischen oder sauren Farbstoffen nicht an. Sie haben die Fähigkeit der amöboiden Beweglichkeit, Phagozytose und proteolytischen Verdauung. Bei Abwehrvorgängen des Körpers, besonders im Verlauf von bakteriellen Infektionskrankheiten, spielen sie eine wesentliche Rolle. Die erste Phase bei solchen Infektionen geht meist mit der sogenannten „Neutrophilen Kampfphase" einher (ihr folgt häufig eine monozytäre Phase mit Zunahme der Monozyten und schließlich die lymphozytär-eosinophile Heilphase). Bei den Segmentkernigen (neutrophilen) Leukozyten unterscheidet man verschiedene Reifungsstadien. Ihre prozentualen Anteile verändern sich bei bestimmten Krankheiten. Näheres S. 129. Über Vermehrung der Neutrophilen (Neutrophilie siehe unter Leukozyten [Leukozyte] S. 289, über Verminderung (Neutropenie) s. S. 291 (Leukopenie!). Normalerweise sind bei Verschiebungen der Gesamtleukozytenzahl in erster Linie die Neutrophilen betroffen. Eine Leukozytenvermehrung durch andere weiße Blutzellen läßt sich im Blutausstrich (Differentialblutbild) erkennen. Siehe auch unter Eosinophile Granulozyten (S. 159), Basophile Granulozyten (S. 45), Lymphozyten (S. 312), Monozyten (S. 323).

Erhöhte Werte: s. S. 289

Erniedrigte Werte: s. S. 291

Nierenepithelien s. S. 225

Nonne Apelt s. Liquoruntersuchung S. 302

Nor-Adrenalin (Harn) *

Normalwerte:

Erwachsene	20—50	γ/24 h Harn (= μg/die)
Kleinkind	6—15	γ/24 h Harn (= μg/die)
Säugling	3,4— 8	γ/24 h Harn (= μg/die)
Neugeborenes	— 0,9	γ/24 h Harn (= μg/die)

Funktion:

Noradrenalin ist der natürliche Reizübermittler des sympathischen Nervensystems. Im Gegensatz zum Adrenalin hat Noradrenalin auf das ZNS keine Wirkung. Auch die herzleistungssteigernde und pulsfrequenzsteigernde Wirkung fehlt ihm. Dafür hebt es neben dem systolischen auch den diastolischen Blutdruck, der periphere Kreislaufwiderstand steigt an. Die blutzuckerhebende und stoffwechselfördernde Wirkung ist nicht signifikant.

Vorkommen:

Siehe unter Adrenalin S. 7

Einheiten:

1 γ = 1 μg = 0,000001 g

Vermehrte Ausscheidung (bzw. Werte über 0,45 γ%o im Serum):

Phäochromozytom
a) der Nebenniere
b) der Paraganglien des Brust- und Bauchraumes.

Bemerkungen:
Manchmal auch paarig.

Leichte Erhöhungen

der Noradrenalinausscheidung finden sich bei

- Aktiv, aggressiven Emotionen
- Zustand nach Reizung des sympathischen Nervensystems
- Nach Operationen
- Nach Injektion von Methacholin
- Bananenkost — *Da Bananen Noradrenalin enthalten, dürfen vor Beginn und beim Sammeln des 24-Std.-Urins keine Bananen gegessen werden.*

* Literaturauswahl: 75, 76, 108, 142, 147, 240, 245.

Nüchternsekret s. Magensaftuntersuchung S. 316

Östrogen s. S. 248

Osmotische Resistenz
s. Erythrozytenresistenzbestimmung S. 179

Oxalat-Kristalle im Harn S. 228

Oxalazetat-Transaminase s. S. 378

Pandy-Reaktion s. Liquoruntersuchung

pH-Serum s. S. 17 (bei Alkali-Reserve)

pH-Harn s. S. 18 und S. 218

Phenolrot-Test (Phenolsulfonphthaleintest)

Normalwerte:

Ausscheidung	nach 15 Min.	>	30%
	nach 60 Min.	>	50%
	nach 120 Min.	>	70%

Durchführung und Prinzip:

1 Std., nachdem der Patient nüchtern 1 l dünnen Tee getrunken hat, erhält er nach spontaner Blasenentleerung (Urinportion 1 aufheben) den Farbstoff injiziert. Nach 15 Min. wird erneut Harn (Portion 2) zur Untersuchung (ebenso wie Urinportion 1) abgegeben.

Da Phenolsulfonphthalein im überwiegenden Maß durch die Nierentubuli ausgeschieden und nur in geringem Maß glomerulär filtriert wird, eignet es sich zur groben Beurteilung tubulärer Partialfunktionen. Quantitative Aussagen über Sekretionsstörungen des proximalen Tubulus lassen sich wegen fehlender Standardisierung und Fehlen eines Fließgleichgewichts nicht machen. Hierzu eignet sich die Phenolsulfonphthalein-Clearance-Bestimmung.

Erhöhte Werte:

Leberschäden

Bemerkungen:

Die sonst über die Galle ausgeschiedenen Farbstoffanteile werden hier auch über die Nieren ausgeschieden.

Erniedrigte Werte:

Vermindertes Farbstoffangebot Störungen der Nierendurchblutung Herzinsuffizienz	
Nierenkrankheiten Akute Niereninsuffizienz	*Die Untersuchung sollte hier nicht durchgeführt werden.*
Chronische Nephritis Pyelonephritis Nephrotisches Syndrom Amyloidose Fortgeschrittene essentielle Hypertonie	
Prostatahypertrophie und andere Ausscheidungsstörungen	*Verdünnungseffekt durch Restharn!*

Phosphat (Serum) (Anorganischer Phosphor) *

Normalwerte:

Erwachsene	1,4—2,6 mval	2,4—4,4 mg%
Ältere Kinder	2,3—4,1 mval	4,0—7,0 mg%
Kleinkinder	1,8—2,3 mval	3,1—4,0 mg%
Säuglinge	2,6—3,2 mval	4,5—5,5 mg%
Neugeborene	2,3—4,6 mval	4,0—7,9 mg%

Im Körper finden sich vor allem zwei Formen von Phosphorverbindungen: Anorganischer Phosphor in Form von Phosphat und organischer Phosphorsäureester, die für Zellaufbau und Energiestoffwechsel wichtig sind. Erstere Form wird hier behandelt, sie ist in Serum und Harn gut bestimmbar. Verändert wird der Serumphosphatspiegel einerseits durch Resorption (Darm), Verschiebungen im Knochenstoffwechsel (wobei die Wirkung von Vitamin D wichtig ist) und an der Zellmembran (Insulinwirkung usw.), andererseits wird die Serumkonzentration durch die Nierenausscheidung reguliert, wobei Parathormon die Phosphatausscheidung steigert (verminderte tubuläre Rückresorption). Im Interzellularraum ist eine 40fach höhere Phosphatkonzentration als intravasal vorhanden.

* Literaturauswahl: **383.**

In der Szent-Györgyi-Formel steht Phosphor im Zähler, die Phosphationen erhöhen also die neuromuskuläre Erregbarkeit.

Umrechnungsfaktoren:

mval/l = mg% × 0,581
mg% = mval/l × 1,72

NB: Der Umrechnungsfaktor gilt für 38° C und pH 7,4.

Haltbarkeit:

+ 4° C:	*maximal 7 Tage*
Zimmertemperatur:	*maximal 2 Tage*

Erhöhte Werte:	**Bemerkungen:**
Vitamin D-Intoxikation	*Erhöhung der enteralen Phosphatresorption und der renalen tubulären Rücksorption.*
Hypoparathyreoidismus	
(Hyperparathyreoidismus)	*Bei sekundärem H. möglich! Vergl. S. 96!*
Hypo-Hyperparathyreoidismus (Costello-Dent-Syndrom)	*Hyperparathyreoidismus mit Symptomen des Hypoparathyreoidismus, Ostitis fibrosa generalisata, Ca ↓, Alk. Phos. ↑.*
Pseudohypoparathyreoidismus (Martin-Albright-Syndrom)	*Ca ↓, Tetanieneigung, gegenüber Parathormon refraktär, familiäres Vorkommen.*
Chronische Nierenschäden Chronische Nephritis Tubuläre Insuffizienz	*Als (Vitamin-D-resistente) renale Rachitis werden die entsprechenden Skelettveränderungen bei Nierenschäden bezeichnet, die durch vermehrte Ca-Ausscheidung und Hyperphosphatämie bewirkt werden.*
Milchtrinker-Syndrom (Burnett-Syndrom)	
Nebenniereninsuffizienz (Morbus Addison)	
Schwere Knochenfrakturen in der Heilungsphase	
Diabetische Azidose	
Salzmangel-Syndrom	*Na ↓, Ca ↓, Cl ↓, evtl. symptomatische Polyglobulie und Leukozytose.*

Hypophysärer Gigantismus Eosinophiles Hypophysenadenom Diffuse Hyperplasie der eosinophilen Zellen	*Eine reine Akromegalie besteht dann, wenn die Erkrankung nach Beendigung des normalen Wachstums eintritt.* *Alkal. Phos.* ↑. *Bei der aktiven Akromegalie steigt P bis auf 5 mg%, häufig Lipämie.*
Fanconi-Schlesinger-Syndrom (Hypogonadaler-eunuchoider Hochwuchs)	*s. Bei Phosphat-Harn S. 337* *P* ↗, *Alkal. Phos.* ↗
Erniedrigte Werte:	
Vitamin-D-Mangel	*Der normale Vitamin-D-Bedarf erhöht sich je mehr sich der* $\frac{Ca}{P}$ *Quotient in der Nahrung von 1 entfernt.*
Rachitis Osteomalazie	*Absinken bis unter 2 mg%.*
Steatorrhoe	*Herabgesetzte Vitamin-D-Resorption.*
Malabsorption anderer Ursachen z. B. Zustand nach Dünndarmresektion.	
Hyperparathyreoidismus	*Erhöhte renale Ausscheidung.* Ca ↑—↑↑*! Bei sekundärem H. auch P* ↗ *möglich.*
Ostitis fibrosa generalisata (Engel-v. Recklinghausen-Syndrom)	*Ca* ↑, *Alkal. Phos.* ↑. *Überproduktion von Parathormon durch Epithelkörperchentumoren.*
Hypopituitarismus (Hypophysärer Zwergwuchs)	*Mangel an Wachstumshormon.* *Alk. Phos.* ↘
Thyreogener Zwergwuchs (Kretinismus, kindliches Myxödem)	*Erniedrigt oder nieder normale Werte.*
Hyperinsulinismus	*Insulin fördert den Eintritt der Phosphationen zusammen mit Glukose und Kalium in die Zellen (z. B. Insulinbehandlung bei diabetischer Azidose).*

de Toni-Debré-Fanconi-Syndrom	*S. auch Phosphat-Harn S. 338*
Abderhalden-Fanconi-Syndrom	*Maligne Aminosäurestoffwechselstörung mit Zystinspeicherung, Zwergwuchs.*
Phosphatdiabetes (Albright-Buttler-Bloomberg-Syndrom)	*Vitamin-D-resistente Spätrachitis, familiär (Zwergwuchs).*
Albright-Hadorn-Syndrom	*Periodische hypokaliämische Muskellähmung, Osteomalazie, Cl ↑, Na ↑, K ↓.*
Dysmetabolisch-dysendokrines Syndrom (de Toni)	*Ca ↑, Cl ↑, Na ↓, Spätrachitis, renale Azidose mit Nephrokalzinose, Dystrophia adiposogenitalis.*
Phenylketonurie (Fölling-Syndrom)	*BZ nüchtern ↓, Alkalireserve ↓, Phenylbrenztraubensäure-Harn + +. Erbliche Störung im Aminosäurestoffwechsel.*
Familiäres Hypolipidämie-Syndrom (Hooft-Syndrom)	*Erhöhte tubuläre Phosphatrückresorption. Extrem selten!*
Salvioli-Syndrom	*Ca →, sehr seltene familiäre hypophosphatämische Knochendystrophie, zentralnervöse und endokrine Störungen.*

Phosphat (Harn)

Die Phosphatausscheidung im Harn ist erhöht in allen Fällen mit erhöhtem Serumphosphatspiegel mit Ausnahme der Fälle, in denen die erhöhten Serumphosphatwerte renal bedingt sind. Entsprechend finden sich erniedrigte Harnphosphatwerte bei niederem Serumphosphatspiegel mit Ausnahme der renalen Hypophosphatämie bzw. der Fälle, bei denen die Wirkung an den Nieren ansetzt.

Normalwerte:

Ausscheidung pro Tag:		0,5—1,5 (—4,5) g	(pH 7,4)
	meist	0,8—2,0	
	bzw.	10—85 mval	(pH 7,4)

Die normale Ausscheidung hängt sehr von der Diät ab und variiert daher stark. Bei der richtigen Bewertung der Phosphatausscheidung sollte immer das Serumphosphat mitbestimmt und beachtet werden.

Erhöhte Werte:	**Bemerkungen:**
Vitamin-D-Mangel Rachitis Osteomalazie	*Die Serumphosphatwerte sind hier nieder. Eine erhöhte Phosphatausscheidung liegt nur vor, wenn in der Nahrung kein Phosphatmangel vorliegt, und der Calciumgehalt der Nahrung nieder ist.*
Vitamin-D-Intoxikation	*Trotz erhöhter tubulärer Rückresorption kann die Ausscheidung infolge der hohen enteralen Resorption erhöht sein.*
Hyperparathyreoidismus (Primärer)	*Phosphat-Serum* ↓
Azidosen nicht renaler Ursache	*Zur Kompensation wird vermehrt Phosphat ausgeschieden.*
Akute Immobilisation z. B. nach Knochenfrakturen nach akuten Lähmungen	
Phosphatdiabetes (Albright-Buttler-Bloomberg-Syndrom)	*S. Phosphat-Serum S. 337*
Abderhalden-Fanconi-Syndrom	*Aminosäurestoffwechselstörung mit Zystinspeicherung, Phosphaturie nicht immer vorhanden.*
De Toni-Debré-Fanconi-Syndrom	*Renaler Phospho-Gluko-Amino-Diabetes mit renaler Rachitis. Wie Abderhalden-Fanconi-Syndrom, aber ohne Zystinspeicherung.*
Fanconi-Schlesinger-Syndrom	*Chronisch idiopathische Hypercalcämie mit metabolischem Schwachsinn, Phosphat-Harn* ↗, *Ca-Harn* ↑, *Phosphat* ↗, *Ca* ↑, *BKS* ↑↑.

Boyd-Stearns-Syndrom

Tubuläre Niereninsuffizienz mit renaler hypochlorämischer Azidose und Spätrachitis. Eine Hyperphosphaturie ist nicht immer vorhanden.

Erniedrigte Werte:

Phäochromozytom

Hypoparathyreoidismus

Sekundärer (renaler) Hyperparathyreoidismus

Zustand nach Parathyreoidektomie

Martin-Albright-Syndrom (= Pseudohypoparathyreoidismus)

Vitamin-D-Mangel bei sehr calciumreicher Kost

Calciumphosphate werden mit dem Stuhl ausgeschieden.

Differentialdiagnose des entkalkten Knochens

	Osteoporose	Osteomalazie	primärer Hyperparathyreoidismus (M. Recklinghausen)	sekundärer (renaler) Hyperparathyreoidismus
Serum-Phosphat	→	↓→	↓	↑
Harn-Phosphat	→	↑→	↑	↓
Serum-Calcium	→	↓→	↑	↓→
Harn-Calcium	→	↓→	↑	↑→
Alkalische Phosphatase	→	↑	↑→	↑

Phosphatase s. Alkalische Phosphatase S. 22
s. Saure Phosphatase S. 361

Phosphatide s. S. 295

Phosphorhexoseisomerase (PHI)

Normalwerte:

15—67 mU/ml (25° C)
28—90 mU/ml (30° C)

Funktion und Bedeutung:

Die Phosphorhexoseisomerase katalysiert die Reaktion Fructose - 6 - Phosphat → Glucose - 6 - Phosphat.

Vorkommen:

Sehr hohe Konzentrationen finden sich in Leber- und Skelettmuskel, die sich in etwa 1000facher Erhöhung über der Serumkonzentration befinden.
Erythrocyten enthalten etwa die 100fache Serumkonzentration.

Haltbarkeit:

1. Lösung II (Substrat/Enzym) ist haltbar bei *+ 4° C 2 Tage* bei Zimmertemperatur *4 Stunden*
2. Lösung I (Pufferlösung) ist haltbar bei Kühlschranktemperatur 4 Wochen.

Erhöhte Werte:

Carcinome, vor allem
  Prostatacarcinom
  Mammacarcinom
Metastasierungen, insbesondere
  Knochenmetastasen

Bemerkungen:

Die Konzentration läuft etwa den Werten der SPh parallel.

Die Bestimmung der PHI ist geeignet, den Behandlungserfolg zu kontrollieren, auch bei zytostatischer Behandlung und Hypophysesektomie.

Akute myeloische Leukämie	
Chron. myeloische Leukämie	
Anaemien	
Haemolytische Anaemien	
Megaloblastenanaemien	
Leberschäden	
Hepatitis	*Früher Anstieg und langsamer Abfall*
Leberzirrhose	
Cholostase	
Muskelerkrankungen	
Progressive Muskeldystrophie	
Myocardinfarkt	*Schon nach 6 Std. ist eine Erhöhung der PHI-Konzentration feststellbar. Maximum etwa bei 48 Std., nach 7 Tagen Normalisierung. Die Maximalwerte liegen zwischen der 2—15fachen Normalkonzentration.*

Phosphorhexoseisomerase (PHI) im Vaginalsekret

Erhöhte Werte:

Cervixcarcinome	
Uteruscarcinome ??	
Blutungen	*Erhöhte Werte stammen aus den Erythrozyten.*
Colpitis	

Falsch negative Resultate:

Bei Carcinoma-in-situ können falsch negative Werte gefunden werden.

Literaturangaben: 369, 370.

Plasmazellen

Normalerweise werden im peripheren Blut nur gelegentlich zufälligerweise Plasmazellen gefunden. Die Plasmazellen kommen sonst im Knochenmark (bis zu 2,5%) vor und werden auch in chronisch entzündetem Gewebe gefunden. Die Plasmazellen werden mit der Antikörperbildung in Zusammenhang gebracht. Bei Agammaglobulinämie werden im Knochenmark keine Plasmazellen gefunden.

Vermehrtes Vorkommen im peripheren Blut:	**Bemerkungen:**
Plasmazellenleukämie	*Eine besondere Form des Plasmozytoms, bei der viele Plasmazellen im peripheren Blut gefunden werden. Meist handelt es sich um Formen mit Alpha- oder Betaglobulinämie.*
Plasmozytom	*Nur wenige Plasmazellen lassen sich hier im peripheren Blut finden. In ca. 80% finden sich jedoch typische Knochenmarkveränderungen mit fast völliger Anfüllung durch pathologisch veränderte Plasmazellen. Weitere Befunde: Meist sehr starke BKS-Beschleunigung, typische Veränderung der Serumeiweißkörper (Siehe unter Elektrophorese S. 137), häufig Anämie,* Osteoporosenach*weis. In ca. 45% Bence-Jones-Eiweißkörper (s. S. 47)*
Serumkrankheit	
Strahlenschäden (radioaktive Strahlung)	
Manche Hautleiden	

Selten können Plasmazellen im peripheren Blut auch bei folgenden Krankheiten gefunden werden:

Scharlach
Masern
Röteln

Windpocken
Infektiöse Mononukleose
Gutartige lymphozytäre Meningitis

Porphyrine *

Normalwerte:

	Ausscheidung im 24-Std.-Harn	
	Erwachsene	Kleinkinder
Koproporphyrin I	14,7—80 γ	20—40 γ
Koproporphyrin III	1,4—34,3 γ	1—20 γ
Uroporphyrin I	Negativ oder geringe Spuren	ϕ
Uroporphyrin III	ϕ	ϕ
Porphobilinogen	ϕ	ϕ

Bedeutung und Herkunft:

Porphyrine sind eisenfreie Vorläufer oder Abbauprodukte des Hämoglobins. Dementsprechend können sie vermehrt auftreten bei einer Blockierung der Hämsynthese oder bei einem vermehrten Abbau. Sie entstehen aus Porphin, das aus 4 Pyrrolringen zusammengesetzt ist durch Substitution mit organischen Radikalen. Porphyrine bilden nicht nur für Hämoglobin, sondern auch für Myoglobin und die Zytochrome das Grundskelett. Die im Organismus vorkommenden Porphyrine stammen vom endogenen Stoffwechsel und von der Nahrung (Hämatinabbau).

Zur Diagnostik können auch Porphyrinbestimmungen im Stuhl durchgeführt werden. Üblicherweise wird jedoch nur die Porphyrinausscheidung im Harn festgestellt, weil dies einfacher ist und für die Routinediagnostik ausreicht.

Syntheseweg:

Vorläufer — — — — — — — — — —
↓ ↓
Uroporphyrin III   Uroporphyrin I
↓ ↓
Koproporphyrin III   Koproporphyrin I
↓
Protoporphyrin
↓
Häm

---

* Literaturauswahl: 71, 118.

	Koproporphyrin I	Koproporphyrin III	Uroporphyrin I	Uroporphyrin III	Porphobilinogen	
Porphyria hepatica						
Akute idiopathische oder akute toxische Porphyrie	↑	↳	↑	+	+	Ca. 60—70% aller Porphyriefälle. Erkrankungsbeginn meist 20.—40. Lj., 61% ♀. Symptomatik s. u. Es können bis zu 50 mg Porphobilinogen täglich ausgeschieden werden. Leuko ↑, Tachykardie, oft Fieber (cave Verwechslung) mit „akutem Bauch". Urinfarbe kann normal sein. Bei dafür Empfänglichen können Barbiturate die Erkrankung manifestieren oder einen Schub auslösen.
Chronische Form (Porphyria cutanea tarda)	↑	↗	↑	+	(+)	Ca. 30—40% der Porphyriefälle. Erkrankungsbeginn meist nach dem 40. Lj. Milde Photodermatose (bullöse Dermatitis). Braun-purpurne Gesichtsfarbe, Leberschaden. Porphyrin I — Isomere ca. 75%. Urinfarbe kann normal sein.
Gemischte (kombinierte) Form	↗	↑	↗	+	+	Alternierendes Auftreten von Photosensibilität und abdominellen Krisen. Porphyrin III — Isomere überwiegen.

	Koproporphyrin I	Koproporphyrin III	Uroporphyrin I	Uroporphyrin III	Porphobilinogen	
Porphyria erythropoetica (Porphyria congenita)	↑	→	↑	∅	∅	Ca. 1% der Porphyriefälle. ♂ > ♀. Auftreten im Kindesalter, roter Urin; progrediente Photodermatose (Hidroa vacciniformia), hämolytische Anämie, Milztumor. Tägliche Porphyrinausscheidung bis zu 100 mg.
Hereditäre Koproporphyrie	→	↗	↑	∅	∅	Harmlose, rezessiv vererbliche Anomalie.
Symptomatische Porphyrinurien						
Gifte						
Akute Bleiintoxikation	↑	↑	→	(↑?)	∅	
Sulfonamide	→	↗				
Barbiturate	→	↗				
Antipyretika	→	↗				
Organ. Arsenverbindungen	→	↗				
Äthylalkohol	→	↗				
Phenylhydrazin	↗	→				
Phosphor						*
Metalle						* z. B. Ag, Au, Bi, Cu, Fe, Hg, Zn.
u. a. Substanzen						* z. B. Anilin, CCl_4, CH_3Cl, Trinitrotoluol.

* In der Literatur ist ohne Differenzierung nur Porphyrinurie angegeben!

	Koproporphyrin I	Koproporphyrin III	Uroporphyrin I	Uroporphyrin III	Porphobilinogen	
Lebererkrankungen						
Virushepatitis	↗		↗		∅/(+)	
Leberzirrhose		↗	∠	∠	∅/(+)	
Erythematodes discoides chron.						* Die Porphyrinurie läuft hier einer Leberschädigung parallel.
Posthepatitische Hyperbilirubinämie (a) / Icterus juvenilis (Meulengracht) (b)	↗					a) und b) sind in allen klinischen Erscheinungen völlig gleich, a) jedoch erworben, b) konstitutionell. Tägliche Koproporphyrinausscheidung 400—700 γ.
Blutkrankheiten						
Hämolytische Anämien	↗					Folge der erhöhten Hämopoese.
Perniziöse Anämie	↗					
Aplastische Anämie	→	↗				
Schwere Eisenmangelanämie	→	↗				
Polycythaemia vera	↗					Folge der erhöhten Hämopoese.
Hämochromatose						*

* In der Literatur ist ohne Differenzierung nur Porphyrinurie angegeben!

	Koproporphyrin I	Koproporphyrin III	Uroporphyrin I	Uroporphyrin III	Porphobilinogen	
Maligne Erkrankungen						*
Karzinose Leukämie Morbus Hodgkin						
Hypovitaminosen	→	↗				
Pellagra Aribo-flavinose	+					
Hypermetabolismus	↗					
Akute Infektions-krankheiten Fieber Thyreo-toxikose Körperliche Überanstrengung						

* In der Literatur ist ohne Differenzierung nur Porphyrinurie angegeben!

	Koproporphyrin I	Koproporphyrin III	Uroporphyrin I	Uroporphyrin III	Porphobilinogen
Andere Ursachen					
Akutes rheumatisches Fieber		↗			
Verbrennungen		∠			
Poliomyelitis acuta	→	↗			
Pseudohypertrophische Muskeldystrophie	→	↗			

Wegen der häufigen Fehldiagnosen (Appendizitis, Cholezystitis usw. Etwa die Hälfte der Pat. landet vor Stellung der Diagnose auf dem Operationstisch!) seien hier die meistens vorhandenen Symptome der akuten, idiopathischen Porphyrie aufgezählt:

Bauchschmerzen (ca. 95%)
Erbrechen
Durchfälle (aber auch Obstipation)
Ileusartige Erscheinungen
Fieber
Leukozytose
Tachykardie
Reflexstörungen
Paresen
Bewußtlosigkeit
Schwächegefühl
Psychasthenische bis psychotische Bilder
Delirien

Präalbumin s. Elektrophorese S. 137

Pregnandiol s. S. 247

Pressorische Substanzen s. Adrenalin S. 7
s. Noradrenalin S. 332
s. Vanillinmandelsäure S. 400

Prostigmin-Test s. S. 34

Protein, C-reaktives s. S. 121

Proteine des Serums s. Elektrophorese S. 136

Proteinurie s. S. 205

Prothrombin s. S. 69

Proteingebundenes Jod *
(PBI = Protein-bound-Iodine)

Normalwert:

4,2—5,8 γ%

Maße:

γ% = μg/100 ml Serum = 10^{-6}g/100 ml Serum

Bedeutung:

Das im Serum vorhandene Jod liegt in einer anorganischen (freien) Form vor und in einer organischen, an Eiweiß gebundenen Form (PBI). Es besteht in erster Linie aus Thyroxin sowie in Spuren aus Trijodthyronin, so daß das PBI (im Normalfall) die Konzentration der Schilddrüsenhormone im Blut angibt.

Erhöhte Werte:	**Bemerkungen:**
Hyperthyreose	*Meist 6—12 γ%.* *NB: Bei Hormontransportstörungen kann auch bei eindeutiger Hyperthyreose ein normales PBI gefunden werden!*
Auftreten von organischen Jodverbindungen, die sonst nicht vorhanden sind	*Dazu gehören:* *Monojodtyrosin* *Dijodtyrosin* *Jodierte Peptide* *Jodproteine* *Thyreoglobulin*
Akute Thyreoiditis (de Quervain)	*Erhöhtes PBI, aber schlechte Jodspeicherung*

* Literaturauswahl: 333.

Maligne Schilddrüsentumoren	*Hier besteht eine deutliche Differenz zwischen PBI und BEI (Butanol-extrahierbares Jod), das nur die Mengen des T_3 und T_4 angibt.*
Toxisches Adenom	*Im allgemeinen erhöhte Werte, auch wenn die Jodaufnahme der Schilddrüse im Normbereich liegt.*
Verstärkte Bindung und dadurch Inaktivierung von Thyroxin durch Thyreoglobulin Schwangerschaft Östrogenbehandlung Idiopathisch	
Verlangsamter Katabolismus der Schilddrüsenhormone Hepatozellulärer Ikterus Mechanischer Ikterus	
Nach TSH-Gabe, z. B. zu diagnostischen Zwecken	*Bei der primären Hypothyreose unterbleibt die Erhöhung.*
Verseuchung durch exogenes anorganisches Jod Röntgenkontrastmittel Jodhaltige Medikamente Starker Jodzusatz in der Nahrung	

Erniedrigte Werte:

Hypothyreose	*Meist 0,5—0,4 γ%*
Thyreostatische Substanzen	
Trijodthyroninbehandlung (Thybon)	
Verminderte Bindungskapazität des Thyroxin-bindenden Globulins (TBG) a) familiär/idiopathisch b) Verdrängung durch andere Substanzen z. B. Salizylate Phenylhydantoin Dinitrophenol	

c) Hemmung der Synthese
des TBG
Androgene
Kortisol und Derivate

d) Eiweißverluste, bei denen
auch TBG verloren geht
Nephrotisches Syndrom
Exsudative Enteropathien
(eiweißverlierende)
Massive Höhlenergüsse

Quickwert (einschließlich Antikoagulantien-Therapie*)

Bewertung der Notwendigkeit und Durchführbarkeit einer Antikoagulantienbehandlung:

Allgemeines:

Der Antikoagulantien-Therapie kommt eine prophylaktische Wirkung bei der venösen und kardialen Thrombose, in vermindertem Maße auch bei der arteriellen Thrombose zu. Die Gefahr venöser Thrombosen besteht vor allem in der postoperativen, postpartalen, posttraumatischen und postinfektiösen Periode. Die oralen Antikoagulantien (Vitamin K-Antagonisten) kommen vor allem für die Langzeitbehandlung in Frage, die Heparin-Behandlung für akute Fälle (z. B. Lungenembolie, akute arterielle Thrombosen), wobei später ebenfalls auf Vitamin K-Antagonisten (Cumarin und Indandion-Derivate) übergegangen wird.
Das mit der Nahrung zugeführte und im Darm von Kolibakterien gebildete, fettlösliche Vitamin K wird in Anwesenheit von Gallensäuren resorbiert und der Leber zugeführt, wo es für die Synthese der Gerinnungsfaktoren II, VII, IX und X, dem sog. Prothrombin-Komplex notwendig ist. Diese Funktion des Vitamin K als Koferment wird durch die Vitamin-K-Antagonisten unterbrochen, so daß das Gerinnungspotential über eine Hemmung der Synthese des Prothrombin-Komplexes beeinflußt wird.

Normalbereich: Quickwert 100%

Therapeutisch wirkungsvoller Bereich: 15—30%.

Einstellung auf höhere Werte hat keinen therapeutisch sinnvollen Effekt.

NB: Die Therapie darf nicht abrupt abgebrochen werden, ausschleichen ist erforderlich (sonst droht Rebound-Effekt!).

* Literaturauswahl: 71, 110, 145, 151, 183, 250, 290.

Die Notwendigkeit der Antikoagulantien-Behandlung ergibt sich aus der Indikation, die Durchführbarkeit aus der Beachtung evtl. Kontraindikationen.

Indikationen der Antikoagulantien-Behandlung (Prophylaktische Langzeitbehandlung):

1. Abgelaufene Herzinfarkte
2. Flimmer- und Flatterarrhythmien auf der Basis rheumatischer Herzerkrankungen oder Coronarsklerose.
3. Schwere Angina pectoris mit drohendem Herzinfarkt
4. Rezidivierende venöse Thrombosen, besonders in Verbindung mit Lungenembolie.
5. Cor pulmonale chronicum durch rezidivierende Lungenembolien oder auf sonst nicht erklärbarer Basis.
6. Frühere arterielle Thrombosen und Embolien, wenn die Ursache inzwischen nicht beseitigt werden konnte.
7. Ausgewählte Fälle von Insuffizienz der Arteria carotis interna.

Kontraindikationen der Antikoagulantien

1. Hochgradige Arteriosklerose.
2. Blutdruckwerte über 200/110 mm Hg.
3. Schwerer Diabetes mellitus.
4. Apoplektische Insulte durch Enzephalorrhagie oder wenn die Genese unklar ist.
5. Ulcera und Tumoren des Magen-Darm-Kanals.
6. Akute oder subakute bakterielle Endokarditis.
7. Thrombozytopenie und andere Blutungsübel.
8. Mittelschwere bis schwere Leberparenchymschäden.
9. Schwere Niereninsuffizienz (für Heparin).
10. Tiefer Spontan-Quickwert.
    Hier muß erst die Ursache abgeklärt werden, bevor u. U. eine dosisreduzierte Therapie eingeleitet werden darf.

Ursachen des tiefen Spontan-Quickwertes:

I. Nur ein Gerinnungsfaktor vermindert.

Kongenital — sehr selten!

1. Hypo- und Afibrinogenämie
2. Prothrombinmangel
3. Faktor-V-Mangel
4. Faktor-VII-Mangel
5. Faktor-X-Mangel

II. Gleichzeitige Verminderung mehrerer Gerinnungsfaktoren:	*Erworben*
1. Verminderung der Faktoren II, VII und X	
a) Mangelnde Resorption von Vitamin K Verschlußikterus Gallenfistel Intestinaler Verschluß Gastrokolische Fistel Enterostomie Chronische Pankreatitis Sprue Idiopathische Steatorrhoe Zöliakie Colitis ulcerosa Profuse chronische Durchfälle	*Durch Vitamin K normalisierbar.*
Starke orale Paraffinzufuhr	*Zu Abmagerungszwecken etc.*
Antibiotika	*Nur als Zusatzfaktor.*
Neugeborene	*Im Darm des Neugeborenen und des Milchkindes finden sich keine Kolibakterien, in der Muttermilch sind ausreichende Mengen Vitamin K nicht enthalten.*
b) Vitamin-K-Antagonismus	*(Durch Vitamin K normalisierbar.)*
Kumarinvergiftungen	*Vorbehandlung, Irrtum, Mordversuch, Selbstmordversuch.*
Salizylate Propylthiouracil	*Mindestens 5 g tgl. 5 Tage.*
c) Leberschaden	*Durch Vitamin K nicht normalisierbar.*
Hepatitis	*Leichte Hepatitis: Quickwert 80—100%.* *Mittelschwere Hepatitis: 65—80%.* *Schwere Hepatitis: 20—65%.* *Schwerste Hepatitis mit infauster Prognose < 20%.*
Leptospirosen (z. B. M. Weil) Leberzirrhose	

Lebergifte, Drogenikterus
direkt toxisch
z. B. Tetrachlorkohlenstoff
Arsenik,
Amanite,
Chloroform.
hepatitisähnlich
z. B. Rimifon,
Halothan;
cholostatisch
z. B. Largactil
Nach schweren Verbrennungen.

2. *Verminderung von Fibrinogen und Faktor V*	*Durch Vitamin K nicht normalisierbar.*
a) Intravasale Gerinnung	*Thrombopenie!*
Akut:	
Geburtshilfliche Komplikationen	
Transfusionsreaktion	
Endotoxinschock (Schwartzmann-Sanarelli-Phänomen)	
Postoperativ (v. a. Prostataoperationen)	
Chronisch:	
Malignome,	
z. B. Prostata	
Magen	
Pankreas	
Leukämie	*Besonders akute Promyelozytenleukämie.*
b) Fibrinolyse	
Leberzirrhose	
Malignome, besonders Prostata	
c) Kryofibrinogenämie	*Bei Kollagenosen oder Malignomen.*
3. *Verminderung aller fünf Gerinnungsfaktoren* (Fibrinogen, II, V, VII, X)	
a) Akute gelbe Leberdystrophie	
b) Terminale Leberzirrhose	*(Leberschaden + Fibrinolyse)*

III. Alle beteiligten Gerinnungsfaktoren normal

1. Inhibitoren

a) Antithromboplastin	*Bei Kollagenosen, besonders Lupus erythematodes disseminatus.*
b) Antithrombin	
Paraproteine	*Interferenz mit Fibrin-Polymerisation.*
Schwere Fibrinolyse	*Interferenz mit Fibrin-Polymerisation.*
Heparin-Kontamination bei Blutentnahme	

2. Artefakte

a) Falsches Antikoagulans

b) Falsches Verhältnis Antikoagulans — Blut

c) Verunreinigung durch Alkohol bei Desinfektion

Ursachen, die den therapeutischen Prothrombinspiegel beeinflussen.

A. Im Sinne einer Hebung des Quickwerts.

I. Medikamente

1. Vitamin K-haltige Substanzen
2. Vitaminkombinationen
3. Digitaliskörper (bei kardialer Dekompensation durch Besserung der Leberleistung nach geminderter Stauung)
4. Thiourazile (durch Erzeugung einer therapeutischen Minderfunktion der Schilddrüse)
5. Nebennierenrindensteroide (Kortisol-Prednisolon-Präparate)
6. Adrenalin
7. Azetylcholin
8. Atropin
9. Neuroplegika
10. Ganglienblocker
11. Salyrgan (durch Hämokonzentration und spezielle Faktoren-Bildungsreize)
12. Tranquillizer

13. Barbiturate in höheren Dosen
14. Penicillin in höherer Dosierung

II. Erkrankungen

Fieber
Herzdekompensation
Hyperthyreose

III. Nahrung

Größere Mengen von Spinat, Weißkohl, Blumenkohl können durch Vitamin K-Wirkung die Wirkung der Cumarine abschwächen.

B. Im Sinne einer Senkung des Quickwerts

I. Medikamente

1. Phenylbutazon (Verlangsamung der Ausscheidung von Cumarinen bzw. Indandionen)
2. Phenothiazin
3. Androsterone
4. Jod, Thyroxin (durch Senkung des Prothrombinspiegels selbst).
5. Höhere Dosen von Salizylaten
6. Höhere Dosen von Breitbandantibiotika, z. B. Tetrazykline (durch Schädigung der Darmflora als Lieferanten des Vitamin K_1)
7. Salizylamid
8. PAS
9. Thio-Barbiturate
10. Ronicol^R, Regelan
11. Hydergin^R
12. Adenosintriphosphat

II. Erkrankungen

1. Leberschäden
2. Infektionen
3. Tumoren
4. Gravidität
5. Hyperadrenale Zustände
6. Leukämie
7. Gewebsläsionen (durch Freisetzung von Gewebsthrombokinase)
8. Pankreatitis (durch Freisetzung von Gewebsthrombokinase).

Radiojod-Test s. Anhang

Rastinon-Test s. S. 81 (Tolbutamid-Test)

Rekalzifizierungszeit

Normalwert:

80—130 Sekunden.

Prinzip:

Mit Zitrat- oder Oxalatsalzen versetztes (d. h. ungerinnbar gemachtes) Blut wird mit Zusatz von Calciumionen wieder gerinnbar gemacht. Die Zeit, die dabei bis zur Gerinnung verstreicht, wird als Rekalzifizierungszeit bezeichnet. Sie stellt einen Globaltest dar, der zur Orientierung über die Gerinnungsverhältnisse geeignet ist. Die Untersuchung läuft in ihrem Ergebnis etwa der Gerinnungszeit (s. S. 190) parallel, sie ist jedoch genauer.

Verlängerte Rekalzifizierungszeit:

Hämophilie A	
Hämophilie B	
Stuart-Prower-Defekt	
PTA-Mangelkrankheit	
Hagemann-Defekt	
Afibrinogenämie	
Hypofibrinogenämie	
Hyperfibrinolyse	
PPA-Mangelkrankheit	
Hyperheparinämie	
Hemmkörperhämophilie	
Hypoprothrombinämie	Nicht immer, jedoch meist verlängerte Rekalzifizierungszeit
Parahämophilie (Owren)	Nicht immer, jedoch meist verlängerte Rekalzifizierungszeit
Thrombopathie	Nicht immer, jedoch meist verlängerte Rekalzifizierungszeit
Symptomatische Thrombopenie	Nur leicht verlängerte Rekalzifizierungszeit
Morbus Werlhof	Nur leicht verlängerte Rekalzifizierungszeit
Hypoproconvertinämie	Die Rekalzifizierungszeit kann hier gelegentlich verlängert sein.

Rest-N (Total)

Normalwerte:

22—29 mg% (Mittel 25 mg%)
(Nach anderen Literaturangaben liegen die Normalwerte bis 40 mg%, bei Neugeborenen sogar bis 45 mg%).

Als Rest-N wird diejenige Stickstoffmenge des Serums bezeichnet, die von allen stickstoffhaltigen Fraktionen des Serums mit Ausnahme des Eiweiß stammt.

Zusammensetzung:

Rest-N		Harnstoff-N	= ca. 10—15 mg%	$= \frac{\text{Harnstoff mg\%}}{2{,}14}$
	Residual-N (= ca. 50%)	Aminosäuren-N	= ca. 5—10 mg% =	
		Harnsäure-N	= ca. 1 mg%	$= \frac{\text{Harnsäure mg\%}}{3}$
		Kreatinin-N	= ca. 0,5 mg%	$= \frac{\text{Kreatinin mg\%}}{2{,}69}$
		Kreatin-N	= ca. 0,2 mg%	$= \frac{\text{Kreatin mg\%}}{3{,}12}$
		Ammoniak-N	= ca. 0,1 mg%	$= \frac{\text{Ammoniak mg\%}}{1{,}22}$
		Phenole		
		Bilirubin		

Erhöhte Werte:	**Bemerkungen:**
Alle Erkrankungen, die mit einer Erhöhung des Serum-Harnstoffs einhergehen, vor allem Niereninsuffizienz.	*S. Harnstoff S. 239*
Alle Erkrankungen, die mit einer Erhöhung der Serum-Harnsäure einhergehen, z. B. Leukämie	*S. Harnsäure S. 238*
Eklampsie	*Der Serum-Harnstoff kann hier erniedrigt sein. Andere stickstoffhaltige Substanzen, z. B. Aminosäuren, treten vermehrt auf.*
Verbrennungen und Nekrosen	*Stickstoffhaltige Substanzen, auch Aminosäuren, treten vermehrt auf.*
Leberausfallskoma (und Präkoma)	*Der Blutammoniakgehalt steigt an.*

Erniedrigte Werte:

Schwere Leberinsuffizienz
Leberzerfallskoma

Retikulozyten

Normalwerte:

Neugeborene	25—60‰
Säuglinge	5—15‰
Kleinkinder, Kinder und Erwachsene	4—10‰

Retikulozyten sind noch nicht ganz ausgereifte, junge Erythrozyten, die an ihrer Substantia granulo-filamentosa zu erkennen sind. Sie zeigen eine Netzstruktur, die sich mit der Methylenblaufärbung oder der Brillantkresylblaufärbung gut erkennen läßt. Die Erhöhung der Retikulozytenzahl verläuft parallel mit einer verstärkten Regeneration der Erythrozyten im Knochenmark.

Erhöhte Werte:	**Bemerkungen:**
Nach Blutverlusten	
Bei erfolgreicher Behandlung von Mangelanämien	
z. B. Perniziosa (B_{12}-Behandlung)	*Der schnelle Anstieg der Retikulozytenzahl (oft bis 300‰) wird als Retikulozytenkrise bezeichnet. Beginn des Anstiegs etwa am 2. Tag, Maximum am 10. Tag.*
Eisenmangelanämie (Eisenbehandlung)	
Hämolytische Anämien	*Die Erhöhung der Retikulozytenzahl hängt eng mit der Intensität der Hämolyse zusammen, vor allem bei hämolytischen Schüben steigt sie an, in Remissionsphasen fällt sie ab. Normale Retikulozyten schließen einen hämolytischen Ikterus nicht aus.*
Polyzythämie	
Chloramphenicol-Schaden**	*Die Reticulocyten-Zunahme ist Frühsymptom einer Schädigung des haematopoetischen Systems.*

** Literatur: 365.

Erniedrigte Werte:	
	Sie sprechen für herabgesetzte Erythropoese.
Mangelanämien (s. S. 169)	
Aplastische Anämien (s. S. 171)	

* Literaturauswahl: 13.

Rheumatests

Es gibt keinen einzigen Rheumatest, der eine solch hohe Spezifität hätte, daß allein auf einen oder mehrere Tests gegründet eine eindeutige Diagnose gestellt werden könnte. Das klinische Gesamtbild ist immer entscheidend. Erst die Laboratoriumsdiagnostik jedoch ermöglicht ein Optimum der derzeitigen diagnostischen Möglichkeiten. In der Mehrzahl der heutigen klinischen und Praxislabors ist die Durchführung eines Teils der verfügbaren Rheumatests möglich. Die übrigen Untersuchungen sind Speziallaboratorien oder Rheumatikerambulanzen vorbehalten.

Für den Nachweis des **Rheumafaktors** kommen folgende Untersuchungen in Frage:

Latex-Tropfen-Test	*s. S. 282*
Latex-Röhrchen-Test	
Waaler-Rose-Test	
Betonit-Test	
Hemmungstest	

Der positive Nachweis des Rheumafaktors ist nicht beweisend für, der negative Befund nicht beweisend gegen eine Primär chronische Polyarthritis (PCP oder rheumatoide Arthritis). Positive Ergebnisse bei anderen Krankheiten (s. S. 282) finden sich in verschiedenem Maße bei allen Tests zum Nachweis des Rheumafaktors.

Tests zum Nachweis von Antikörpern gegen Bakteriensubstanzen:

Antistreptolysin-0-Titer	*s. S. 39*
Anti-Hyaluronidase-Reaktion	*s. S. 36*
Anti-Nikotinamid-Adenin-Dinukleotidase-Reaktion	*s. S. 37*
Antistreptokinase-Reaktion	*s. S. 39*
Antistaphylolysin-Titer	*s. S. 37*

Tests zum Nachweis antinukleärer Faktoren:

LE-Test (Antinukleoprotein-Test)	
Antihumanglobulinkonsumptionstest (AGKT)	
Immunfluoreszenztechnische Analyse der verschiedenen antinukleären Faktoren	
Leukozytenanreicherungspräparat	
LE-Zellen	*s. S. 293*
Sjögren-Zellen	
LE-bodies,	
Rosetten	

Unspezifische Begleittests bei rheumatischen Krankheiten

Untersuchung zur Erkennung allgemein entzündlicher Reaktionen (Aktivitätsbeurteilung):	**Bemerkungen:**
BKS	*s. S. 62*
CRP	*(C-reaktives Protein s. S. 121)*
Elektrophorese	
Alpha-2-Globuline	*Vermehrt bei akut entzündlichen Reaktionen.*
Gamma-Globuline	*Vermehrt bei immunologisch-(chronisch)-entzündlichen Reaktionen*
Serum-Harnsäure	*Gichtnachweis*
CPK (Aldolase) (LDH)	*Erkennung von Muskelentzündungen*
SGPT SGOT	*Begleitende Leberschäden*
Serumcholesterin (Triglyceride) (Gesamtlipide)	*Zur Erkennung von Hypercholesterinämien oder Hyperlipidämien. (Unspezifischer ASL-O-Titer!)*

Rivalta-Probe s. Transsudat-Exsudat-Status S. 399

Rotes Blutbild s. Erythrozyten

s. Hämoglobin

Säure-Basen-Gleichgewicht s. Alkalireserve

s. pH.

Saure Phosphatase*

Normalwerte:

1,5 —8,6 I. U.
0,4 —2 KAE
0,17—1 BE

Prostata-Phosphatase:

0,3 —1,0 I. U.
0 —0,5 KAE

* Literaturauswahl: 43, 60, 84, 85, 162, 234, 265.

(Die abweichenden Normalwerte ergeben sich aus den unterschiedlichen Literaturangaben! Vergl. Normalwerte des eigenen Labors!)

Funktion:

Die Saure Phosphatase katalysiert die hydrolytische Spaltung von Phosphorsäure-Estern. Im Gegensatz zur Alkalischen Phosphatase liegt hier das Wirkungsoptimum im sauren pH-Bereich.

Vorkommen:		**Bemerkungen:**
Prostata	1100 U/g Organ	*NB: Beim Gesunden stammen die Phosphatase-Aktivitäten im Serum in erster Linie von den Thrombozyten, gefolgt von den Erythrozyten und zuletzt von der Prostata (bis 10%).*
Thrombozyten		
Erythrozyten	2,9 U/g Organ	
Niere	2,2 U/g Organ	
Leber	1,8 U/g Organ	
Pankreas	1,3 U/g Organ	
Milz	1,2 U/g Organ	
Nebenniere	0,6 U/g Organ	
Schilddrüse	0,4 U/g Organ	

Einheiten und **Umrechnungsfaktoren** siehe Alkalische Phosphatase.

Mit L-Tartrat läßt sich die Prostata-Phosphatase hemmen und aus der Differenz zur Gesamtaktivität die **Prostata-Phosphatase** errechnen. Diese Werte sind bezüglich der Prostataerkrankungen etwas sicherer, jedoch ist die Spezifität auch nicht 100%ig. Die Thrombozytenphosphatase verhält sich wie die Prostata-Phosphatase.

Haltbarkeit: Sehr instabil! Die Aktivität beginnt bereits nach 1 bis 2 Std. deutlich abzufallen. Die Untersuchung muß in jedem Falle am selben Tag möglichst bald durchgeführt werden.

Erhöhung:	**Bemerkungen:**
Prostatitis	*Meist normal, selten leichte Erhöhung.*
Prostatahypertrophie	*Meist normal oder leichte Erhöhung bis 11,8 I. U.*
Prostatakarzinom	*Über 11 I. U. 20% der Prostatakarzinome zeigen normale Werte.*
Knochenmetastasen eines Prostatakarzinoms	*25% der Fälle zeigen normale Werte.*
Lebermetastasen eines Prostatakarzinoms	

Knochenmetastasen eines Mammakarzinoms	
Morbus Paget	*Meist auch starke Erhöhung der Alk. Phosphatase.*
Hyperparathyreoidismus	
Morbus Gaucher (Lipidose)	*Bis 80 I. U. Die Aktivität dieser Sauren Phosphatase steigt in der Milz auf das Zehnfache gegenüber den Werten einer normalen Milz. Die Gaucher-Phosphatase läßt sich mit Aktivatoren und Inhibitoren von den Erythrozyten-, Thrombozyten- und Prostata-Phosphatasen unterscheiden.*
Chronische Pyelonephritis	*Zeigt gelegentlich eine leichte Erhöhung.*
Nierentuberkulose	*Zeigt gelegentlich eine leichte Erhöhung.*

Erniedrigung:

Osteogenesis imperfecta

NB: Fehlerquellen falsch positiver Resultate:

1. Verwendung hämolytischer Seren (Saure Phosphatase aus Erythrozyten).
2. Blutgerinnung (Dabei werden aus den Thrombozyten größere Mengen Saure Phosphatase frei — daher bessere Verwendung von Plasma = Heparinisierung).
3. Prostatapalpation, andere rektale Untersuchungen, Katheterisierung (Derartige Untersuchungen sollten mindestens 24 Std. vor der Bestimmung der Sauren Phosphatase unterbleiben).

Schilddrüsendiagnostik:

s. Differentialdiagnostische Tabellen im Anhang

Schilling-Test *

Normalwert:

	Ausscheidung im 24-Std.-Harn	Durchschnittswerte
Bei Gabe von 2 γ B_{12}:	5,4—17,8% der Testdosis	10,9%
Bei Gabe von 1 γ B_{12}:	7—22 % der Testdosis	14,2%
Bei Gabe von 0,5 γ B_{12}:	15,8—39,6% der Testdosis	25,9%

* Literaturauswahl: 30, 227.

Prinzip:

Der Patient erhält eine Spur Vitamin B_{12}, die mit Kobalt-60 markiert ist. Besser ist noch Kobalt-57 wegen der geringeren Strahlenbelastung infolge kürzerer Halbwertszeit. Zur Absättigung aller Vitamin B_{12}-bindenden Serum- und Organproteine werden dem Patienten außerdem 1—2 Std. später 1000 γ als Ausschwemmdosis verabreicht. Dadurch wird das überschüssige Vitamin B_{12} über die Nieren ausgeschieden, ebenso ein großer Teil des markierten Vitamins, das dann mit nuklearmedizinischen Methoden gemessen werden kann. Bei Resorptionsstörungen ist die ausgeschiedene Menge an markiertem Vitamin B_{12} wesentlich geringer.

Erniedrigte Werte:

I. Der Urinexkretionstest fällt pathologisch aus, ist bei Wiederholung nach zusätzlicher Gabe von Intrinsic-Faktor jedoch besserungsfähig bzw. normalisierbar:

	Bemerkungen:
A. Immungenetisch	*(Noch nicht endgültig bewiesen)*
Perniziosa	*Ausscheidungswerte von 0,0 bis 2,3%. Megaloblastenanämien mit normalem Schillingtest haben eine andere Ursache als Vitamin B_{12}-Mangel, z. B. Folsäuremangel (s. S. 170).*
Vitiligo	*Etwa 1/3 der Fälle zeigt eine verminderte Vitamin B_{12}-Resorption, die durch einen Intrinsic-Faktor-Mangel bedingt ist.*

B. Andere Ursachen eines Intrinsic-Faktor-Mangels:

Zustand nach totaler Gastrektomie

Partielle Gastrektomie mit Schleimhautatrophie des Magenrests

Schwere chronisch-atrophische Gastritis

Magenschleimhautzerstörung
- durch chemische Einwirkung
- durch Tumoren

II. Resorptionsstörung für Vitamin B_{12} ohne Intrinsic-Faktor-Mangel	*Bei Wiederholung des Schilling-Tests fällt das Ergebnis wieder pathologisch aus. Es ist darauf zu achten, daß der Test nicht zu früh wiederholt wird.*
Pankreasinsuffizienz mit Steatorrhoe	
Zerstörung der Ileumschleimhaut durch Entzündung durch Tumoren	
Enterokolische Fistel	
Abnorme Bakterienbesiedlung des Dünndarms besonders bei Dünndarmdivertikeln oder Blindsackbildung	
Fischbandwurmbefall	
Zustand nach Resektion des Ileums	
III. Fehlermöglichkeiten	
Niereninsuffizienz	*Erniedrigte Exkretionswerte durch gestörte Ausscheidung. Bei Bestimmung der Serumaktivität oder bei Aktivitätsmessungen über der Leber finden sich infolge normaler Resorption normale Werte.*
Hochdosierte B_{12}-Therapie	*Innerhalb von 3 Tagen vor dem Test.*
Vorhergehende PAS-Behandlung	
Unvollständige Urinsammlung	*Besonders bei älteren Personen und bei Patienten mit neurologischen Ausfällen ist eine besonders sorgfältige Überwachung erforderlich. Mit Hilfe der Kreatininmethode kann man sich von der Vollständigkeit der Sammlung überzeugen (s. S. 277).*

Falsch erhöhte Werte:

Bei zu rascher Wiederholung des Harnexkretionstestes kann durch die B_{12}-Ausschwemmdosis des zweiten Tests eine zusätzliche Ausschwemmung von markiertem B_{12} vom ersten Test zustande kommen, so daß sich Aktivitäten des 1. und 2. Versuchs addieren. Dies kann man umgehen, wenn bei einer erforderlichen raschen Wiederholung einmal Co-60 und einmal Co-57 verwendet wird, denn die ausgeschiedenen Mengen können differenziert werden.

Indikationen zur Durchführung des Schilling-Tests

	Bemerkungen:
1. Megaloblastäre Anämien	*Bei einer voll dekompensierten Perniziosa läßt sich die Diagnose auch ohne Schilling-Test stellen!*
2. Unklare (besonders anbehandelte!) Anämien	
3. Vitiligo	
4. Unklare neurologische Erkrankung mit Verdacht auf Funikuläre Myelose, besonders bei Parästhesien, Hypästhesien, Ataxie, Paresen 5. Psychische Veränderungen („Verdacht auf Perniziosa-Psychose“)	*NB: Diese Erkrankungen können auch ohne Anämie vorkommen!*
6. Zustand nach Magenresektion	*Zur Feststellung evtl. Resorptionsstörung noch vor Auftreten von Mangelerscheinungen mit entsprechenden organischen Schäden.*

Schwangerschaftstests *

Es bestehen zwei Gruppen von Schwangerschaftstesten, die **biologischen** und die **immunologischen.** Die biologischen Teste beruhen im Prinzip darauf, daß die gonadotropen Hormone im

* Literaturauswahl: 105, 185, 307.

Harn Schwangerer an den Gonaden von Versuchstieren bei den entsprechenden Reaktionen bestimmte typische Veränderungen auslösen können. Zu den bekanntesten biologischen Testen gehören der Mäusetest nach Aschheim-Zondek, der Krötentest, der Froschtest, der Rattentest und der Kaninchenversuch. Je nach gewünschter Genauigkeit werden pro Test 2 bis 10 Tiere verwendet. Wegen ihrer großen Vorteile werden heute im allgemeinen nur mehr die immunologischen Schwangerschaftsteste durchgeführt. Bei ähnlicher Spezifität zeigen sie eine höhere Empfindlichkeit (allerdings auch mehr falsch positive Resultate). Weitere Vorzüge der immunologischen Teste sind wesentlich kürzere Reaktionszeit, einfachere Handhabung, bessere Standardisierung, Billigkeit und die Möglichkeit einer relativ einfachen quantitativen Anwendbarkeit mit einheitlicher vergleichbarer Titerangabe in internationalen Einheiten/Liter. Die Aussagekraft der quantitativen Bestimmung wird jedoch durch unspezifische Antigene eingeschränkt.

Prinzip der immunologischen Schwangerschaftstests:

HCG (= menschliches Choriongonadotropin) hat Antigencharakter. Diese Tatsache ermöglicht die Immunisierung von Kaninchen mit HCG. Mit dadurch erhaltenem Antiserum läßt sich eine Antigen-Antikörperreaktion auslösen, die sich mit verschiedenen Indikatorsystemen nachweisen läßt. Als Indikator dienen dabei entweder sensibilisierte Schafblutkörperchen oder Latexpartikel. Bei jener Methode werden bei negativem Testergebnis die Schaferythrozyten durch das Anti-HCG-Serum agglutiniert und am Sedimentieren gehindert bzw. sedimentieren diffus. Bei positivem Test wird das freie HCG im Harn einer Schwangeren durch das Anti-HCG-Serum gebunden, so daß die Testerythrozyten reaktionslos bleiben und sich in typischer Weise ringförmig am Boden des Reagenzröhrchens absetzen.
Bei der Objektträgermethode werden statt Schaferythrozyten sensibilisierte Latexpartikel angewendet (Latexdesaggregationstest).
Der Schwangerschaftstest muß innerhalb 12 Std. nach Miktion durchgeführt werden. Ist eine Durchführung des Tests nicht eher möglich, muß die Probe eingefroren werden.

Positives Ergebnis (Schwangerschaft):

Harn mit HCG
+ HCG-Antiserum } HCG-Bindung

+ Latexpartikel (HCG-beladen) → ungebundene Latexpartikel = **diffuse Trübung**

Negatives Ergebnis (Keine Schwangerschaft):

Harn ohne HCG

+ HCG-Antiserum
+ Latexpartikel (HCG-beladen)
} Agglutination

Positiver Schwangerschaftstest:	**Bemerkungen:**
Normale Schwangerschaft	*Der Schwangerschaftstest wird etwa 36 bis 42 Tage nach der letzten Menstruation oder 8 bis 14 Tage nach Ausbleiben der Menstruation positiv, d. h. negative Ergebnisse danach können als beweisend angesehen werden. In manchen Fällen kann jedoch schon ab 28. Zyklustag ein positives Ergebnis erhalten werden. Die Treffsicherheit der immunologischen Tests liegt im Durchschnitt bei 97%.*
Extrauteringravidität	*Das Ergebnis wird je nach Empfindlichkeit der verwendeten Tests positiv oder auch negativ, da die HCG-Titer sehr niedrig sind und meist um 1500 IE/l liegen. Wenn die Frucht nicht mehr intakt ist bzw. die Durchblutung erheblich gestört ist, wird ein vorher positiver Test negativ. Ein positiver Schwangerschafts-Latex-Schnelltest spricht bei akutem Abdomen oder sonstiger entsprechender Symptomatik für eine Extrauteringravidität. Bei seiner relativ geringen Empfindlichkeit darf ein negatives Ergebnis nicht als beweisend gegen angesehen werden. Der Hämagglutinationstest ist hier brauchbarer, benötigt aber mehr Zeit (2 Std.).*

Intrauteriner Fruchttod	*Der Schwangerschaftstest bleibt 2—3 Wochen nach dem Fruchttod positiv.*
Abortus incompletus	*Der Test bleibt so lange positiv, wie aktives Plazentagewebe vorhanden ist.*
Abortus completus	*Die Schwangerschaftsreaktion bleibt ca. 8 Tage positiv. Die HCG-Titer liegen in dieser Zeit absinkend bei 10 000 bis 2000 IE/l.*
Blasenmole	*HCG-Titer von 400 000 IE/l und darüber.*
Chorionepitheliom	*HCG-Werte > 400 000 IE/l. Ein Chorionepitheliom kommt vor nach vorhergegangener Ausstoßung einer Blasenmole, nach Abortus und sehr selten auch einmal nach einer normalen Geburt. Der Schwangerschaftstest ist hier von entscheidender Bedeutung.*
Chorionkarzinom des Hodens	*Die Werte liegen ebenfalls um 400 000 IE/l.*
Seminom	
Andere Hodentumoren	
Rezidive vorangehend genannter Tumoren	*Das Wiederpositivwerden des vorher schon negativen Tests nach entsprechender Therapie weist auf ein Rezidiv hin.*

Positive Schwangerschaftstests durch erhöhte Gonadotropinspiegel (jedoch nur geringe Erhöhungen und nur von geringem diagnostischem Wert) **können auch vorkommen bei:**

Hypophysentumoren	*Hypophysäre Gonadotropine.*
Ovarialinsuffizienz	*Durch Wegfall der Hypophysenbremsung.*
Im Präklimakterium und Klimakterium	
Nach plötzlichem Entzug hormonaler Substitution	
Glandulär zystischer Hyperplasie	

Entzündlichen Adnextumoren
Portio- und Korpuskarzinom (uteri)
Papillärem Kystom

Falsch positive Resultate der immunologischen Schwangerschaftstests entstehen durch:

Längere Phenothiazinmedikation
Reserpinbehandlung

Bei den biologischen Tests finden sich hier häufiger falsch pathologische Ergebnisse.

Hochdosierte Salizylatbehandlung

Blutspuren aus dem Genital- oder Harntrakt im Urin

Proteinurie, z. B. bei nephrotischem Syndrom

Das HCG-Antiserum enthält auch andere Antikörper, da bis jetzt kein vollkommen reines HCG-Präparat als Antigen existiert. Dadurch werden die das Anti-HCG-Serum produzierenden Kaninchen gegen andere Eiweißkörper ebenfalls sensibilisiert. Deshalb können bei massiver Proteinurie falsche Titer bis 300 000 IE/l festgestellt werden.

Technische Faktoren, die einen falsch positiven Schwangerschaftstest auslösen können, sind:

Unsaubere Glaswaren

Besonders Spuren früherer Proben.

Unfiltrierter Harn
Erschütterungen beim Hämagglutinationstest

Harn mit einem spezifischen Gewicht unter 1015

(Zu geringe Konzentration von HCG [?]), Morgenharn ist daher im allgemeinen günstiger, jedoch nicht Voraussetzung. Der Spontanharn sollte aber frühestens 2—3 Std. vor der letzten Miktion abgegeben werden.

Falsch negativer Schwangerschaftstest kommt vor bei:

Zu früher Bestimmung
Gestörter Schwangerschaft

In den letzten Schwangerschaftsmonaten infolge ungleichmäßiger Ausscheidung

Hier sind zur diagnostischen Sicherung eines evtl. Fruchttodes mindestens 2 negative Reaktionen in einem zeitlichen Abstand von mindestens 4 Tagen erforderlich
S. auch S. 369 bei Fruchttod.

Zu niedrige Temperatur der Reagenzien (Kühlschranktemperatur) kann Kälteagglutination bewirken.
Ungeeignetes Filterpapier

Die Indikation zur Durchführung eines Schwangerschaftstests besteht bei:

Fraglicher Schwangerschaft

Im Rahmen der geeigneten Zeit.

Weiterhin
(mit quantitativem Test)

Abklärung und Erhärtung gestörter Schwangerschaften

Auch hier immer nur Auswertung unter Berücksichtigung des klinischen Bildes. Aus einer einzigen Bestimmung können keine schwerwiegenden klinischen Folgerungen gezogen werden. Mehrfache Verlaufskontrollen erhöhen die Aussagekraft des quantitativen Tests wesentlich!

Alle Formen von Aborten

Besonders am Beginn der Gravidität.

Frage und Abgrenzung extrauteriner Schwangerschaft
Fragliche Blasenmole
Verlaufskontrolle nach Blasenmole
Bei fraglichem Chorionepitheliom der Plazenta
Bei Toxikosen
Verdacht auf embryonale Teratome (mit Trophoblastelementen)

Bei Männern

1. bei jeder Hodenaffektion
2. bei Gynäkomastie (infolge häufiger Kombination mit malignen Hodentumoren)

NB: Eine Unterlassung dieser Untersuchung kann bei entsprechenden Veränderungen oder Verdacht als Kunstfehler angesehen werden.

Sediment s. Harnsediment

Senkungsgeschwindigkeit s. Blutkörperchensenkung

Serum-Elektrophorese s. Elektrophorese

Serumlabilitätsproben

(Dies sind nur die im deutschen Sprachraum am häufigsten gebräuchlichen der bisher beschriebenen über 300 Serumlabilitätsproben!)

Die Serumlabilitätsreaktionen dienen zur Diagnostik von Verschiebungen der Serumeiweißkörper bei den verschiedensten Krankheiten. Ihre gemeinsame Grundlage ist die Trübung oder Ausflockung bei pathologischen Zuständen, wenn Ionenmilieu oder Temperatur geändert werden. Der besondere Nachteil der Serumlabilitätsproben ist ihre völlige Unspezifität. Nicht nur die Veränderung einzelner Fraktionen der Serumeiweißkörper, sondern auch das Verhältnis verschiedener Fraktionen zueinander sowie elektrophoretisch nicht faßbarer qualitativer Abweichungen der Seren beeinflußt das Ergebnis. Daher sind auch quantitative Rückschlüsse von den Serumlabilitätsproben auf einzelne elektrophoretische Fraktionen der Serumeiweißkörper nur mit Einschränkung möglich. So kann eine gegensätzliche Verschiebung der Serumeiweißkörper bei Dysproteinämien (Verschiebung normaler Eiweißkörper) und Paraproteinämien (Auftreten abnormer Eiweißkörper) ein normales (als pseudonormal, stumm

oder maskiert bezeichnet) Ergebnis bringen. Durch eine Kombination mehrerer Serumlabilitätsreaktionen läßt sich eine höhere Treffsicherheit erzielen. Der Vorteil eines geringeren Zeitaufwandes und der Billigkeit gegenüber der Elektrophorese wird dadurch mindestens aufgehoben.
Die Treffsicherheit (pathologischer Ausfall) der Serumlabilitätsproben bei entsprechenden Krankheitsbildern liegt etwa bei 60—70%. Die Serumlabilitätsproben als Leberfunktionsproben zu bezeichnen ist unsinnig, weil sie keinerlei Leberspezifität besitzen. Da die Serumeiweißkörper mit Ausnahme der Gamma-Globuline in der Leber gebildet werden, können bei manchen Leberkrankheiten bestimmte Verschiebungen der Serumlabilitätsproben gefunden werden. Zur Leberdiagnostik sind jedoch die enzymatischen Untersuchungen zusammen mit der Serumelektrophorese wesentlich aussagekräftiger.

Cadmiumsulfat-Reaktion

Normalwert:

∅ — (+) (Keine oder geringe Trübung)

Prinzip:

Durch Zugabe von 0,4%iger Cadmiumsulfat-Lösung entsteht eine Serumtrübung (+; starke Trübung = ++).

Positiver Ausfall:

Hinweis auf Zunahme der Gamma-Globuline, weniger auch auf Zunahme der Alpha-Globuline.

NB: Albumin und Beta-1-Globulin (Beta-Plasmozytom) üben einen hemmenden Einfluß auf die Trübung aus.
Die Reaktion fällt also bei entzündlichen Prozessen und Leberschäden (ohne sicheren Hinweis auf die Art des Leberschadens) positiv aus. Pathologischer Ausfall findet sich auch schon bei banalen Infekten infolge hoher (zu hoher?) Empfindlichkeit.
Billigkeit, Einfachheit und kurzer Zeitaufwand machen die Methode als grobe Suchreaktion geeignet.

Cephalin-Flockungstest (= Cephalin-Cholesterin-Reaktion = Hanger-Flockungstest)

Normalwert:

∅ (Keine Flockung)

Prinzip:

Mit Schafshirn-Cholesterin-Emulsion wird eine Ausflockung von Serumeiweiß bewirkt.

Positiver Ausfall:

Hinweis auf Vermehrung der Gamma-Globuline, weniger auch der Beta-Globuline.

NB: Albumine und Alpha-1-Globuline hemmen die Flockung!
Die Reaktion zeigt positive Ausfälle bei chronisch, aber auch akut entzündlichen Krankheitsbildern. Bei Hepatitiden in verschiedenen Stadien ist die Reaktion positiv. Ein negatives Ergebnis spricht bei einer Lebererkrankung eher für einen Verschlußikterus, vorausgesetzt, daß nicht eine stärkere Entzündung vorliegt. Bei akuter Hepatitis kann der Test positiv ausfallen bevor noch ein Ikterus auftritt. Bei anderen Leberkrankheiten wie Leberzirrhose und akuter Leberatrophie kann das Ergebnis ebenfalls positiv ausfallen.
Die Reaktion ist etwas empfindlicher als der Thymoltrübungstest. Die Zubereitung und Standardisierung des Reagenz ist jedoch kompliziert.

Gros'sche Probe

Normalwert:

2,0 ml und darüber

Prinzip:

Tropfenweise Zugabe Hayem'scher Lösung (Sublimatlösung) zum Serum bis zur Ausfällung des Serumeiweiß.

Erniedrigte Werte:

Hinweis auf Vermehrung der Globuline, vor allem der Gamma-Globuline.

Formolgelprobe

Normalwert:

∅ (Negativ, d. h. Gemisch dünnflüssig)

Prinzip:

Serum wird mit Formaldehydlösung versetzt.
(Dickflüssiges Gemisch wird als (+) bezeichnet
Bewegliches Gel +
Festes Gel ++)

Positiver Ausfall:

Gamma-Globulin-Vermehrung, zunehmende Albuminverminderung verstärkt die Reaktion, ebenso Harnstoff.
Stark positiver Ausfall vor allem bei:
Leberzirrhose
Lupoider Hepatitis
Gamma-Plasmozytom
Retikulosen mit Gamma-Globulinvermehrung
Kala Azar

Sia-Probe

Normalwert:

∅ (Keine Trübung)

Prinzip:

Man läßt einen Serumtropfen in ein Reagenzglas mit Aqua bidest fallen. Eine Trübung des niedersinkenden Tropfens wird als positives Ergebnis bewertet.

Positiver Ausfall:

Hinweis auf Anwesenheit von Paraproteinen
z. B. Morbus Waldenström (Makroglobulinämie)
Plasmozytom
Die Probe ist wenig spezifisch und wenig empfindlich. Ihre Einfachheit und rasche Durchführbarkeit macht sie jedoch für die Praxis gut geeignet.

Takata-Reaktion (Modifikation Mancke-Sommer)

Normalwert:

Flockung	> 80 mg⁰/₀
(Fraglich pathologisch	70—80 mg⁰/₀
Pathologisch	< 70 mg⁰/₀)

Prinzip:

Es wird die Grenzkonzentration ($HgCl_2$) ermittelt, die eine Ausflockung bewirkt.

Pathologische Werte:

Hinweis auf Vermehrung der Gamma-Globuline. Die Beta- und Alpha-Globuline üben ebenfalls bei Zunahme einen Einfluß zum Pathologischen aus.

NB: Die Takata-Reaktion ist als Suchreaktion nur noch von historischem Interesse. Ihr relativ hoher Zeit- und Arbeitsaufwand, ihre Thermolabilität und ihre geringe methodische Einfachheit im Vergleich zum diagnostischen Wert des Ergebnisses machte diese Reaktion obsolet. Zur Verlaufsbeobachtung bei Leberzirrhose kann sie noch angewandt werden. Schwankungen von 10 mg% können dabei im Rahmen der methodischen Fehlerbreite noch keineswegs als Verschlechterung oder Besserung gedeutet werden.
Die (heute mancherorts noch geglaubte) Meinung, ein Takata-Wert von z. B. 50 mg% deute darauf hin, die Leber arbeite nur noch zu 50%, ist unsinnig.

Thymol-Trübungstest

Normalwerte:

Reagenzglasmethode:	∅ (Kein Bodensatz, keine Trübung)
Photometermethode:	Bis 2 MacLagan-Einheiten (2—3 MacLagan-Einheiten, mehr als 4 sicher pathologisch)

Prinzip:

Serumtrübung durch Zusatz von gepufferter, gesättigter Thymollösung.

Pathologischer Ausfall:

Hinweis auf Zunahme der Gamma-Globuline, aber auch der Beta-Globuline, Beta-Lipoproteide (s. S. 48) und Phosphatide sowie Abnahme der Albumine.
Pathologische Befunde finden sich vor allem bei akuter Hepatitis, bei chronischen Entzündungen, schwerer Tuberkulose, Nephritiden, Lues (II und III), Malaria, PCP. Auch bei Nephrotischem Syndrom, Masern und infektiöser Mononukleose werden pathologische Befunde gefunden. Bei Leberzirrhose ist die Reaktion nicht so sicher. Ein normaler Ausfall kann nicht als beweisend gegen einen Leberschaden angesehen werden.

Weltmann'sches Koagulationsband

Normalwert:

Koagulation bis Röhrchen 6 oder 7
Als **verkürztes Band** (Linksverschiebung) wird eine Koagulation von weniger als 6 Röhrchen bezeichnet.
Als **verlängertes Koagulationsband** (Rechtsverschiebung) wird eine Ausflockung über das 7. Röhrchen hinaus bezeichnet.

Prinzip:

Serumeiweiß wird in verschieden konzentrierten $CaCl_2$-Lösungen bei Hitze koaguliert.

Bewertung:

Verkürztes Band (Linksverschiebung):
Zunahme der Alpha-Globuline
z. B. Akute Entzündungen
Nekrosen
Maligne Tumoren
Exsudative Prozesse
Nephrotisches Syndrom
Verlängertes Band (= Rechtsverschiebung):
Zunahme der Gamma-Globuline
z. B. durch Chronische Hepatitis
Lupoide Hepatitis
Leberzirrhose
Fibrosen
Zellproliferation
aber auch Hämolytisches Serum
Bei Aszites spricht eine Linksverschiebung gegen Leberzirrhose und für eine andere Ursache, z. B. Peritonealkarzinose oder Tuberkulose.
Überlagerung akut- und chronisch-entzündlicher Vorgänge kann ein pseudonormales, verschleiertes Koagulationsband bewirken.
Das Weltmann-Band zählt wie die Takata-Reaktion zu den veralteten Serumlabilitätsproben, die vor allem in der modernen Leberdiagnostik ohne große Bedeutung sind.

Zinksulfat-Trübungstest

Normalwert:

2—8 Trübungseinheiten

Prinzip:

Trübung des Serums durch gepufferte Zinksulfatlösung. Die Trübung wird gegen einen Bariumsulfat-Standard (= 20 Trübungseinheiten) gemessen.

Erhöhte Werte: (> 8 Trübungseinheiten):
Zunahme der Gamma-Globuline (s. S. 149)
z. B. Leberzirrhose
Hepatitis
Kollagenkrankheiten

PCP
Rheumatisches Fieber *(In der Phase des Antistreptolysin-Titer-Anstiegs!)*
Chronische Tbc
Infektionskrankheiten in der Rekonvaleszenzphase
Gamma-Plasmozytom
Morbus Boeck

Erniedrigte Werte: (< 2 Trübungseinheiten):

Abnahme der Gamma-Globuline (s. S. 152)
Der Zinksulfat-Trübungstest ist relativ einfach und gehört zu den brauchbaren Serumlabilitätsproben.

SGOT (Serum-Glutamat-Oxalacetat-Transaminase) *

Normalwerte:

Bis 12 mU/ml
Werte bis 20 mU/ml = verdächtig oder leicht pathologisch
Werte > 20 mU/ml = sicher pathologisch
In der Neugeborenenperiode finden sich physiologisch höhere Werte.

Funktion:
Das Ferment katalysiert die Reaktion
L-Aspartat + α-Ketoglutarat $\rightleftharpoons$ L-Glutamat + Oxalacetat.
Die Reaktion gehört zum Aminosäurestoffwechsel.

Vorkommen:

Leber	59	U/g Organ
Herzmuskel	52	U/g Organ
Skelettmuskel	36	U/g Organ
Gehirn	15	U/g Organ
Niere	10	U/g Organ
Pankreas	3	U/g Organ
Lunge	1	U/g Organ
Erythrozyten	0,8	U/g Organ

Einheiten:

1 mU/ml = 1 U/l = 1 IU = 1 IE ist diejenige Enzymaktivität, die bei 25° C den Umsatz von 1 μMol Substrat in einer Minute bewirkt.

* Literaturauswahl: 2, 5, 42, 59, 103, 140, 152, 172, 221, 237, 275, 347.

Umrechnungsfaktoren:

1 mU/ml = 1 Wroblewski-Einheit × 0,482

1 Wroblewski-Einheit = $\frac{1 \text{ mU/ml}}{0{,}482}$

Haltbarkeit:

Serumaktivitätsverlust bei + 4° C — *8% nach 3 Tagen*
bei Zimmertemperatur — *10% nach 3 Tagen*
Bei eingesandtem Serum sollte man pauschal 10% zum erhaltenen Wert hinzurechnen, wenn die Sendung 1—2 Tage unterwegs war. Selbstverständlich darf nur Serum oder Plasma, nicht Blut im Kühlschrank aufbewahrt werden.

Erhöhte Werte:	**Bemerkungen:**
Herzkrankheiten	
Herzinfarkt	*Der Enzymanstieg entwickelt sich etwa 4—6 Std. nach Eintritt des Infarktes. Das Maximum tritt nach 24—48 Std. ein, wobei im allgemeinen Werte von 50—150 mU/ml erreicht werden. Die Normalisierung tritt nach 4—7 Tagen ein. Ein normaler SGOT-Wert innerhalb der genannten Zeiten nach einem fraglichen Ereignis schließt einen Herzinfarkt praktisch aus (vorausgesetzt, daß nicht zu hohe Normalwerte angenommen werden!), s. auch die Abb. 2, S. 16.* $\frac{SGOT}{SGPT}$*-Quotient > 2. Vorausgesetzt, daß nicht andere Ursachen (z. B. Leber) eine Rolle spielen, ist ein SGOT-Wert über 170 mU/ml prognostisch ungünstig. Entscheidend neben der Größe des Infarkts (der sich etwa im SGOT-Wert widerspiegelt), ist der anatomische Sitz!*
Myocarditis rheumatica	*Leicht erhöhte Werte. SGOT-Wert nicht von der Schwere der Erkrankung abhängig.*

Myocarditis diphtherica	*Stärkere SGOT-Anstiege kommen hier parallel zur Schwere der Herzerkrankung vor.*
Coxsackie-Virus-Myocarditis	
Perikarditis	*SGOT-Anstieg nur bei gleichzeitigem Vorliegen von subepikardialen Nekrosen.*
Nach Herzoperationen	*Am 2. Tag nach der Operation finden sich erhöhte Werte, die bis zum 10. Tag p. o. wieder normalisiert sind.*
(Lungenembolie mit und ohne Infarkt)	*Die Lungenembolie selbst bewirkt wohl keinen SGOT-Anstieg. Die allgemeine Kreislaufschädigung bewirkt aber vermutlich auf Grund einer Leberstauung leichte Anstiege, auch der SGPT. HBDH und CPK sind jedoch nicht erhöht.*
Muskelkrankheiten	
Muskeldystrophien Dermatomyositis Myoglobinurie Muskeltraumen, Crush-Syndrom	*s. Tab. S. 383*
Zustand nach Operationen	*Nicht unbedingt nur Folge einer operativen Muskelschädigung. Bei gleichzeitigem SGPT-Anstieg weist der Befund eher auf eine Leberschädigung hin (Narkose?).*
Idiopathische, paroxysmale Myoglobinurie	*Aldolase ↑.*
Trichinose	*Eosinophile ↑↑, Diazo +, SGPT $\angle$, α_2-Glob ↑, γ-Glob ↑ Muskelschmerzen, Lidschwellungen, Komplementbindungs-Reaktion!*
Leberkrankheiten	*s. auch bei SGPT S. 387*

Hepatitis	*$\frac{SGOT}{SGPT}$ Quotient < 1 (sog. DeRitis-Quotient. Er liegt im Normalserum bei 1,3). Die Diagnose Hepatitis ist um so wahrscheinlicher je höher die Transaminasenwerte sind. Bei der unkomplizierten Hepatitis ist der $\frac{SGOT + SGPT}{GLDH}$ Quotient > 50. Fällt dieser unter 50 und steigt SGOT im Vergleich zu SGPT stärker an, so weist dies auf eine besonders hohe Nekroserate hin. Siehe auch bei SGPT S. 387*
Begleitende Leberzellschäden	
Metastasen	*SGOT meist >SGPT, GLDH↑, Alkal. Phos. ↑, LDH ↑, Bili oft →.*
Leukämie akute	*Werte bis 100 mU/ml.*
Cholangiohepatitis	*Alkal. Phos. ↑↑, Ubg!*
Toxische Hepatosen	*Siehe Zusammenstellung S. 54 Der Enzymanstieg geht dem Grad der Leberschädigung parallel. Je nach Art der Substanz sind cholostatische oder zellnekrotische Vorgänge im Vordergrund (s. auch bei Bili S. 56). Meist findet sich folgendes Fermentmuster: LDH > SGOT > SGPT > GLDH meist > 100 mU/ml.*
Infektiöse Mononukleose	*In den ersten 2 Wochen Anstieg der Transaminasenaktivitäten, je nach dem Grad der Leberbeteiligung. Normalisierung im Verlauf von 5 Wochen. S. auch S. 389 bei SGPT.*
Andere Leberschäden s. S. 387 bei SGPT	

Weitere Ursachen eines SGOT-Anstiegs sind:
Strahlenschäden (radioaktive Strahlung)
Niereninfarkt
Mesenterialinfarkt
Akuter Gichtanfall

Akute Pankreatitis	*Hinweis auf Verschluß mit Leberbeteiligung!*
Schwere zerebrale Insulte	*LDH-Liquor ↑.*
Übertragung einer Schwangerschaft	*Bei Verdacht auf Übertragung läßt ein SGOT-Anstieg eine Einleitung angezeigt erscheinen. Ein normaler SGOT-Wert ist jedoch kein Beweis gegen Übertragung. Bei Übertragung können die SGOT-Werte sehr hoch sein.*
Hyperemesis gravidarum	
Stadium II	*Beginnender Stoffwechselschaden. SGOT 20—75 mU/ml, keine sonstigen Symptome.*
Stadium III	*Mittelschwere Toxikose. SGOT 75—125 mU/ml, Bilirubinanstieg.*
Stadium IV	*Schwere Toxikose. SGOT > 125 mU/ml.*
(Stadium I)	*(Psychogene Phase, SGOT normal)*
Hypokaliämie	*Ca. 50% aller stärkeren Hypokaliämien gehen mit erhöhten SGOT-Werten einher. Bei Normalisierung des K normalisiert sich auch die SGOT.*
Infantile amaurotische familiäre Idiotie (= Tay-Sack'sche Krankheit)	*Gangliosidose, die sich meist zwischen 3.—7. Lebensmonat manifestiert. Jüdische oder osteuropäische Abstammung! SGOT- und LDH-Anstieg bis zum Fünffachen der Norm. Typischer kirschroter Fleck der fovea centralis und grauweiße Macula lutea.*

Serumenzyme bei Muskelkrankheiten (in Anlehnung an H. G. Mertens und W.-Ch. Globig)

Diagnose	Glutamat-Pyruvat-Transaminase (SGPT)	Glutamat-Oxalacetat-Transaminase (SGOT)	Kreatin-Phosphokinase (CPK)	Lactat-Dehydrogenase (LDH)	Diphosphofructose-Aldolase	Malat-Dehydrogenase	Glyceraldehydphosphat-Dehydrogenase	α-Glycerophosphat-Dehydrogenase
a) Muskeldystrophien								
1. Duchenne-Typ (rezessiv-X-chromosomal)	↑↑	↑	↑↑↑	↑	↑↑	↑	↳	↳
2. Gutartige Beckengürtelform (rezessiv-X-chromosomal)	↑	↑	↑↑	↑	↑	↑	↳	↳
3. Gliedmaßengürtelform (rezessiv-autosomal)	↑	↑	↑↑	↑	↑	↑	→	→
4. Facio-scapulo-humeraler Typ (dominant)	∠	↑	↑↑	→	∠	↑	→	→
5. Okuläre Muskeldystrophie (unregelmäßig dominant)	→	∠	↑	∠	→	↳	→	→
6. Myotone Dystrophie (regelmäßig dominant)	↑	↑	↑	∠	∠	∠	→	→
b) Myotonia congenita (rezessiv und dominant)	→	∠	↳	→	↑	→	→	→
c) Myasthenie	∠	∠	↳	→	∠	→	→	→
d) Chronisch diffuse Polymyositis	↑	↑	↑↑	↑	↑	↑	↳	↑
e) Myatrophe Lateralsklerose	↳	↑	↳	→	∠	→	∠	∠

Substanzen, die schwere akute Leberschäden (akute gelbe Leberdystrophie), evtl. mit hepato-renalem Syndrom auslösen können.

Amanita phalloides, verna usw.
Antimonpräparate
Arsenik
Atophan
Avertin

Butazolidin (hohe Dosen i. m.)

Cinchophenum
Chlordiphenyle
Chlornaphthalin
Chloroform

Diamox
Dinitrobenzol
Dinitrophenol
Diphenyle, chlorierte

Goldsalze

Helvella (Lorchel)

Irgapyrin (hohe Dosen i. m.)

Naphthaline, chlorierte

Phenylbutazon
Phenylhydrazin
Phosphor
Pikrinsäure

Salvarsan
Sulfonamide

Tetrachloräthan
Tetrachlorkohlenstoff
Toluidin
Toluilendiamin
Tribromäthanol
Trichlornaphthalin
Trinitrotoluol

Weitere Substanzen, die toxische Leberschäden auslösen:

Acetazolamid
Acetaldehyd (Alkoholentwöhnungsmittel!)
Äthylalkohol
Aminobenzol
Ammoniumchlorid (bei vorgeschädigter Leber durch Ammoniak-Vergiftung).
Anilin
Apiol
Arsen
Arsenwasserstoff
Asplit
Atebrin
Aureomycin

Benzole, chlorierte
Benzin
Beryllium
Blei
Borane
Bromate

Cadmium
Chlorate
Chlor-Benzole
Chloridphenyle
Chlorkohlenwasserstoffe (z. B. Fluothan)
Chlornaphthaline
Chlorpromazin (Bild des Verschlußikterus)
Chlortetracyclin
Chromate
Cycloserin

Diäthylendioxyd
Dibromäthan
Dichloräthan
Dichloräthylen
p-Dichlorbenzol
Dichlorhydrin
Dimethylnitrosamin
Dinitrobenzol
Dinitrokresol
Dinitrophenol
Dinitrotoluol
Dioxan (Nekrosen ohne Ikterus)

Diphenyle
Ethionamid (Trécator, Iridocyn)
Filix Mas
Formalin
Hydrazin
INH
Iproniazid (Marsilid)
Kohlenoxyd
Koloquinten
Kresol
Kupfersalze (akut)
Lysol
Mepacrinum (Atebrin)
Methylenbromid
Molybdän
Naphthol
Nickeltetrakarbonyl
Nitrobenzole
Nitrodimethylamin
Paratoluolsulfochlorid
Petrol
p-Phenylendiamin
Phosgen
Phosphor
Phosphorsäureester organische (E 605, Parathion)
Phosphorwasserstoff
Pyrazincarbonsäureamid (Pyrazinamid)
Quecksilberpräparate
Resorcin
Ricin (Teil des Rizinussamens, nicht im Rizinusöl)
Salicylate (in hoher Dosierung)
Salpetersäure
Selenium
Senfgas
Tanninsäure (kutane Resorption)
Tellur
Tetrachloräthan
Tetrachlorkohlenstoff
Tetranitromethylanilin (Tetryl)
Thiosemikarbazon
Thiouracil (selten)
Trinitrophenol
Trinitrotoluol
Uranium
Viomycin (hohe Dosen)

Substanzen, die eine cholostatische Hepatose auslösen:

Hierbei ist eine Leberzellenschädigung mit Transaminasenanstieg primär nicht vorhanden. Vielmehr kommt es erst zu einer Erhöhung von Bili und Alk. Phos. Eine Vermehrung der Transaminasenaktivität tritt erst ein, wenn infolge der Cholostase ein Leberzellschaden auftritt:

Acidum nicotinicum
Acidum phenylcinchonicum
Arsphenamine
Atophan
Azoxazolamin
Chlorothiazidderivate (Hygroton, Navidrex etc.)
Chlorpropamid
Demecolcin (Colcemid)
Dicumarole
Dinitrophenole
Eccylurea
Flexin
Goldsalze
Hydantoinderivate
Iproniazid (Marsilid)
Isocarboxazid (Marplan)
Metahexamide (D 970, Euglycin, Melanex)

Nandrolon
Neosalvarsan
Niacin
Niconacid
Paraaminosalicylsäure (PAS)
Penicillin
Phenacemid (Phenurone)
Phenelzin (Nardil)
Phenindione (Indon, Phenindional)
Phenipraezin (Catron, Caradil)
Phenylbutazon (Butazolidin, Irgapyrin, Elmedal)
Phenothiazinderivate
Pregnandion (Noréthandrolone, Nilevar)
Pyrazincarbonsäureamid (Pyrazinamid)
Stilboestrolum (Cyren, Oestromenin, Sulfonamide)
Syntharsan
Testosteron (Perandren, Testoviron etc.)
Thiouracilderivate (Methimazol, Tapazole)
Zoxazolamin

SGPT (Serum-Glutamat-Pyruvat-Transaminase)*

Normalwerte:

Bis 12 mU/ml.
Fraglich oder leicht pathologische Werte 12—20 mU/ml.
Sicher pathologische Werte > 20 mU/ml.

Funktion:

Das Ferment katalysiert die Reaktion

L-Alanin + α Ketoglutarat $\rightleftharpoons$ L-Glutamat + Pyruvat.

Es hat seine Bedeutung also im Rahmen des Aminosäurestoffwechsels.

Vorkommen:

Leber	35 U/g Organ
Skelettmuskel	3,4 U/g Organ
Herzmuskel	2,9 U/g Organ
Niere	1,3 U/g Organ
Pankreas	0,7 U/g Organ
Erythrozyten	

Einheiten:

s. S. 358 bei SGOT

Umrechnungsfaktoren:

s. S. 359 bei SGOT

Haltbarkeit:

Serumaktivitätsverlust bei + 4° C — *10% nach 3 Tagen*
bei Zimmertemperatur — *17% nach 3 Tagen*

* Literaturauswahl: 140, 182, 197, 275, 311.

Erhöhte Werte:	**Bemerkungen:**
Leberzellschäden verschiedener Ursachen	*Die SGPT besitzt eine besonders hohe Leberspezifität, weil sie in der Leber in besonders hoher Konzentration vorkommt.*
Virushepatitis	*SGPT-Werte > 300 mU/ml können als beweisend angesehen werden für eine akute Hepatitis. Transaminasenanstieg hier 3—5 Tage vor Ikterus. Maximum der Transaminasenwerte 5 Tage nach Ausbruch des Ikterus. Der DeRitis-Quotient (s. S. 381) fällt dabei ab und liegt meist bei 0,6—0,7.* $\frac{SGOT + SGPT}{GLDH}$*-Quotient > 50.*
Chronische anikterische Hepatitis	*Die Transaminasenaktivitäten liegen meist zwischen 12 und 200 mU/ml, selten unter 12 mU/ml. Die Transaminasenbestimmung ist hier (neben der Leberbiopsie) zur Aufdeckung der Grundkrankheit besonders wichtig, da die chronische Hepatitis häufig mit uncharakteristischen („vegetativen") Symptomen einhergeht, wie Völlegefühl, unklare Oberbauchschmerzen, Appetitlosigkeit, Blähungen, Brechreiz, Obstipation, Müdigkeit oder Gewichtsverlust.*
Hepatitis mit Cholostase (Cholangiohepatitis)	*Gleichzeitiger stärkerer Anstieg der Alkal. Phos.*
Cholostatische Hepatosen	*Transaminasenanstieg erst bei Eintritt einer Leberzellschädigung. S. S. 385*
Verschlußikterus	*Hier findet sich ein Transaminasenanstieg erst nach längerer Zeit nachdem eine Leberzellschädigung eingetreten ist. Vorher steigen Bilirubin*

	und Alkal. Phos. an. Bei akutem Verschluß kann manchmal noch vor Anstieg der Alkal. Phos. eine flüchtige Transaminasenerhöhung festgestellt werden.
Toxische Leberschäden	*LDH > SGOT > SGPT > GLDH. Über lebertoxische Substanzen s. S. 384*
Fettleber	*Die Transaminasen zeigen oft normale Werte oder nur leichte Erhöhungen. Eine Hepatomegalie bei normalen Leberbefunden (vor allem bei Alkohol- und Diabetesanamnese) ist immer fettleberverdächtig. Trotz normaler Transaminasen kann der Bromthalein-Test oder Zweifarbstoff-Test pathologisch ausfallen. Oft bringt nur die Leberbiopsie Aufklärung. NB: Bei der reversiblen Alkoholischen Fettleber ist die Cholinesterase erhöht. Mit Alkoholentzug und Besserung des Befundes geht sie wieder zur Norm zurück. Bei Verschlechterung des Befundes und Übergang zur Fettzirrhose sinkt die Cholinesterase ebenfalls zunächst auf normale Werte ab und geht schließlich auf erniedrigte Werte über.*
Leberzirrhose	*Die Transaminasen liegen meist zwischen 12 und 20 mU/ml oder nur wenig darüber. Gamma-Glob. ↑↑!*
Leberzirrhose im akuten (nekrotisierenden) Schub	*Es kommt zu einem stärkeren Transaminasenanstieg, wobei auch die GLDH-Werte auffällig hoch liegen. DeRitis-Quotient nahe 1 (Hepatitis niedriger).*

	$\frac{SGOT + SGPT}{GLDH}$ *Quotient* *= 30—40 (Hepatitis > 50).*
Lupoide Hepatitis	*Diese ist vom vorherigen Krankheitsbild infolge der auch vorhandenen starken Gammaglobulinvermehrung nur sehr schwer zu unterscheiden. Verlaufsbeobachtung, Leberbiopsie und evtl. positiver LE-Faktor ermöglichen die Diagnose.*
Dekompensierende Leberzirrhose	*Bilirubinanstieg, DeRitis-Quotient > 2.*
Allgemeine schwere Leberinsuffizienz (Leberkoma)	*Erheblicher Anstieg nicht nur der Transaminasen, sondern auch besonders der GLDH. Differentialdiagnostisch sind diese Fermentuntersuchungen zur Abgrenzung anderer Ursachen eines Stupors gut geeignet.*
Infektiöse Mononukleose	*Die Erkrankung kann mit einem Transaminasenanstieg bis zum Zwanzigfachen der Norm und auch mit Bilirubinanstieg einhergehen. LDH relativ stark erhöht.* $\frac{LDH}{SGOT}$ *Quotient erhöht! (Normal ≈ 12,5, bei Hepatitis bis unter 2,5!) In fraglichen Fällen ist zur Unterscheidung von der Hepatitis neben der hier (immer?) positiven Paul-Bunnel-Reaktion auch das typische Blutbild mit Leukozytose und Vermehrung der Lymphozyten (s. S. 314) und Monozyten (s. S. 324) geeignet.*
Andere Infektionskrankheiten mit begleitender Leberschädigung	*Meist nur geringer Anstieg der Transaminasen.*

Schwere Kreislaufinsuffizienz mit Stauungsleber z. B. Herzinfarkt	*Seltener und in geringerem Maße kann auch bei Lungenembolie ein Transaminasenanstieg eintreten.*
Myopathien	*S. auch Tab. S. 383 sowie bei SGOT, LDH und Aldolase und CPK.*
Ausgedehnte zerebrale Blutungen und Thrombosen (Apoplexie und Subarachnoidalblutung)	*Ein flüchtiger Anstieg der SGOT und SGPT kann vorkommen.*

Spezifisches Gewicht des Harns s. S. 230

Staub-Traugott s. S. 81

Stickstoff s. Rest-N

s. Harnstoff

Stuhluntersuchungen*

Stuhl auf Blut

Normalwert:

Negativ.

Im **Prinzip** beruhen die chemischen Methoden des Blutnachweises darauf, daß die Oxydase der anwesenden Erythrozyten eine leicht oxydierbare Substanz unter Farbänderung in eine höhere Oxydationsstufe überführt. Diese Tatsache ist für zahlreiche **Fehlermöglichkeiten** verantwortlich. Fremdoxydasen aus Fleisch oder Wurst, aber auch pflanzlichen Ursprungs können das Ergebnis verfälschen, weshalb vor der Stuhluntersuchung nicht nur eine dreitägige (bei Obstipation evtl. längere) fleischfreie Kost eingehalten werden muß, sondern auch Rohgemüse, Salate, Bananen usw. vermieden werden sollen. Bei fehlender oder zu kurzer Diät ist nur das negative Ergebnis verwertbar. Die Anwesenheit störender Sauerstoffempfänger im Stuhl kann eine falsch negative Reaktion auslösen. Dementsprechend liegen die Ergebnisse verschiedener Untersucher bei Feststellung der Empfindlichkeit des chemischen Blutnachweises sehr unterschiedlich zwischen 0,2 g und 5,0 g Blut in 100 g Fäzes. Wo die Möglichkeit besteht, sollte statt des chemischen eine spektroskopische Untersuchung auf Blut durchgeführt

* Literaturauswahl: 291, 292.

werden. Dabei sind die entsprechenden Maßnahmen zum Ausschluß einer Verwechslung mit Chlorophyll zu ergreifen. Als weitere Untersuchungsmöglichkeit bei fraglicher okkulter Blutung besteht die Bestimmung 51-Cr-markierter Erythrozyten im Stuhl. Eine negative Probe auf okkultes Blut im Stuhl darf niemals als Beweis gegen das Vorliegen eines Neoplasmas angesehen werden. Die Bewertung der Untersuchung ist hier ganz besonders nur sinnvoll, wenn sie kritisch in das klinische Gesamtbild eingeordnet wird.

Positive Probe auf okkultes Blut

Erkrankungen mit Blutung aus dem

Nasenrachenraum:

- Epistaxis
- Zahnfleischblutungen
- Skorbut
- Parodontose
- Blutende Stomatitis
- Verletzungen beim Zähneputzen
- Agranulozytose
- Leukämie

Ösophagus:

- Karzinom
- Ösophagusvarizen — *Meist akut, Leberzirrhose!*
- Ösophagitis erosiva

Ulcus pepticum oesophagi
Mallory-Weiss-Syndrom — *Rißblutung bei Erbrechen*

Magen/Duodenum:

Ulkus
Karzinom
Postoperative Nahtinsuffizienz
Ulcus pepticum
Gastritis erosiva
(hämorrhagische Gastritis)
Hiatushernie
Transpylorischer Schleimhautprolaps
Magenpolyposis
Ankylostoma duodenale

Dünndarm:

Invagination
Volvulus

Tumoren
benigne (Polypen)
maligne
Metastasen
Meckel'sches Divertikel
Teleangiektasien des Dünndarms
Wurmkrankheiten
Ileitis terminalis
(Morbus Crohn)

Dickdarm/Rektum:	**Bemerkungen:**
Hämorrhoiden	*Bei Untersuchung innerer Teile fester Fäzes ist die Probe negativ.*
Analfissur	*Bei Untersuchung innerer Teile fester Fäzes ist die Probe negativ.*

Karzinom
Colitis ulcerosa
Schwere Divertikulitis
Unspezifisches Ulkus
Ruhr
Shigellose
Amöbiasis

Ursachen ohne besondere Lokalisation:
Fremdkörper
Divertikel
Periarteriitis nodosa
Gefäßrupturen
Hämorrhagische Diathesen
Purpura Schoenlein-Henoch
Hämangiome
Endometriose
Stauung bei Herzinsuffizienz
Mesenterialthrombose
Lupus erythematodes
Septikopyämie
Urämie
Tuberkulose
Medikamente
Antiphlogistika
z. B. Butazolidin
Irgapyrin

Tanderil
Amuno
Salizylate (z. B. Aspirin)
ACTH
Kortikosteroide
(Prednison, Prednisolon usw.)
Antikoagulantien
Chinin
PAS
INH
Vergiftungen
Benzol
Blei
Nikotin
Oxalsäure
Phosphor
Quecksilber
Strahlenschäden
(Radioaktive Strahlung)
Trichinose
Weitere Ursachen
Pankreaskarzinom
Chronisch rezidivierende
Pankreopathien

Stuhl-Farbe

Normalbefund:

Braun
Hellbraun: Vorwiegend Pflanzenkost
Dunkelbraun: Vorwiegend Fleischkost

Schwarzer Stuhl:

Blutungen aus dem Bereich des oberen
Magen-Darm-Abschnittes
Zufuhr von Eisenpräparaten
Wismut
Kohle
Rotwein
Schwarzen Kirschen
Heidelbeeren

Gelber Stuhl:

Normalbefund bei Säuglingen
Beschleunigte Dünndarmpassage bei
Durchfällen verschiedener Ursache
Schwerer Dünndarmentzündung.

Grüner Stuhl:

Stark chlorophyllreiche Gemüsenahrung	
Nach Aufnahme von Kalomel	
Pyozyaneusinfektion nach antibiotischer Zerstörung der Darmflora	
Beschleunigte Dünndarmpassage	*(Gelbgrüner Stuhl)*

Grauer Stuhl:

Gallenwegsverschluß	
Steatorrhoe verschiedener Ursachen	*Tonig-grau bis braungrau glänzend, s. auch Stuhl auf Fett.*

Stuhl auf Fett

Normalbefund:

Geringe Mengen von Neutralfett (Sudan: Rot, Nilblau: Rosarot), Fettsäuren und Seifen.

Erhöhte Fettausscheidung:

(Schon makroskopisch an der schmierig-glänzenden, evtl. leicht grau-weißlichen Färbung des Stuhls erkennbar) kommt vor bei:

	Bemerkungen:
Gallenwegsverschluß (Obstruktionsikterus)	
Äußerer Gallenfistel	
Ductus-Pancreaticus-Verschluß	
Chronischen Pankreopathien	*Formen s. S. 31*
Postgastrektomie-Syndrom	
Zöliakie	*Allergie gegen Gluten in manchen Getreidesorten.*
Idiopathischer (nichttropischer) Steatorrhoe	
Tropischer Sprue	
Schweren Diarrhoen	
Gastrokolischer Fistel	
Whipple-Syndrom	*Intestinale Lipoidose zusammen mit Fettresorptionsstörung, multiple Bauchbeschwerden. Anämie, BKS ↑, GE ↓, Ca ↓, Cholesterin ↓.*
Erkrankungen der mesenterialen Lymphdrüsen z. B. Lymphogranulomatose Lymphosarkom	
Amyloid des Darmes	

Stuhl auf Muskelfasern

Normalbefund:

Negativ.

Vorkommen:

Pankreasinsuffizienz
Nach Gastrektomie
Gastrokolische Fistel

Stuhl-Reaktion

Normalbefund:

Neutral (bei gemischter Kost)
Stark sauer: Gährungsstühle durch übermäßig Kohlehydrate.
Stark alkalisch: Fäulnisstuhl bei übermäßig eiweißreicher Kost.

Subazidität s. Magensaftuntersuchung

Sulkowitsch-Probe s. S. 96

Target-Zellen s. S. 176

Thrombozyten

Normalwerte:

Erwachsene	200 000—350 000/mm³
Neugeborene	150 000—250 000/mm³

Die physiologische Schwankung der Thrombozytenzahl ist sehr erheblich. Als kritischer Wert, bei dem eine Blutungsbereitschaft eintreten soll, werden 20 000—30 000/mm³ angesehen. Doch ist die absolute Zahl nicht so entscheidend. Selbst bei Werten von 5 000—10 000/mm³ brauchen keine Blutungserscheinungen aufzutreten, andererseits kann auch bei Werten über 100 000/mm³ die Blutungsneigung stark sein.

Wichtigste Funktionen:

Thrombokinasebildung zur Ingangsetzung der Blutgerinnung	*(Mangel durch Heparintoleranztest oder Heparinverbrauchstest feststellbar).*
Gefäßkonstriktorische Wirkung (Serotonin) zur zusätzlichen Blutstillung	*(Bei Thrombopenien und Thrombopathien fallen die Gefäßteste, z. B. Rumpel-Leede, pathologisch aus.)*

Bildung eines Retraktozyms zur Retraktion des Blutkuchens	*(Die Retraktionsproben fallen daher pathologisch aus, im Thrombelastogramm besteht eine Verminderung der maximalen Thrombuselastizität).*
Erhöhte Werte:	
Im Gefolge plötzlicher Erregungszustände	*Erhebliche Anstiege um mehrere 100 000/mm³ können vorkommen.*
Polycythaemia vera	*Werte über 1 000 000/mm³ können vorkommen.*
Chronisch myeloische Leukämie	*Bei akuten Schüben oder in Spätstadien fallen die Werte ab.*
Postsplenektomie-Syndrom	
Milzvenenthrombose	
Lymphogranulomatose	*Manche Fälle.*
Morbus Boeck	*Selten Thrombozytämie*
Myelosklerose	*Selten Thrombozytämie*
Idiopathische Thrombozytämie	*Verlängerte Lebensdauer der Thrombozyten?*
Nach asphyktischen Zuständen	
Nach größeren Traumen	
Nach Knochenfrakturen	
Postoperativ	*Die höchsten Werte werden zwischen 7. und 20. postoperativem Tag erreicht.*
Retikulozytosen	*Noch vor Anstieg der Retikulozytenwerte kann ein Thrombozytenanstieg eintreten.*
Nach Adrenalininjektionen	*Ein erheblicher Thrombozytenanstieg kann dadurch ausgelöst werden.*
Erniedrigte Werte:	
Menstruation	*Die Thrombozytenwerte fallen um 50—70%, um am 4. Tag der Menstruation wieder normale Werte zu erreichen.*
Essentielle Thrombopenie (Morbus Werlhof)	
Chronische Form	*Blutungszeit verlängert,*

	Gerinnungszeit normal, Prothrombinkonsumptionstest pathologisch, schmales Thrombelastogramm mit deutlich verminderter Thrombuselastizität.
Akute Form	*Besonders starke Thrombopenie, schwere akute Blutungen, häufig Lymphozytose und Eosinophilie.*
Kongenitale Megakaryozytenaplasie	
Leukämien	*Vor allem akute Formen.*
Plasmozytom	
Knochenmarkskarzinosen	
Retikulosen	
Speicherkrankheiten	
Myelofibrose/Myelosklerose	
Hypersplenie	
Perniziosa	
Kwashiorkor	
Verschiedene aplastische Zustände	*s. S. 171*
Strahlenschäden	
Nach schweren Verbrennungen	
Post vaccinationem	
Insektenstiche	
Spinnenbisse	
Schlangenbisse	
Neugeborenenthrombopenie	*Mutter in der Schwangerschaft an thrombopenischer Purpura erkrankt. Vermutlich Übergang mütterlicher Antikörper auf das Kind.*
Nach Bluttransfusionen a) bei Blutgruppenunverträglichkeit b) nach rascher Übertragung von mindestens 5 l Konservenblut bei großen Operationen	
Schwere toxische und infektiöse Schäden des Knochenmarks	

Chemische Gifte und Medikamente v. a. Benzol	*s. u.*
Virusinfekte z. B. Infektiöse Mononukleose	
Meningokokken-Meningitis	
Thrombotische thrombopenische Purpura (Moschcowitz-Syndrom)	*Multiple Thrombosen kleiner Arterien, thrombopenische Purpura und hämolytische Anämie kombiniert.*
Kasabach-Meritt-Syndrom	*Thrombopenie kombiniert mit Hämangiom und hämorrhagischer Diathese bei Afribrinogenämie.*

Substanzen (Medikamente), die eine Thrombopenie auslösen können, sind:

Acetazolamid
Acidum phenylcinchonicum (Atophan)
Antipyrin
Apronalid (Sedormid)
Arsenpräparate
Atebrin
Barbiturate
Benzol und Derivate
Carbutamid (Nadisan)
Chloramphenicol
Chinin und Chinidin
Chlorothiazid-Derivate
Colchicin
Diamox
DDT
Digitoxin
Dinitrophenol
Glykole
Goldpräparate
Haarfärbemittel
Heparin (selten)
Hydantoin-Derivate
Meprobamat
Insulin (selten)
Isonikotinsäurehydrazid
Lithiumkarbonat
Oxytetrazyklin
PAS
Phenylbutazon (Butazolidin, Irgapyrin)
Quecksilberpräparate
Ristocetin (Spontin)
Saluretika
Salizylate
Streptomycin (selten)
Sulfonamide
Thiouracile
Wismut
Alle Zytostatika

Thymol-Trübungstest s. S. 376

Tolbutamid-Test s. S. 81

Transsudat-Exsudat-Status

	Transsudat	Exsudat
Entstehung	Stauung durch Zirkulationsstörung, z. B. durch Leberzirrhose oder Herzinsuffizienz	Entzündliche Grundlage s. unten
Spezifisches Gewicht	1008—1015	> 1018
Eiweißgehalt	< 2,5% oft < 1 g/100 ml	> 3 g/100 ml
Fibrinogengehalt	∅	+
Rivalta-Probe	∅	+
Zellen im Sediment	(∅)	+ s. unten
Glukosegehalt	Wie im Blut	↓ bei Anwesenheit von Bakterien

Man unterscheidet verschiedene Formen von Exsudaten:
Seröse Exsudate:

Auftreten bei serös-entzündlichen Vorgängen, z. B. Tbc. Hoher Eiweißgehalt, aber klar, oft Absetzen von Fibrinogenfäden.
Hämorrhagische Exsudate:
Rotgefärbte bis stark blutige Exsudate. Vorkommen vor allem bei Neoplasmen, aber auch hämorrhagischen Diathesen und Tbc.
Milchig trübe Exsudate:

Kommt bei Bauchpunktaten manchmal bei Peritonitis carcinomatosa oder tuberculosa vor. Auch bei Chylusgehalt des Ergusses z. B. infolge einer Arosion des Ductus thoracicus findet sich eine Trübung, die sich jedoch durch Ausschütteln mit Äther beseitigen läßt.
Eitrige Exsudate:

Reichlich Leukozyten und Erreger nachweisbar. Es soll hier grundsätzlich wie auch allgemein bei Exsudaten eine Kultur angelegt werden. Sind bei einem eitrigen Exsudat keine Erreger nachweisbar, so ist dies hochgradig verdächtig auf Tbc.
Transsudat-Exsudat-Formen:

Nicht selten kommt es zu sekundären entzündlichen Veränderungen eines Transsudats. Es trägt dann die Merkmale eines Exsudats. Die primäre Art des Punktats läßt sich dann auf Grund von Untersuchungen nicht mehr, sondern nur noch evtl. bei der Diagnose der Grundkrankheit feststellen.

NB: Bei Bauchpunktionen können evtl. auch einmal Punktionsflüssigkeiten anderer Natur erhalten werden. Bei **Ovarialzysten** liegt ein mehr oder weniger zähflüssiges, klares bis meist trübes Punktat vor mit einem spezifischen Gewicht über 1020. Der Eiweißgehalt liegt bei 3—5%, mikroskopisch läßt sich meist kubisches Flimmerepithel oder Zylinderepithel feststellen. Punktat aus **Echinokokkuszysten** hat ein spezifisches Gewicht von 1008 bis 1013, die klare Flüssigkeit enthält kein Eiweiß.

Urate s. S. 228

Urin s. Harn

Urobilinogen s. Aldehydprobe

Uroporphyrin s. Porphyrin

Vanillinmandelsäure (Harn) *

Normalwerte (Tagesausscheidung):

Erwachsene	2—6 mg
Kleinkinder	1—4 mg
Säuglinge	$>$ 1 mg
bei Mischkost	$\approx$ 0,5 mg

Bedeutung und Entstehung:

Die Vanillinmandelsäure ist das wichtigste gemeinsame Abbauprodukt von Noradrenalin und Adrenalin. Da die Vanillinmandelsäure in wesentlich größeren Mengen als Noradrenalin und Adrenalin im Harn ausgeschieden wird, hat sie bei der Diagnostik von Krankheitsbildern mit erhöhter Produktion der genannten Katecholamine eine wesentliche Bedeutung erlangt.

Bewertung:

S. bei Adrenalin S. 7 und Noradrenalin S. 332
Werte über 15 mg können als beweisend für ein Phäochromozytom angesehen werden.

Vollhardscher Konzentrationsversuch s. S. 216

Wachszylinder s. S. 226

Weltmannsches Koagulationsband s. S. 376

* Literaturauswahl: 75, 76, 108, 142, 147, 240, 245.

Xanthoprotein *

Normalwerte:

15—25 (—30) Becher-Einheiten.

Bedeutung:

Es handelt sich um eine einfache Reaktion, bei der ringhaltige, aromatische Aminosäuren und Oxysäuren durch Salpetersäure nitriert und damit im Serum nachgewiesen werden. Die dabei entstehenden Nitrokörper geben eine (gelbe) Farbreaktion, die durch Natronlauge verstärkt werden kann. Die genannten Substanzen, die Darmfäulnisprodukte darstellen, werden bei Niereninsuffizienz vermehrt retiniert.

Einheiten:

Willkürliche Festsetzung der Farbintensität durch BECHER (Internist, Halle, + 1947). Ursprünglich verglich Becher die Farbe mit einer 0,03874%igen $K_2Cr_2O_2$-Lösung am Authenrieth-Keil-Kolorimeter. Als Maß wurde die Differenz der Anzeige zu 100 genommen. Heute werden die Extinktionswerte am Photometer je nach verwendetem Filter mit einem bestimmten Faktor multipliziert. Der Xanthoproteinanstieg geht eher mit Indikan als mit dem Harnstoff parallel.

Erhöhte Werte:	Bemerkungen:
Niereninsuffizienz besonders urämisches Stadium bei Schrumpfnieren	*Erhöhte Werte können noch vor Erhöhung des Serumharnstoffs auftreten.*
Leberinsuffizienz	
Abnorme Darmfäulnisprozesse	
Iatrogen Salizylsäurepräparate Phenolderivate	*NB: Durch Sulfonamide und Harndesinfizientien können ebenfalls Fehlreaktionen auftreten.*

Xylose-Resorptionstest **

Normalwert:

	5-Std.-Ausscheidung
Nach peroraler Gabe von 25 g:	> 4,5 g
Nach peroraler Gabe von 5 g:	> 1,2 g

* Literaturauswahl: 20, 21, 165, 247.

** Literaturauswahl: 27, 50, 53, 88, 181.

(Im Serum finden sich bei Gesunden nach Gabe von 25 g Xylose maximale Serumkonzentrationen von 47,5 (± 11,5) mg%, die 1—2 Std. nach der Gabe auftreten und nach etwa 5 Std. auf 15,1 (± 5,2) mg% abfallen.)

Prinzip:

Die D-Xylose ist eine wasserlösliche in Pflanzenfrüchten vorkommende Pentose (Monosaccharid mit 5-Kohlenstoffatomen), die beim nüchternen Menschen nur in geringen Spuren im Blut oder Harn nachweisbar ist. Als einfacher Zucker wird die Xylose, ohne daß eine vorherige Verdauung durch Enzyme notwendig wäre, sofort im Duodenum und oberen Jejunum resorbiert. Ca. 25% der oral aufgenommenen Xylosemengen werden über die Nieren ausgeschieden. Daher fällt der Test bei pankreatogenen Resorptionsstörungen normal aus, bei primär intestinalen Resorptionsstörungen pathologisch.

Erniedrigte Werte (ausgeschiedene Xylosemenge im Harn):

Sprue	
Zöliakie	*(Glutenallergie)*
Manche Formen von Myeloblastenanämie bei Morbus Addison	
Intestinale Amyloidose	
Ausgeprägte Dünndarmdivertikulose	
Enteritis regionalis (?)	*Meist dürfte hier ein normaler Resorptionstest vorkommen.*
Niereninsuffizienz	*Normale Blutspiegel bei erniedrigter Harnausscheidung!*

Zweifarbstoff-Test *

Normalwert:

Ausscheidung von **mindestens 100%** eines angenommenen Sollwertes.

Prinzip:

Es handelt sich um einen modifizierten Bromsulphthaleintest, bei dem die Ausscheidung nur nach 10 Minuten gemessen wird, durch zusätzliche Bestimmung des nur langsam ausgeschiedenen Trypanrots jedoch der Farbstoffverdünnungsfaktor beachtet wird.

Bewertung:

Abfallende Werte unter 100% entsprechen einer zunehmenden

* Literaturauswahl: 17.

Leberfunktionsstörung. Bewertung sonst in etwa wie beim pathologischen Bromthaleintest.
Es ist zu beachten, daß in etwa 12% der Fälle mit pathologischem Zweifarbstofftest nicht eine primäre Lebererkrankung, sondern eine andere Grundkrankheit mit sekundärer Leberschädigung verantwortlich ist. Diese kommen vor allem bei Erkrankungen des Magen-Darm-Traktes, des Gallenwegsystems und durch Lebermetastasen bei Krebskranken vor.

Vorteil der Methode:

1. Kürzerer Zeitaufwand als beim Bromsulphthaleintest, also in der ambulanten Praxis bessere Durchführbarkeit.
2. Gleichzeitige Mitbestimmung des Blutvolumens.

Nachteil der Methode:

Etwa 1/3 der Fälle, die schon einen pathologischen Bromthaleintest zeigen, entgehen der Diagnostik mit dem Zweifarbstoff-Test. Es bestehen keine direkten Parallelen zwischen der 10-Minuten- und der 60-Minuten-Ausscheidung.

Zylinder s. Harnsediment

Anhang

Differentialdiagnose verschiedener Schilddrüsenerkrankungen

Radiojodtest *1	Diagnose		T_3-Test s. S. 388	$PB^{127}J.$	$PB^{131}J.$ nach 48 Std. s. S. 389	UWR s. S. 389	BEI s. S. 390	Szintigramm *2
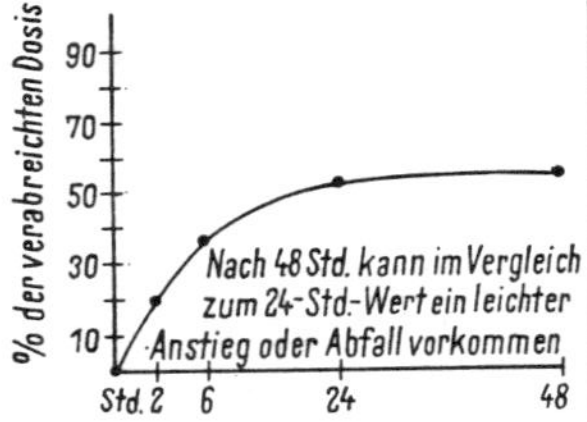	Gesunde Schilddrüse Euthyreose		→	→	→	→	→	normal
	Euthyreote Struma		→	→	→	→	→	vergrößerte Schilddrüse
	Warmer Knoten (Noduläre Hyperplasie) bei Euthyreose		→	→	→	→	→	s. S. 393
	Kalter Knoten in sonst normaler Schilddrüse		→	→	→	→	→	s. S. 393
	Kompensiertes autonomes Adenom		→	↑/→	↑/→	↑/→	↑/→	s. S. 393
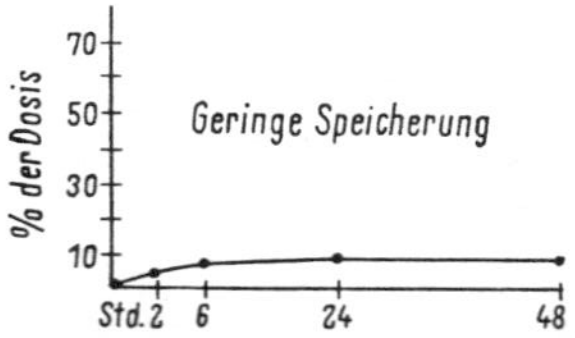	Hypothyreose	hypophysär (sekundäres Myxödem)	↓	↓	↓	↓	↓	TSH-Test +
		Primäres Myxödem angeboren (Kretinismus)	↓	↓	↓	↓	↓	Struma, TSH-Test ⌀
		erworben	↓	↓	↓	↓	↓	TSH-Test ⌀ (Anamnese!)
	Hyperthyreosis factitia (medikamentöse Hyperthyreose)		↓/→	↑	↓	↓/→	↑	

	Jodverseuchung durch Medikamente und Kontrastmittel	↓→	↑↑	↓	↓→	↑→ *	* Erhöht nur bei Hormonmedikation!
	Thyreoiditis (subaktive, granulomatöse de Quervain)		↑	↓	↓	↓	Schlechte evtl. unregelmäßige Speicherung
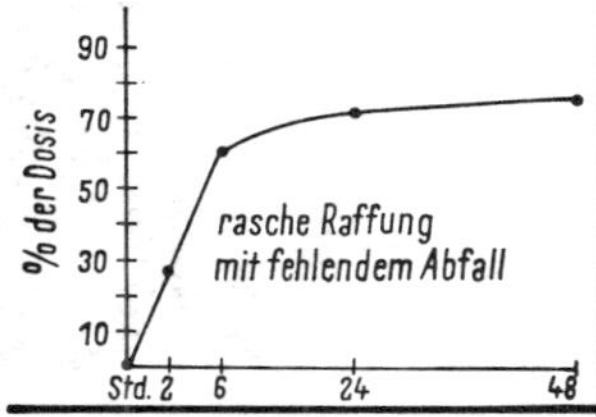 	Gesunde Schilddrüse im Jodmangelzustand	↓→	↓→	↘→	↘→	→	
	Jodmangelstruma	↓→	↓→	↘→	↘→	→	
	Hyperthyreose	↑ >80%	↑	↑	↑	↑	Normale Schilddrüse
	Morbus Basedow	↑ >80%	↑	↑	↑	↑	Struma
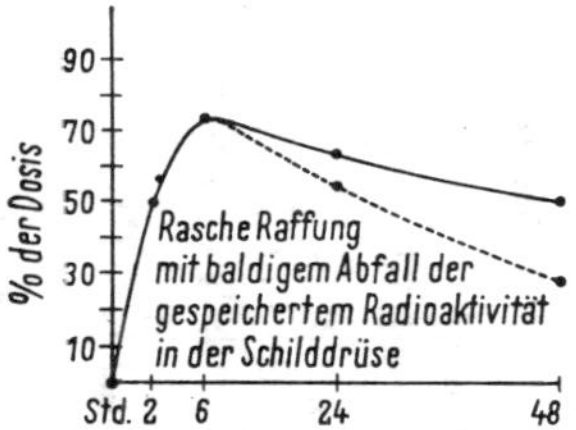 	Jodfehlverwertung	↑→	↑→	↑→	↑→	↓→	Normale Größe oder auch Struma. Beachte, daß auch hypothyreote Bilder im Radiojodtest und bei den übrigen Laborbefunden vorkommen können
	Toxisches Adenom	↑	↑	↑	↑	↑	Alleinige Darstellung des Adenoms. s. S. 393
	Endokrine Ophthalmopathie	Euthyreot oder hyperthyreot					
	Beschleunigter Umsatz in Restschild- nach Strumektomie	↗→	→	→	↑	→	

Der Radiojodtest (oder besser Radiojodspeicherungstest) gibt Auskunft über den zeitlichen Ablauf des Jodstoffwechsels in der Schilddrüse. Sein Verlauf hängt ab von der Jodidaufnahme der Schilddrüse, dem Einbau des Jods in die organischen Verbindungen und der Ausschüttung der Schilddrüsenhormone in die Blutbahn. Der Radiojodtest vermittelt einen Einblick in die Kinetik des Radiojodumsatzes, er gibt jedoch keine Auskunft über Art und Menge der tatsächlich von der Schilddrüse ausgeschütteten Hormone. Über Bewertung einiger wichtiger Veränderungen des Radiojodtests s. obige Kurven (S. 406/407).

Die Schilddrüsenszintigraphie wird meistens in Kombination mit dem Radiojodtest durchgeführt und liefert ein funktionstopographisches Bild der Schilddrüse, wobei Form, Größe und Lage der jodanreichernden Bezirke aufgezeichnet werden. Änderungen der Speicherungsdichte werden dabei entweder in Farbänderungen oder in Dichteänderungen der Markierung zum Ausdruck gebracht. Dies geschieht durch zeilenförmiges Abtasten der Schilddrüse mit einem geeigneten Detektor. Über Szintigraphie bei Schilddrüsenadenomen s. S. 413!

Beim T_3-Test wird die freie Thyroxinbindungskapazität bestimmt, entweder durch Bindung von markiertem T_3 an Erythrozyten oder an ein Ionenaustauschharz. Bei Hyperthyreose ist das Thyroxin bindende Globulin weitgehend mit Thyroxin besetzt, so daß sekundär bindende Blutbestandteile das zugegebene markierte T_3 (Trijodthyronin) binden. In gleichem Sinne verhalten sich gewisse Kunstharze. Erhöhte Bindung deutet auf Hyperthyreose, erniedrigte auf Hypothyreose hin. Der besondere Vorteil dieses Verfahrens liegt in der fehlenden Strahlenbelastung des Patienten und in der Unabhängigkeit von der vorangegangenen exogenen Jodbelastung des Patienten. Der T_3-Test reicht jedoch niemals allein zur Diagnostik, sondern sollte in Kombination mit anderen Verfahren durchgeführt werden.

Erhöhte T_3-Test-Werte:

Physiologisch

Säuglingsalter

Pathologisch

Hyperthyreose	
Nephrotisches Syndrom	*Änderung der Bindungsverhältnisse.*
Leberschäden (?)	*Auch Verringerung der Bindungsfähigkeit wird in anderen Literaturstellen beschrieben.*

Urämie	
Abortus imminens	
Fortgeschrittenes Karzinom	
CO_2-Retention	
Cor pulmonale	
Lungeninsuffizienz	
Vorhofarrhythmien (?)	
Polycythaemia vera	
Medikamente	
Dikumarol	
Diphenylhydantoin	
Heparin	
Penizillin	*Nur bei hohen Dosen*
Phenylbutazon	*Z. B. Butazolidin oder Elmedal*
Prednison	
Salizylate	

Erniedrigter T_3-Test

Physiologisch	
Normale Schwangerschaft	
Menstruation	
Pathologisch	
Hypothyreose	
Lebererkrankungen (?)	*s. bei erhöhten Werten*
Medikamente	
Thyreostatika	*Hemmung der Hormonsekretion*
	Nur bei akut hoher Dosis mit Plummerungseffekt. Sonst ist der T_3-Test von exogener Jodzufuhr nicht beeinflußbar.
Östrogene	
Östrogene mit Kortison	

PB ^{131}I nach 48 Stunden

Durch Eiweißfällung des Serums nach 48 Std. kann das an Protein gebundene ^{131}J bestimmt werden. Im wesentlichen entspricht es dem umgewandelten Jod.

UWR ist die Umwandlungsrate. Sie wird bestimmt durch das Verhältnis von PB^{131}I zu ^{131}J.

Berechnung: $$UWR = \frac{\text{Impulsrate PB}^{131}\text{I}}{\text{Impulsrate }^{131}\text{J im Serum}} \times 100\%$$

Normalwert nach 24 Std.: 10—50%

BEI = Butanol-extrahierbares Jod

Mit der Butanolextraktion werden nur T_3 (Trijodthyronin) und T_4 (Thyroxin) erfaßt. Bei exogener Störung des PBI wird mit BEI der wahre Hormonjodanteil im Serum erfaßt. Auch bei Thyreoiditis und Schilddrüsenkarzinomen bestehen erhebliche Differenzen zwischen PBI und BEI. Das Untersuchungsverfahren ist sehr kompliziert und wird daher nur selten angewandt.

Störmedikamente und Störsubstanzen des Radiojodtestes (alphabetisch)
(mindestens 1–3 Monate vor Testbeginn absetzen – Vorsicht: Liste nicht vollständig!)

Actyron
Aderin
Agontan
AM 49
Amplivix
Amplivix S
Animasa-forta „Organomed“
Apondom
Antasthmaticum ISN
Anthyrinum
Arteriosclεroticum Naturale „Lappe“
Asthmamittel „DAW“ 53
Asthma 6 „Hobein“
Asthmasol
Astrumin
Azojod-Lösung

Bartelin-Salbe
Biocitin purum
Biocitin Glutamin
Biocitin mit Vitamin B 12
Bronchitect
Bronchonerg-Hustentropfen
Bronchonerg-Hustensirup

Calcisanguin
Cefathyreon
Chloroform-Isapogen
Compretten-Kalium jodatum „MBK“

Detulin
Destrumin
Desplegum
Diaporin
Dijodthyrosin comp.
Dijodyl
Dijozol
Dijozol-Schnupfenpulver
Dolorsan
Drobena 101

Ecks-Asthma-Pulver
Elero-Asthma-Tropfen
Elityran
Emser-Salz „Stada“
Endojodin „Bayer“
Ephepect
Euphyllin-Jod-Calcium
Euteberol

Faexojodan
Favistan „Asta“
Furunkulosin

Gelodurat Kalium jodatum
Gomban
Guttajod

Helojodan
Hyperämol „Krewel“
Hypostat

Ikastear

Indrovisal
Inkretan
Irenat

Jobramag
Jocapral
Jocapraletten
Jocid
Jod-Calcium-Diuretin
Jod-Campher-Chloroform-Vasogen
Jodetten „Dr. Winzer"
Jodex „Protina"
Jodglidine „Klopfer"
Jod-Kaliklora
Jodlauge, Tölzer
Jodo-Muc mit Jod
Jod-Percutol
Jod-Sapan
Jod-Schwefel-Toruletten
Jod-Sedocalcium
Jod-Sedocalcium-Theobromin
Jodseife, Tölzer
Jodquellensalz, Tölzer
Jodtabletten, Tölzer
Jod-Turipol
Jod-Vasogen
Jod-Vel (Ungt. Lugol. 3%, 6%, 10%)
Jokasil
Jo-Rhoedan
Josikol
Jotifix

Kropfkur nach Ottinger

Lamithyron
Lebrojan-Drag.
Lecin
Leukona-Jod-Bad
Lycopus „Steigerwald"
Lycocyn (Lykolyt)
Lyss-Tropfen

Macino-Asthma-Pulver
Mandrorhinon
Mediment „Krewel"
Methylthioracil „Woelm"
Mexaform S
Mutellon
My-Jod

Neocajod
Neo-Thyreostrat

Oranoderm, Animasa-Forte
Osnol Rheuma-Rub. „Orgamed"
Otosclerol mit Jod

Palästra
Pardinon „Bayer"
Pascossan
Pharhin mild
PHH-Holzinger
Pitufren
Pitufren comp.
Presojod-Trocken
Primotussan-Balsam
Propycil
Prothyrysat „Bürger"

Resplegum
Restausat
Rhinovasmol „Dr. Riethmüller"
Rheukomen
Rheumabreak
Rheuma-Ex
Rolinex-Nasensalbe
Rulun

Salicil-Isapogen
Salvistruman
Sanasi
Schieferöl Isapogen
Seniovita
Septojod
Dr. Sidler-Asthma-Sidletten
Sklerocholin
Somasthmon

Spongiosal
Strak-Jod-Kalikbra
Struma-Balsam ISN
Strumaplant Tabletten
Strumasaar
Struma-Stop cum Crataegus
u. Lycopus
Für kurze Zeit (wenige Tage) stören beim Radiojod-Test auch Antibiotika, Bromsulphthalein, Kobalt, Kortikosteroide, Östrogene, Phenylbutazon, Quecksilberdiuretika, Sulfonamide und Tuberkulostika.
Struma-Stop cum Crataegus
u. Lycopus u. Digitalis
Strumedical
Strumeel-forte
Strumetten
Strumex
Sulfojodetten

Theobromin-Sedocalcium
Therment-„Krewel"
Thybon
Thybon forte
Thymus „Henning"
Thyranon
Thyratrop
Thyreocordon
Thyreogutt liquid u. Tabletten
Thyreohorm
Thyreochorma
Thyreoid-Dispert
Thyreoidea „Henning"
Thyreoidin „Merck"
Thyreoiton „Feldhoff"
Thyreo-Mack
Thyreonorman
Thyreostat und Thyreostat II
Thyreostimulin
Thyreototal-Dragees
Thyreotropin
Tithen
Trisan-Hommel
Tussiozwo-Hustensaft
Tussiozwo-Hustentropfen

Vesalium (8 Wochen)
Vioform
Viscosal-R „Walter"
Viscosal „Walter"

Differentialdiagnose verschiedener Schilddrüsenadenome

Diagnose	Szintigramm normal	nach Suppressionstest	nach TSH-Belastung	Leerlaufphänomen
Noduläre Hyperplasie bei Euthyreose	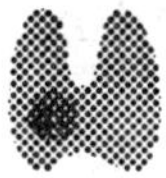	Relation unverändert Speicherung insgesamt abgeschwächt	unverändert	∅
Kompensiertes autonomes Adenom	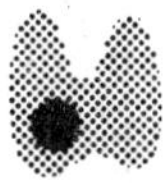	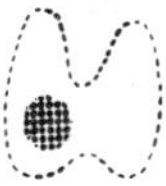	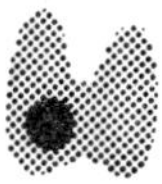	+
Dekompensiertes autonomes (toxisches) Adenom	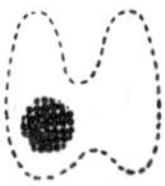	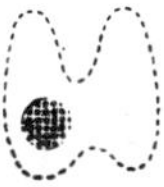	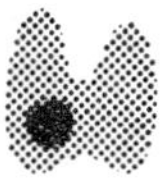	+
Kalter Knoten*	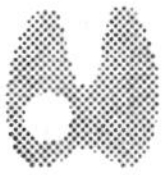	unverändert	unverändert	

* Bemerkungen: z. B. Zyste, Blutung, Abszeß, Metastase, entdifferenziertes Schilddrüsenkarzinom oder degenerative Veränderung.

NB: Das differenzierte Schilddrüsenkarzinom ist zur ^{131}J-Speicherung befähigt, seine Metastasen können dabei im Szintigramm nachgewiesen werden.

Differentialdiagnostik der wichtigsten Leberkrankheiten

	Bilirubin	SGPT	SGOT	Alkal. Phos.	GLDH	LDH	Elektrophorese	Fe	Ergänzende Untersuchungen
Hepatozellulärer Ikterus	↑	↑	↑	∠	↑	∠	α↗, γ↗	↑	Prognostisch wichtig! Ch–E ↖ Prothrombin ↓, mit Vitamin K nicht normalisierbar.
Anikterische Hepatitis	→	↑	↑↗	∠	∠	∠	α↗, γ↗	↳	Ch–E ↖
Cholangiohepatitis	↳	↑↗	↑↗	↑↗	∠	→	α↗, (γ↗)	~	Ubg ↑ entsprechend dem Grad der Entzündung.
Chronische Hepatitis	∠	↗	↗	∠	∠	→	γ↑	↳	
Zirrhose	∠	∠	∠	∠	∠	→	α↑↑	~	Ch–E ↓
Verschlußikterus	↑	→	→	↑	→	→	~	~	Ubg ↓ Prothrombin ↓, mit Vitamin K normalisierbar.
Cholangitis	∠	∠	∠	↑↗	→	→	α↑	↳	Ubg ↑
Fettleber	∠	∠	∠	→	→	→	~	↳	Alkoholische Fettleber: Ch–E ↑ oder ↗ bei fortgeschrittenem Schaden abfallend, gleichzeitig Zunahme der Gamma-Glob. Bromthaleintest, Galaktosebelastungsprobe, Glukose- und Tolbutamidbelastung evtl. durchführen, s. d.

Posthepatitische und kostituionelle Hyperbilirubinämie	↗	→	→	→	→	→	→	→	Evtl. leicht erhöhte Porphyrinausscheidung
Toxischer Leberschaden	↳	↑	↑	→	↑	↗	→	∼	Anamnese!
Akute Leberdystrophie	↑↗	↑	↑	→	↑	→	∼	∼	Leucin- und Tyrosinnachweis im Harn (Kristalle!)
Leber-koma: Zerfallskoma	↑	↑	↑		↑	↑	∼	↑	Foetor hepaticus, Flapping Tremor, meist akut im Gefolge von Intoxikation oder schwerer Hepatitis. Ammoniak im Serum ↗. Präfinal Abfall der Transaminasen. Elektrolyte ↘
Leber-koma: Ausfallskoma	↗	↗	↗		↗	↗	γ↑↑	(↗)	Ammoniak ↑, Elektrolyte ∼
Elektrolytkoma	→	→	→		→	→			Elektrolyte im Serum, v. a. K ↓ EKG-Veränderungen!
Metastasenleber (Tumor)	↳	↳	↳	↑	∠	↑	α↑	↓	
Hämolytischer Ikterus	↑ unkonjugiert	→	→	→	→	↳	→	↑	Ubg ↑↑

Literatur*

1. Achenbach, W.: Münch. med. Wschr. 104, 566 (1962)
2. Agress, C. M. und J. H. C. Kim: Amer. J. Cardiol. 641 (1960)
3. Albath, W., H. Lommel und M. F. Schloß: Vademecum der medizinischen Laboratoriumsdiagnostik, Würzburg 1967
4. Aldridge, W. M. und D. R. Davis: Brit. med. J. 1, 945 (1952)
   Aly, F. W.: s. Nr. 345
5. Amelung, D.: Fermentdiagnostik interner Erkrankungen, Georg Thieme Verlag, Stuttgart 1964
6. Amelung, D. et al.: Dtsch. med. Wschr. 91, 851 (1966)
7. Anderson, H. C. and M. McCarty: Amer. J. Med. 8, 445 (1950)
8. Aponté, G. E. und T. R. Fetter: Amer. J. Clin. Path. 24, 1363 (1954)
9. Arias, I. M.: Bull. New York Acad. Med. 454 (1959)
10. Arthur, A. B. and B. D. R. Wilson: Brit. med. J. 539 (1967)
11. Astrup, P. et al.: Lancet 1035 (1960)
12. Aviram, A. et al.: J. of Lab. and Clin. Med. 3 (1966)
    Bärschneider M.: s. Nr. 326
13. Bäumer, A.: Monatskurse ärztl. Fortbild. 17, 568 (1967)
14. Baitsch, H.: Münch. med. Wschr. 106, 878 (1964)
15. Baldauf, H. und W. Jacobi: Acta neurochirurg. 377 (1959)
16. Bansi, A. W.: Klin. d. Gegenwart, Urban u. Schwarzenberg Verlag, München-Berlin (1960)
17. Bargon, G. und Ch. Hochmiller: Acta Hepato-Splenol. 201 (1966)
18. Bauer, H. und D. Seitz: Klin. Wschr. 31, 323 (1953)
19. Bauer, H.: Klinik der Gegenwart, Bd. 4, S. 367. Urban und Schwarzenberg Verlag, München-Berlin 1967
20. Becher, E.: Münch. med. Wschr. 71, 1611 (1924)

* Da die Materialsammlung zunächst nur zum privaten Gebrauch erfolgte, sind z. T. nur die Jahrgangszahlen, nicht jedoch die Jahrgangs-Nummern enthalten!

21. Becher, E.: Ergeb. inn. Med. Kinderheilk. 194 (1939)
22. Becker, H. J.. Münch. med. Wschr. 108, 815 (1966)
23. Begemann, H. und H.-G. Harwert: Prakt. Hämatologie, Stuttgart (1967)
24. Berg, G. und G. Honsig: Therapiewoche 16, 448 (1966)
25. Berning, H. und A. Fischer: Dtsch. med. Wschr. 86, 2153 (1961)
26. Berning, H.: Dtsch. med. Wschr. 91, 1090 (1966)
27. Bezmann, A., D. G. Kinnear und N. Zamcheck: J. Lab. Clin. Med. 226 (1959)
28. Björnesjö, K. B. et al.: Scand. J. Clin. Lab. Invests 11, 238 (1959)
29. Blanchaer, M. C. et al.: Blood 13, 245 (1958)
30. Bleifeld, W. und G. Gehrmann: Dtsch. med. Wschr. 92, 1072 (1967)
31 Bock, H. E.: Dtsch. med. Wschr. 90, 1722 (1965)
32 Böhme, C.: Ärztl. Lab. 3, 197 (1958)
33. Borelli, S. und N. Berowa: Münch. med. Wschr. 106, 118 (1964)
34. Borgmann, K.: Dtsch. Apoth. Ztg. 263 (1955)
35. Boshamer, K.: Lehrbuch der Urologie. Gustav Fischer Verlag, Stuttgart (1963)
36. Bosnes, R. W. and H. H. Taussky: J. Biol. Chem. 158, 581 (1945)
37. Boyd, R. V. and B. I. Hoffbrand: Brit. med. J. 901 (1966)
38. Braun-Falco, O. und H. Geissler: Med. Welt 13, 1737 (1962)
39. Breuer, E. und G. Stahler: Med. Welt 17, 1013 (1966)
40. Brock, J.: Biolog. Daten f. d. Kinderarzt. Springer-Verlag, Berlin-Göttingen-Heidelberg 1954
41. Brod, J. and J. H. Sirota: J. Clin. Invest. 27, 645 (1948)
42. Bruce, R. et al.: Brit. med. J. 7125 (1958)
43. Büscher, H. K.: Monatskurse ärztl. Fortbild. 15, 479 (1965)
44. Büttner, H.: Dtsch. med.

Wschr. 91, 784 (1966)
Burg, H.: s. Nr. 347
45. Burnett, W.: Lancet 1, 488 (1954)
46. Burton, J. L.: Brit. med. J. 214 (1967)
47. Bustamante, V.: Bull. Soc. Chim. Biol. 39, 155 (1957)
48. Carcassi, U. und S. Pitzus: Minerva med. 48, 3 (1957)
49. Caroli, J., V. Corcos: Maladies des voies biliaires intrahépatiques segmentaires. Paris 1964
50. Chanarin, I. und M. C. Bennett: Brit. med. J. 1, 985 (1962)
51. Chaptal, J., R. Jean, R. Guillaumot und G. Morel: Arch. pediat. S. 905 Paris 1963
52. Choresis, C. und D. Leonidas: Acta Paediat. S. 293 Stockholm 1962
53. Christiansen, P. A., J. B. Kirsner and J. Ablaza: Amer. J. Med. 27, 443 (1959)
54. Churgina, R.: Klin. Med. 11, 70 (1956)
55. Clarke, E. et al.: Clin. Sci. 14, 421 (1955)
56. Clayton, B. et al.: Arch. Dis. Childh. 208 (1963)
Cobet, R., K. Gutzeit und H. Bock: s. Nr. 327
57. Colowick and Kaplan: Methods in Enzymology. Bd. 2 New York 1955
58. Crooks, J., I. P. C. Murray und E. J. Wayne: Lancet 1, 604 (1958)
59. Csömör, S. et al.: Zbl. Gynaekol. 85, 1866 (1963)
60. Czitober, H. et al.: Klin. Wschr. 42, 1179 (1964)
61. Demling, L.: Dtsch. med. Wschr. 90, 1267 (1965)
62. Dieckhoff, J.: Lehrbuch der Pädiatrie. Leipzig 1966
Documenta Geigy: s. Nr. 328
63. Doenicke, A. und St. Schmidinger: Med. Klin. 60, 2112 (1965)
64. Dubach, U. C. und K. Margreth: Dtsch. med. Wschr. 90, 1429 (1965)
65. Dubin, I. N. und F. B. Johnson: Medicine 155 (1954)
66. Dulce, H.-J.: Dtsch. med. Wschr. 91, 325 (1966)
67. Eastham, R. D.: Acta med. scand. 171, 375 (1957)
68. Eastham, R. D. et al.: Acta med. scand. 172, 277 (1958)
69. Eastham, R. D. et al.: Ann. Rheumatic. Dis. 17, 314 (1958)
70. Eastham, R. D.: Clin. Hematology. Bristol 1961
71. Eastham, R. D.: Biochem. Val. in Clin. Med. Baltimore 1963
Ehrly, A. M. et al.: s. Nr. 337
72. Ehrly, A. M.: Ärztl. Forschung 21, 323 (1967)
73. Elter, S. K. et al.: Amer. Heart, J. 64, 533 (1956)
74. Elliot, B. A. and J. H. Wilkinson: Lancet 2, 71 (1962)
75. Elmadjian, M. et al.: Recent Progr. Hormone Res. 14, 513 (1958)
76. Euler, U. S. von: Ciba Found Coll. Endocr. 11, 379 (1957)
77. Fanconi, A.: Praxis 56, 271 (1967)
78. Feinstein, A. R. and R. G. Petersdorf: Ann. intern. Med. 44, 899 (1956)
79. Fenner, O.: Monatskurse ärztl. Fortbild. 16, 191 (1966)
80. Fenner, O.: Persönliche Mitteilung
81. Figdor, P. P. and H. Wiltschke: Wien. med. Wschr. 116, 525 (1966)
82. Finger, H.: Med. Welt 16, 2531 (1965)
83. Firkin, B. G.: Quart. J. Med. 27, 187 (1958)
84. Fishman, W. H. und F. Lerner: J. Biol. Chem. 200, 89 (1953)
85. Fishman, W. H. et al.: J. Clin. Invest. 1034 (1953)
86. Förster, H., H. Mehnert und I. Alhough: Klin. Wschr. 45, 436 (1967)
87. Fourman, P., D. B. Morgan: Proc. Nutr. Soc. 34 (1962)
88. Fowler, D. und W. T. Cooke: Gout 1, 67 (1960)
89. Frahm, H.: Dtsch. med. Wschr. 91, 499 (1966)
90. Fuller, R. H.: Military Medicine 22 (1963)
91. Gasser, C., R. Goutier et al.: Schweiz. med. Wschr. 85, 905 (1955)
92. Gerlach, U., H. Losse und C. G. Schmidt: Klin. Wschr. 39, 195 (1961)
93. Giese, R.: Ärztl. Lab. 12, 285 (1966)

94. Gitlin, D. et al.: J. Clin. Invest. 35, 1199 (1956)
95. Gitter, A. und L. Heilmeyer: Taschenb. klin. Funktionsprüfungen. Gustav Fischer Verlag, Stuttgart 1963
96. Gladke, E. und H. Rind: Klin. Wschr. 44, 88-90 (1966)
97. Gleiss, J.: Monatskurse ärztl. Fortbild. 16, 484 (1966)
98. Gofman, J. W. et al.: Circulation 679 (1966)
99. Goldeck, H.: Dtsch. med. Wschr. 2343 (1966)
100. Gossmann, H. H.: Internist 7, 236 (1966)
101. Gossmann, H. H. und G. Baltzer: Med. Klin. 62, 938 (1967)
102. Grafe, G.: Hippokrates 34, 736 (1963)
103. Graig, F. A. und F. M. Jacobus: Sitzungsbericht des American College of Physicians (Bericht Med. Trib. 1967, Nr. 38/1)
104. Gray, C. H.: The Bilepigments. London 1953
105. Gretschel, L.: Vorabdruck im med. Monatsspiegel, 38 (1967)
106. Gross, R.: Monatskurse ärztl. Fortbild. 13, 136 (1963)
107. Gross, R., W. Gerhard und G. Rassner: Dtsch. med. Wschr. 91, 1869 (1966)
108. Gross, R. und D. Jahn: Lehrbuch der Inneren Medizin. F. K. Schattauer Verlag, Stuttgart 1966
109. Grunke, W.: Lehrbuch der Hämatologie. Halle/Saale 1962
110. Günther, P. G. und E. Kiefer: Med. Klin. 50, 1944 (1955)
111. Gutman, A. B.: Amer. J. Med. 27, 875 (1959)
112. Händel, D. und W. Kitlak: Dtsch. med. Wschr. 91, 1781 (1966)
113. Hänze, S.: Magnesiumstoffwechsel, Stuttgart 1962
114. Hänze, S. und C. A. Pierach: Dtsch. med. Wschr. 91, 837 (1966)
115. Hafter, E.: Praktische Gastroenterologie. Georg Thieme Verlag, Stuttgart 1965
116. Hallen, J.: Bericht auf dem Kongreß der International Hematology Society. Sydney 1966
117. Hallmann, L.: Klin. Chemie und Mikroskopie. Georg Thieme Verlag, Stuttgart 1960
118. Hallmann, L.: Klin. Chemie und Mikroskopie. Georg Thieme Verlag, Stuttgart 1966
119. Hanna, S. et al.: Brit. med. J. 2, 1253 (1961)
120. Harnack, van G.-H.: Monatskurse ärztl. Fortbild. 14, 484 (1964)
121. Harrison, G. A.: Chemical Methods in Clin. Med. London 1957
122. Harter, F.: Ärztl. Mitt. 59, 2503 (1962)
123. Harter, F. et al.: Die med. Welt 16, 2525 (1965)
124. Harter, F., H. C. Schiek und K. Störike: Klin. Wschr. 43, 1114 (1965)
125. Harter, F.: Therapeut. Berichte 207 (1966)
126. Hartmann, F.: Verhdlg. dtsch. Ges. inn. Med. (1957)
127. Hartmann, F. und B. Schlegel: In: Klinik der Gegenwart. Urban und Schwarzenberg Verlag, München-Berlin 1959
Hauss, H.: s. Nr. 329
128. Hauswaldt, Ch. et al.: Dtsch. med. Wschr. 91, 1832 (1966)
Hayduk, K. und W. Knodel: s. Nr. 338
129. Heaton, F. W. and P. Fourman: Lancet II, 50 (1965)
130. Heilmeyer, L., W. Keiderling und F. Wöhler: Dtsch. med. Wschr. 83, 1965 (1958)
131. Heilmeyer, L. und F. Wöhler: Klin. Wschr. 37, 785 (1959)
132. Heilmeyer, L. und F. Wöhler und W. Dusche: Münch. med. Wschr. 101, 2061 (1959)
133. Heilmeyer, L.: Münch. med. Wschr. 109, 677 (1967)
134. Heimsoth, V. et al.: Dtsch. med. Wschr. 90, 1209 (1965)
135. Heimpel, H.: Landarzt 522 (1966)
136. Heikel, K.: Monatskurse ärztl. Fortbild. 15, 458 (1965)
137. Heinrich, H. C. et al.: Klin. Wschr. 44, 831 und 904 (1966)
138. Henning, N.: Klin. Laboratoriumsdiagnostik. Urban und Schwarzenberg Verlag, München-Berlin-Wien 1966
139. Henry, K.: Clin. Chemistry 553 (1964)

140. Hess, B.: Enzyme im Blutplasma. Stuttgart 1966
141. Heyck, H. und G. Laudahn: Klin. Wschr. 41, 905 (1963)
142. Hoff, F.: Klin. Physiologie und Pathologie. Georg Thieme Verlag, Stuttgart 1962
143. Holley, H. L. and W. W. Carlson: Potassium Metabolism in Health and Disease. New York 1955
144. Holtmeier, H.-J.: Med. Klin. 18, 1392 (1964)
145. Holzknecht, F.: Med. Welt, 15, 1461 (1964)
146. Holzmann, K.: Monatskurse ärztl. Fortbild. 17, 644 (1967)
147. Homolka, J.: Chem. Diagnostik im Kindesalter. Springer Verlag, Berlin-Göttingen-Heidelberg 1961
148. Hoppe-Seyler, und Thierfelder: Handbuch der physiol. und pathol. chem. Analyse. Springer Verlag, Berlin-Göttingen-Heidelberg 1953
Hornbostel, H.: s. Nr. 344
149. Hunt, A. H. and H. Lehmann: Lancet 2, 547 (1959)
150. Huser, H.-J.: Dtsch. med. Wschr. 92, 1313 (1967)
151. Jürgens, L.: Dtsch. med. Wschr. 88, 88 (1963)
152. Kahlke, W.: Fortschr. d. Med. 84, 818 (1967)
153. Kaiser, W. und H. Krosch: Z. ärztl. Fortbild. 60, 957 (1966)
154. Kalk, H. und E. Wildhirt: Z. klin. Med. 354 (1955)
155. Karcher, G.: Kurzlehrbuch der Urologie. F. K. Schattauer Verlag, Stuttgart 1967
156. Kark, R. M. et al.: Arch. Intern. Med. 99, 176 (1957)
157. Kazmeier, F.: Münch. med. Wschr. 106, 561 (1964)
158. Keller, W., A. Wiskott: Lehrbuch der Kinderheilkunde. Georg Thieme Verlag, Stuttgart 1961
159. Kienholz, M.: Der Landarzt 43, 782 (1967)
160. King, E. J.: Brit. med. Bull. 160 (1953)
161. King, E. J.: Klin. Chem. 3, Nr. 4, 507 (1957)
162. King, E. J.: Indian Assoc. of Pathologists. p 128. 12th Annual Conference (1961)
163. Klette, H.: Acta Biol. Med. German. 237 (1965)
Knedel, M. und R. Böttger: s. Nr. 349
164. Kress, H. v.: Taschenbuch der med. klin. Diagnostik. Verlag J. F. Bergmann, München 1959
165. Kress, H. v.: Taschenbuch der med. klin. Diagnostik. Verlag J. F. Bergmann, München 1966
166. Krück, F.: Kalium und Elektrolythaushalt. Heidelberg...
167. Krück, F.: Der Internist 2, 623 (1961)
168. Kühn, A.: Almanach ärztl. Fortbild. S 90, J. F. Lehmanns Verlag, München 1963
169. Kuhn, D. et al.: Dtsch. med. Wschr. 91, 91 (1966)
170. Kuhn, D. et al.: Dtsch. med. Wschr. 91, 1634 (1966)
Kuschinsky, G. und H. Lüllmann: s. Nr. 330
171. Kutter, D.: Schnelltests im klin. Laboratorium. Urban und Schwarzenberg Verlag, München-Berlin-Wien 1966
172. La Due, J. S.: Amer. J. Cardiol. 308 (1958)
173. Lang, W.: Münch. med. Wschr. 105, 1598 (1963)
174. Lang, W. und O. Broda: Münch. med. Wschr. 108, 1353 (1966)
175. Lange, H. und H. H. Gossmann: Dtsch. med. Wschr. 92, 296 (1967)
176. Laubinger, G. und I. M. Priest: Klin. Wschr. 38, 662 (1960)
177. Ławkowicz, W. und I. Krzemińska-Ławkowicz: Kliniczna Diagnostyka Róznicowa w Hematologii. Warzawa 1965
178. Lehmann, H. et al.: Proc. R. Soc. Med. 147 (1957)
179. Leiber, B. und G. Olbrich: Die klin. Syndrome. Urban und Schwarzenberg, München-Berlin-Wien 1966
180. Lemann, J. jr. and E. J. Lennon: The J. of Lab. and Clin. Med. 906 (1966)
181. Lick, R. F., H. Welsch, W. Hart und W. Brückner: Fortschr. Med. 83, 677 (1966)

182. Liebermann, J. et al.: Ann. Int. Med. 96, 497 (1957)
183. Likin, S. and S. P. Bessmann: Blood 916 (1956)
184. Lindner, H.: Dtsch. med. Wschr. 91, 1557 (1966)
185. Loenit, K.: Dtsch. med. Wschr. 91, 1609 (1966)
186. Van Loon et al.: Amer. J. Clin. Path. 22, 1134 (1952)
187. Losse, H.: Kurzlehrbuch der Nierenkrankheiten. F. K. Schattauer Verlag, Stuttgart 1963
188. Lowe, K. G.: Clin. Sci. 12, 57 (1953)
189. Lous, P. und O. Sylvest: Scand. J. Clin. Lab. Invest. 40 (1954)
190. Machella, T. E.: Arch. Intern. Med. 96, 322 (1955)
191. Mac Leod, C. M. und O. T. Avery: J. Exper. Med. 73, 183 (1941)
192. Man, E. B. et al.: J. Clin. Invest. 24, 623 (1945)
193. Maretić, Z.: Med. Klin. 18, 1352 (1964)
194. Markoff, H.: Dtsch. med. Wschr. 91, 1689 (1966)
195. Markoff, H.: Schweiz. med. Wschr. 96, 546 (1966)
196. Markoff, N. B. und M. Schmid: Monatskurse ärztl. Fortbild. 13, 51 (1963)
197. Mason, J. H. und F. Wroblewski: Arch. Intern. Med. 245 (1957)
198. Mateer, J. G. et al.: Amer. J. Dig. Dis. 9, 13 (1942)
199. Merten, R., C. Moncke, P. Petrides und H. W. Steinbach: Ges. z. Bekämpfung v. Krebskrankheiten S. 373 Nordrhein-Westfalen (1961)
200. Mertens, H.-G. und W.-Ch. Globig: Dtsch. med. Wschr. 90, 1177 (1965)
Metz, H. und G. Wanner: s. Nr. 350
201. Metz, K. O.: Diss., Göttingen 1963
202. Meulengracht, E.: Klın. Wschr. 118 (1939)
203. Meyer zum Büschenfelde, K. H. und J. Knolle: Klin. Wschr. 44, 875 (1966)
204. Meythaler, F.: Medizin und Ernährung. 195 (1967)
205. Meythaler, F.: In: Klinik der Gegenwart. Urban und Schwarzenberg Verlag, München-Berlin 1963
206. Michel, H.: Monatskurse ärztl. Fortbild. 16, 14 (1966)
207. Milténi, M. und K. Gál: Schweiz. med. Wschr. 88, 310 (1958)
208. Missmahl, H. P.: Münch. med. Wschr. 107, 846 (1965)
209. Missmahl, H. P.: Fortschr. d. Med. 84, 613 (1967)
210. Moeschlin, S.: Klinik und Therapie der Vergiftungen. Georg Thieme Verlag, Stuttgart 1964
211. Moll, W.: Dtsch. med. Wschr. 91, 219 (1966)
212. Moore, C. B. et al.: Amer. J. Med. Sci. 234, 538 (1957)
213. Müller-Wieland, K. und W. Berndt: Münch. med. Wschr. 108, 2611 (1966)
214. Münzenmaier, J.: Dtsch. med. Wschr. 73, 315 (1948)
215. O'Brien, D. und F. A. Ibbot: Laboratory Manual of Pediatric Micro- and Ultramicrobiochemical techniques. New York 1962
216. v. Oldershausen, H. F. et al.: Dtsch. med. Wschr. 90, 29 (1965)
217. v. Oldershausen, H. F. et al.: Dtsch. med. Wschr. 90, 1290 (1965)
218. Oliver, M. F.: Lancet 1321 (1962)
219. Oppermann, A.: Die Medizinische 8, 1865 (1957)
220. Ott, V. R.: Wirbelsäule und Rheumatismus. Stuttgart 1966
221. Pearson, C. M. et al.: Arch. Intern. Med. 376 (1957)
222. Perheentupa, J. und K. Raivio: Lancet II, 528 (1967)
223. Peters, J. B. and D. D. van Slyke: Quant. Clinical Chemistry. S. 908 Baltimore 1946
224. Plenert, W. und W. Heine: Normalwerte. Berlin 1966
225. Plonovski, C. und J. Colin: Explorations biologiques en pédiatrie. Paris 1963
226. Preston, J. A., J. G. Batsakis und R. O. Briere. The Amer. J. of Clin. Path. 237 (1964)
227. Pribilla, W.: Dtsch. med. Wschr. 92, 1774 (1967)
Pschyrembel, W.: s. Nr. 331
228. Pschyrembel, W.: Praktische

Gynäkologie. Verlag Walter de Gruyter, Berlin 1966
229. Rapp, W.: Monatskurse ärztl. Fortbild. 15, 572 (1965)
230. Reber, H. und A. Heusler: Der Landarzt 42, 765 (1966)
231. Reimer, E. E.: Wiener Inn. Med. und ihre Grenzgebiete 45, 466 (1964)
232. Reissmann, K. R. und M. R. Dietrich: J. Clin. Invest 588 (1956)
233. Relman, A. S. and N. G. Levinsky: Ann. Rev. Med. 63 (1961)
234. Richterich, R.: Klin. Chemie. Frankfurt 1965
235. Richterich, R.: Monatskurse ärztl. Fortbild. 16, 563 (1966)
236. Riecker, G.: Der Internist 1, 601 (1961)
237. Rimbach, E.: Therap. Monat. 119 (1961)
238. Rind, H.: Der Landarzt 42, 1435 (1966)
239. Rink, M.: Die Harnanalyse. Wissenschaftliche Verlagsgesellschaft, Stuttgart 1964
240. Ritzel, G. und W. A. Hunzinger: Klin. Wschr. 41, 419 (1963)
241. Rosenheim, M. L.: Lancet 2, 505 (1951)
242. Rosenheim, M. L., E. J. Ross: In: D. A. K. Black, Renal Disease. Oxford 1964
243. Rosenthal, S. M. and I. C. White: J. Amer. Med. Ass. 1112 (1925)
244. Rotor, A. B. et al.: Acta med. Philippina 37 (1948)
Lancet 2, 114 (1959)
245. Sandler, W. und S. Ruthven:
246. Sarles, H. et al.: Dtsch. med. Wschr. 87, 125 (1962)
247. Sarre, H.: Nierenkrankheiten. Georg Thieme Verlag, Stuttgart 1967
Scazziga, B.-R.: s. Nr. 333
Sch . . . s. u.
248. Seidel, K.: Z. ärztl. Fortbild. 55, 529 (1966)
249. Seidel, K.: Z. ärztl. Fortbild. 55, 589 (1966)
250. Semmler, K.: Therapie der Gegenwart. S. 450. Urban und Schwarzenberg Verlag, München-Berlin 1966
251. Shannon, F. T. und E. G. L. Bywaters: Brit. med. J. 2, 1405 (1957)
252. Sherlock, Sh.: Disease of The Liver and Biliary System Oxford 1963
253. Sibley, J. A. und A. L. Lehninger: J. Biol. Chem. 177, 859 (1949)
254. Siegenthaler, W.: Monatskurse ärztl. Fortbild. 17, 60 (1967)
255. Simon, K. H.: Magnesium. Georg Thieme Verlag, Stuttgart 1967
256. Simon, K. H.: Therapie der Gegenwart. Urban und Schwarzenberg Verlag, München-Berlin 1967
257. Smith, A. J.: Biochem. J. 60, 522 (1955)
258. Smith, B. W. und J. H. Roe: J. Biol. Chem. 179, 53 (1949)
259. Smith, H. W. et al.: J. Mt. Sinai Hosp. 59 (1943)
260. Smith, H. W.: The Kidney. New York 1951
261. Seldin, D. W., N. W. Carter and F. C. Rector: In: Strauss, M. B. and L. G. Welt; Disease of The Kidney. Boston 1963
262. Spiro, H. M.: Gastroenterology 544 (1960)
263. Südhoff, H. et al.: Dtsch. med. Wschr. 87, 249 (1962)
St . . . s. u.
264. Sullivan, T. and E. B. Gutman: J. Urol. 426 (1942)
265. Swoboda, W.: Monatskurse ärztl. Fortbild. 17, 486 (1967)
266. Székely, K.: Helv. paed. Acta 94 (1960)
267. Scheiffarth, F., G. Berg, und H. Götz: Papierelektrophorese in Klinik und Praxis. Urban und Schwarzenberg Verlag, München-Berlin 1962
268. Schettler, G.: Dtsch. med. Wschr. 91, 1133 (1966)
Schilling, V.: s. Nr. 332
269. Schlierf, G.: Monatskurse ärztl. Fortbild. 16, 126 (1966)
270. Schlierf, G.: Monatskurse ärztl. Fortbild. 17, 237 (1967)
271. Schmid, F.: Fortschritte der Medizin 84, 106 (1967)
272. Schmidt, E. und H. U. Bergmeyer: Methoden der enzymat. Analyse. S. 752 Verlag Chemie, Weinheim 1962

273. Schmidt, E. und F. W.: Klin. Wschr. 40, 962 (1962)
274. Schmidt, E. und F. W.: Enzymol. Biol. Clin. 1 (1963)
275. Schmidt, E. und F. W.: Enzymfibel. Bibliographisches Institut, Mannheim 1966
276. Schneider K. W., E. R. Heise und F.-G. Lehmann: Enzymologia biol. et clin. 1 (1964)
277. Schneider, K., F.-G. Lehmann und S. Hornung: Med. Klinik 19, 6 (1965)
278. Schneider W.: Ärztl. Forschg. 21, 382 (1967)
279. Schulten, H.: Lehrbuch der klinischen Hämotologie. Georg Thieme Verlag, Stuttgart 1953
280. Schumacher, K. und P. Böhm: Med. Welt 17, 281 (1966)
281. Schwarz, G. Z.: Rheumaforschung 238 (1957)
282. Schwarz, G. Z.: Das C-reaktive Protein. Dr. Dietrich Steinkopff Verlag, Darmstadt 1963
283. Stacher, A.: Wiener Z. Inn. Med. und ihre Grenzgebiete 45, 490 (1964)
284. Stave, U. Z.: Kinderheilkunde 472 (1958)
285. Steurer, G.: Med. Klin. 18, 1944 (1964)
286. Stich, W.: Med. Klin. 16, 1923 (1962)
287. Stötter, G.: Almanach ärztl. Fortbild. J. F. Lehmanns Verlag, München 1966
Stötter, G.: s. Nr. 340
288. Stojanon, S.: Zbl. gynäl. 88, 36 (1966)
289. Strandjord, P.-E. and K. J. Clayson: J. Lab. Clin. Med. 962 (1961)
290. Straub, W.: Praxis 56, 203 (1967)
291. Streicher, H.-J.: Dtsch. med. Wschr. 91, 991 (1966)
292. Streicher, H.-J.: Münch. med. Wschr. 109, 407 (1967)
293. Strohmeyer, G.: Der Internist 7, 33 (1966)
Strohmeyer, G.: s. Nr. 342
294. Talbot, J. H. und F. S. Coombs: J. Clin. Invest. 508 (1938)
295. Talbot, J. H.: Gout. New York 1957
296. Thierfelder, S. et al.: Dtsch. med. Wschr. 89, 506 (1964)
Thomas, H.: s. Nr. 343
Thompson, G. R. et al.: s. Nr. 346
297. Thompson, R. A. und P. J. Vignos: Arch. Int. Med. 103, 551 (1959)
298. Tillet, W. S. und J. Jr. Francis: J. Exper. Med. 52, 561 (1930)
299. Tönnis, W. und K. Nittner: Klinik der Gegenwart. Urban und Schwarzenberg Verlag, München-Berlin 1957
300. Traumann, K. J. und H. Robbers: Der Landarzt 42, 225 (1966)
301. Uehlinger, E.: Münch. med. Wschr. 106, 685 (1964)
Uehlinger, E.: s. Nr. 341
302. Vélez-Garcia, E. et al.: J. of. Lab und Clin. Med. 636 (1966)
303. Vittali, H. P. und J. Harder: Münch. med. Wschr. 106, 151 (1964)
304. Vogt, D., J.-D. Murken und J. Suschke: Fortschr. Med. 84, 878 (1967)
305. Vogt, H.: Klinik der Gegenwart. Urban und Schwarzenberg Verlag, München-Berlin 1960
306. Volk, B. W. et al.: Amer. J. Med. Sci. 232, 38 (1956)
307. Wagner, H.: Der Landarzt 42, 59 (1966)
308. Waldenström, J.: Bericht auf dem Kongreß der Internat. Hematology Society. Sydney 1966
309. Waller, H. D. und G. W. Löhr: Dtsch. med. Wschr. 91, 1603 (1966)
Weber, H.: s. Nr. 348
310. Weicker, H. und D. Kuhn: Dtsch. med. Wschr. 91, 1656 (1966)
Weissbecker, L. et al.: s. Nr. 335
311. Weissmann, C. H.: Schweiz. med. Wschr. 89, 777 und 811 (1959)
312. Wessel, G. und B. Schulze: Z. ärztl. Fortbild. 56, 232 (1967)
313. Wieland, Th. und E. D. Wachsmuth: Biochem. Z. 334, 185 (1961)
314. Wilken, H.: Münch. med. Wschr. 108, 99 (1966)
315. Wilkinson, J. H.: Geriatrics 637 (1965)
316. Wöhler, F. und F. Schönlau: Klin. Wschr. 37, 445 (1959)
317. Wöhler, F.: Münch. med. Wschr. 105, 999 (1963)
318. Wood, P. D. S. et al.: Lancet 604 (1966)

319. Woodward, H. O. and L. F. Craven: J. Clin. Invest. 19, 1 (1940)
320. Wroblewski, F. und J. S. La Due Proc. Soc. Exp. Biol. 90, 210 (1955)
321. Wroblewski, F.: Amer. J. Med. Sci. 234, 301 (1957)
322. Wroblewski, F.: Progr. Cardiovasc. Diss. S. 63 (1965)
323. Wuhrmann, F. und S. Niggli: Münch. med. Wschr. 102, 226 (1960)
324. Wuhrmann, F.: Schweiz. med. Wschr. 107, 343 (1965)
325. Wynn, V. and C. G. Rob: Ibid. 1, 587 (1954)
326. Bärschneider, M.: Kleines Diagnostikon. Gustav Fischer Verlag, Stuttgart 1964
327. Cobet, R., K. Gutzeit und H. E. Bock: Klinik der Gegenwart. Urban und Schwarzenberg Verlag, München-Berlin 1960
328. Documenta Geigy: Wissenschaftliche Tabellen, 6. Auflage
329. Hauss, H.: Lehrbuch der Inneren Medizin. J. F. Lehmanns Verlag, München 1960
330. Kuschinsky, G. und H. Lüllmann: Lehrbuch der Pharmakologie Georg Thieme Verlag, Stuttgart 1964
331. Pschyrembel, W.: Klinisches Wörterbuch. Walter de Gruyter und Co., Berlin 1964
332. Schilling, V.: Das Blutbild und seine klinische Verwertung. Gustav Fischer Verlag, Jena 1933
333. Scazziga, B.-R. und Th. Lemarchand-Béraud: Acta clin. S. Karger Verlag, Basel 1966
335. Weissbecker, L. et al.: Dtsch. med. Wschr. 91, 1909 (1966)
336. Zukschwerdt, L.: Monatskurse ärztl. Fortbild. 17, 631 (1967)
337. Ehrly, A. M. et al.: Klin. Wschr. 43, 943 (1965)
338. Hayduk, K. und W. Knodel: Ärztl. Forschung 22, 117 (1968)
340. Stötter, G.: Persönliche Mit teilungen, 1968
341. Uhlinger, E.: Münch. med. Wschr. 106, 692 (1964)
342. Strohmeyer, G.: Dtsch. med. Wschr. 92, 398 (1967)
343. Thomas, H.: Fortschritte Med. 85, 383 (1968)
344. Hornbostel, H.: Dtsch. med. Wschr. 93, 878 (1968)
345. Aly, F. W.: Med. Welt, 19, 19 (1968)
346. Thompson, G. R. et al.: J. Amer. Med. Ass. 464 (1968)
347. Burg, H.: Med. Klinik, 22, 534 (1968)
348. Weber, H.: Dtsch. med. Wschr. 91, 1927 (1966)
349. Knedel, M. und R. Böttger: Klin. Wschr. 45, 325 (1967)
350. Metz, H. und G. Wanner: Ärztl. Forschung 22, 186 (1968)
352. Schettler, G.: Fettstoffwechselstörungen, Thieme Verlag
353. Schlierf, G.: DMJ, 23/Nr. 11 972
354. Seidel, D.: DMJ, 22/Nr. 141 971
355. Szasz, G., P. Rosenthal, W. Fritsche: DMW, 94, 1911 (69)
356. Sitzmann, F. C., K. Kellerer, M. Bierschenk: Med. Klin. 67, Nr. 37 (1972), s. 1183
357. Hegner, D., W. Dölle, A. Engelhardt: Aktuelle Diagnostik (Böhringer Mannheim). Die Bedeutung der γ-GT in der klinischen Diagnostik
358. Sitzmann, F. C., K. Kellerer u. M. Bierschenk: Das Verhalten der γ-GT im Serum gesunder Kinder, Archiv für Kinderheilkunde, Band 183, Heft 3/1971
359. Schmidt, E. u. F. W.: Med. Welt 21, 805 (1970)
360. Mayr, K.: Wiener Klin. Wschr. 85 (1973), 83, Die γ-GT in der klin. Diagnose
361. Weber, H.: Dtsch.-med. Wochenschr. 94, 181 (1967)
362. Nagel, W., F. Willig u. F. H. Schmidt: Klin. Wschr. 42, 447 (1964)
363. Eisenburg, J.: Fortschritte d. Med. 86, 849 u. 903 (1968)
364. Berg, P.: Hepatitis-assoziiertes Antigen (HAA), Klin. u. imm. Bed., Klin. Wschr. 50, 125
365. Geserick, G.: Hep.-ass.-Antigen, Zeitschr. f. d. ges. inn. Med. 22 (1971)
366. Sattler, A.: Mocudaepho 12 (1969) 590
367. Ahrends, G.: D. Urinanalyse, Ambrosius Barth Verlag 1966
368. Teichmann, W.: Unters. v. Harn u. Konkrementen, VEB Verlag Volk u. Gesundh., Berlin 1967

369. Strassner, W.: Laborwerte u. i. klin. Bed., VEB Verlag Volk u. Gesundh., Berlin 1971

370. Easthan, R. Duncan, R. Richterich u. J. P. Colombo: Interpretation klin.-chem. Laborresultate, F. Karger Verlag, Basel 1970

371. Schwartz, M. K., V. G. Bethone, D. L. Bach u. J. I. Woodbridge: New say for measuring Phosphorhexoseisomerase (PHI) activity clin. chem. 17, 656 (1971)

372. Huber, H., D. Pastner, F. Gabl: Laboratoriumsdiagn. haematolog. u. imm. Erkr., Springer Verl., Berlin-Hamb.-New York (1972)

Bezugsquellennachweis

Alkalische Phosphatase (AP)

Firma:

Boehringer Mannheim GmbH, 68 Mannheim 31, Postfach 51

Farb-Test:

Testcombination »Alkalische Phosphatase« für ca. 100 Bestimmungen.
Best.-Nr.: 15 987.

Zusätzlich:

Natronlage (ca. 0,02 N).
Best.-Nr. 15 903.

Methode:

Der Test beruht auf der Methode nach Bessey und Lowry unter Verwendung von p-Nitrophenylphosphat als Substrat. Das pro Zeiteinheit freigesetzte p-Nitrophenol verursacht eine zunehmende Gelbfärbung, die photometrisch gemessen wird.

Erforderlich:

0,2 ml Serum und 3 Pipettierungen (Ausführliche Beschreibung: Test-Fibel »Alkalische Phosphatase« Boehringer Mannheim).

Geräte:

Es handelt sich um einen Farb-Test, sodaß im Prinzip alle Photometer verwendet werden können, die über ein Blaufilter verfügen. Bei kleineren Geräten und zumal bei älterer Lichtquelle ist jedoch die Lichtintensität in dem benötigten blauen Spektralbereich zu gering, um eine ausreichend zuverlässige Messung zu gestatten. Auch ist bei diesen Geräten die Aufstellung einer Eichkurve erforderlich (Eichsubstanz auf Anforderung kostenlos; Best.-Nr. 15 911).

Es ist daher die Verwendung eines Photometers mit Quecksilberlampe als Strahlungsquelle empfehlenswert, bei dem mit der Wellenlänge 405 nm gemessen wird. Die Aufstellung einer Eichkurve entfällt hierbei! Zusätzlich erforderlich ist ein Wasserbad für 37° C.

Normalwerte:

Erwachsene: 20—48 U/l (37° C).
Kinder: 38—138 U/l (37° C).

Alkalische Phosphatase (AP)
optimiert*

Firma:
Boehringer Mannheim GmbH, 68 Mannheim 31, Postfach 51

Farb-Test:
Testcombination für 90 Bestimmungen, Best.-Nr.: 15 990
Monotest® für 20 Bestimmungen, Best.-Nr.: 15 758

Methode:
Der Test beruht auf der Methode von T. U. Hausamen et al. unter Verwendung von p-Nitrophenylphosphat als Substrat. Das pro Zeiteinheit freigesetzte p-Nitrophenol verursacht eine zunehmende Gelbfärbung, die photometrisch gemessen wird.

Erforderlich:
0,05 ml Serum und 2 Pipettierungen. (Ausführliche Beschreibung: Test-Fibel „Alkalische Phosphatase optimiert". Boehringer Mannheim).

Geräte:
Siehe vorstehenden Abschnitt „Alkalische Phosphatase".

Normalwerte:
Erwachsene: 60—170 U/1 (25° C)
Kinder: 151—471 U/1 (25° C)

Cholesterin
Enzymatischer Farb-Test

Firma:
Boehringer Mannheim GmbH, 68 Mannheim 31, Postfach 51

Farb-Test:
Testcombination für ca. 50 Bestimmungen; Best.-Nr.: 15 732
Testcombination für ca. 180 Bestimmungen; Best.-Nr.: 15 738

Erforderlich:
0,02 ml oder 0,05 ml Serum

Messung:
Spektrallinienphotometer mit Filter Hg 405 nm
Spektralphotometer 410 nm

Normalwerte:
Vorläufige Normalwerte s. Packungsbeilage, endgültige Normalwerte werden z. Z. ermittelt.

CPK aktiviert*
Creatin-Kinase

Firma:
Boehringer Mannheim GmbH, 68 Mannheim 31, Postfach 51

UV-Test:
Testcombination für ca. 20 Bestimmungen; Best.-Nr.: 15 926
Monotest® für 3 Bestimmungen; Best.-Nr.: 15 795
Monotest® für 20 Bestimmungen; Best.-Nr.: 15 873
Monotest® 10 für 3 x 10 Bestimmungen; Best.-Nr.: 15 759

Erforderlich:
0,1 ml Serum

Messung:
im UV-Bereich mit Filter Hg 366 nm bzw. Hg 334 nm

Normalwerte:
bis 50 U/l

Creatinin

Firma:
Boehringer Mannheim GmbH, 68 Mannheim 31, Postfach 51

Farb-Test:
Testcombination für 60—180 Bestimmungen; Best.-Nr.: 15 943

Zusätzlich:
Trichloressigsäure (1,2 N); Best.-Nr.: 15 844

Erforderlich:
1 ml Serum bzw. verd. Harn (1 + 49 mit dest. Wasser)

Messung:
mit jedem Photometer möglich, Grünfilter: 500—550 nm, Hg 546 nm

Normalwerte:
im Serum: Männer: 0,6—1,1 mg/100 ml
Frauen: 0,5—0,9 mg/100 ml
für Creatinin-Clearance:
Männer: 98—156 ml/min
Frauen: 95—160 ml/min

Eisen im Serum

Firma:
Boehringer Mannheim GmbH, 68 Mannheim 31, Postfach 51

Farb-Test: mit Bathophenanthrolin
Testcombination für 30—80 Bestimmungen; Best.-Nr.: 15 947

Erforderlich: 2 ml Serum

Blutentnahme: mit V_2A-Kanüle

Messung: mit jedem Photometer möglich, Grünfilter: 500—560 nm, Hg 546 nm

Normalwerte im Serum:
bei Männern: 59—158 μg/100 ml bzw.
10,6—28,3 μMol/l
bei Frauen: 37—145 μg/100 ml bzw.
6,6—26,0 μMol/l

Galactose

Firma:
Boehringer Mannheim GmbH, 68 Mannheim 31, Postfach 51

UV-Test:
Testcombination für 3 x ca. 10 Bestimmungen; Best.-Nr.: 15 921
Testcombination für 3 x 4 Bestimmungen; Best.-Nr.: 15 932

Messung: im UV-Bereich mit Filter Hg 366 nm bzw. Hg 334 nm

Normalwerte im Vollblut: bis 4,3 mg/100 ml

GLDH aktiviert (Glutamat-Dehydrogenase)*

Firma:
Boehringer Mannheim GmbH, 68 Mannheim 31, Postfach 51

UV-Test:
Monotest® für 19 Bestimmungen: Best.-Nr.: 15 883

Erforderlich: 0,5 ml Serum (hämolysefrei)

Messung: im UV-Bereich mit Filter Hg 366 nm (bzw. Hg 334 nm)

Normalwerte:
Männer: bis 4 U/l
Frauen: 3 U/l

Gesamteiweiß im Serum nach der Biuretmethode

Firma:
ASID Bonz u. Sohn GmbH, 8044 Lohhof bei München

Prinzip:
Eiweißkörper geben ebenso wie andere Stoffe, die mehr als einen Amidrest besitzen, mit Kupfersalzen in alkalischer Lösung eine intensiv violettblau gefärbte Kupferkomplexverbindung.

Reagenzien:
1. Biuret-Reagenz
2. Eiweiß-Standard-Lösung ASID (8 g Albumin / 100 ml)
3. Kontrollserum mit bekanntem Proteingehalt für die Richtigkeitskontrolle:
   RKS ASID, RKP ASID, NORMOSIC®
4. Kontrollserum ohne Angabe von Werten für die Präzisionskontrolle:
   PKS ASID, LPK ASID

Haltbarkeit:
Biuret-Reagenz ist praktisch unbegrenzt haltbar.
Die Laufzeit von Eiweiß-Standard-Lösung beträgt 2 Jahre.

Verfahren:
Makromethode

Man pipettiert in je ein entsprechend beschriftetes Reagenzglas:

	Unbekannte Probe	Standard	Kontrolle	Leerversuch
Patientenserum (UP)	0,1 ml			
Standard-Lösung (ST)		0,1 ml		
Kontrollserum (KT)			0,1 ml	
Biuret-Reagenz	5,0 ml	5,0 ml	5,0 ml	5,0 ml
Gut mischen! 30 Minuten bei Zimmertemperatur stehenlassen.				

Messung bei 546 nm
Schichtlänge: 1 cm

Berechnung: $\frac{\text{Ext. UP}}{\text{Ext. ST}} \times 8$ = g Gesamteiweiß / 100 ml UP

Berechnung für die Kontrolle analog.

Man kann auch die Werte an einer Bezugskurve ermitteln, die man mit Hilfe der Eiweiß-Standard-Lösung ASID am eigenen Photometer erstellt, bzw. mit dem Faktor der Bezugskurve berechnen.
Bei hämolytischen, ikterischen und trüben Seren ist ein Serumleerversuch mitzuführen: 0,1 ml Serum + 5 ml Kochsalz-Lösung. Die Extinktion dieses Leerversuches ist von der Extinktion der betr. Serumprobe abzuziehen.

GOT (Glutamat-Oxalacetat-Transaminase)

Firma:
Boehringer Mannheim GmbH, 68 Mannheim 31, Postfach 51

UV-Test:
Testcombination für ca. 25 Bestimmungen; Best.-Nr.: 15 971
Testcombination für ca. 100 Bestimmungen; Best.-Nr.: 15 955
Testcombination für 2 × ca. 150 Bestimmungen; Best.-Nr.: 15 957
Monotest® für 20 Bestimmungen; Best.-Nr.: 15 871
Monotest® 10 für 4 × 10 Bestimmungen; Best.-Nr.: 15 874

Erforderlich: 0,5 ml Serum

Messung: im UV-Bereich Hg 366 nm (bzw. Hg 334 nm)

Normalwerte: bis 12 U/l

GOT optimiert*

Firma:
Boehringer Mannheim GmbH, 68 Mannheim 31, Postfach 51

UV-Test:
Testcombination für 2 × ca. 25 Bestimmungen; Best.-Nr.: 15 766
Testcombination für ca. 100 Bestimmungen; Best.-Nr.: 15 923
Testcombination für 2 × ca. 150 Bestimmungen; Best.-Nr.: 15 922
Monotest® für 20 Bestimmungen; Best.-Nr.: 15 975
Monotest® 10 für 3 × 10 Bestimmungen; Best.-Nr.: 15 877

Erforderlich: 0,5 ml Serum

Messung: im UV-Bereich Hg 366 nm (bzw. Hg 334 nm)

Normalwerte: Männer: bis 18 U/l
Frauen: bis 15 U/l

GPT (Glutamat-Pyruvat-Transaminase)

Firma:
Boehringer Mannheim GmbH, 68 Mannheim 31, Postfach 51

UV-Test:
Testcombination für ca. 25 Bestimmungen; Best.-Nr.: 15 978
Testcombination für ca. 100 Bestimmungen; Best.-Nr.: 15 956
Testcombination für 2 × ca. 150 Bestimmungen; Best.-Nr.: 15 958
Monotest® für 20 Bestimmungen; Best.-Nr.: 15 878
Monotest® 10 für 4 × 10 Bestimmungen; Best.-Nr.: 15 875

Erforderlich: 0,5 ml Serum

Messung: im UV-Bereich Hg 366 nm (bzw. Hg 334 nm)

Normalwerte: bis 12 U/l

GPT optimiert*

Firma:
Boehringer Mannheim GmbH, 68 Mannheim 31, Postfach 51

UV-Test:
Testcombination für 2 × ca. 25 Bestimmungen; Best.-Nr.: 15 767
Testcombination für ca. 100 Bestimmungen; Best.-Nr.: 15 925
Testcombination für 2 × ca. 150 Bestimmungen; Best.-Nr.: 15 924
Monotest® für 20 Bestimmungen; Best.-Nr.: 15 976
Monotest® 10 für 3 × 10 Bestimmungen; Best.-Nr.: 15 880

Erforderlich: 0,5 ml Serum

Messung: im UV-Bereich Hg 366 nm (bzw. Hg 334 nm)

Normalwerte: Männer: bis 22 U/l
Frauen: bis 17 U/l

* Optimierte Standard-Methode nach den Empfehlungen der Deutschen Gesellschaft für Klinische Chemie

Kontrollseren für Enzyme (E), für Substrate (S) und als spezielles Lipid-Serum Precilip®

Richtigkeits-Kontrollseren

Precinorm® E	4 × 3 ml	Best.-Nr.: 15 918
Precinorm® E	20 × 3 ml	Best.-Nr.: 15 860
Precipath® E	4 × 3 ml	Best.-Nr.: 15 889
Precipath® E	20 × 3 ml	Best.-Nr.: 15 861
Precinorm® S	4 × 3 ml	Best.-Nr.: 15 780
Precinorm® S	20 × 3 ml	Best.-Nr.: 15 864
Precinorm® S	4 × 10 ml	Best.-Nr.: 15 919
Precipath® S	4 × 3 ml	Best.-Nr.: 15 892
Precipath® S	4 × 10 ml	Best.-Nr.: 15 894
Precilip®	4 × 3 ml	Best.-Nr.: 15 938
Precilip®	20 × 3 ml	Best.-Nr.: 15 862

Präzisions-Kontrollseren (ohne Sollwerte)

Precinorm® EPX	4 × 3 ml	Best.-Nr.: 15 646
Precinorm® EPX	20 × 3 ml	Best.-Nr.: 15 647
Precinorm® SPX	4 × 3 ml	Best.-Nr.: 15 652
Precinorm® SPX	20 × 3 ml	Best.-Nr.: 15 653
Precinorm® SPX	4 × 10 ml	Best.-Nr.: 15 648
Precilip® PX	4 × 5 ml	Best.-Nr.: 15 649
Precilip® PX	20 × 5 ml	Best.-Nr.: 15 650

γ-GT
γ-Glutamyl-Transferase

Firma:
Boehringer Mannheim GmbH, 68 Mannheim 31, Postfach 51
Farb-Test:
Monotest® für 20 Bestimmungen; Best.-Nr.: 15 885
Erforderlich: 0,2 ml Serum
Messung: mit Blaufilter bei Hg 405 nm,
ist kein Photometer mit Quecksilberlampe vorhanden — kann also nicht exakt bei 405 nm gemessen werden — muß eine Eichkurve aufgestellt werden.
Eichsubstanz: p-Nitranilin, auf Anforderung kostenlos;
Best.-Nr.: 15 912
Normalwerte: Männer: 6—28 U/l
Frauen: 4—18 U/l

Blutzucker
GOD-Perid®-Methode

Firma:
Boehringer Mannheim GmbH, 68 Mannheim 31, Postfach 51
Enzymatischer Farb-Test:
Testcombination für ca. 20 Bestimmungen; Best.-Nr.: 15 754
Testcombination für 2 × ca. 50 Bestimmungen; Best.-Nr.: 15 755
Testcombination für 3 × ca. 175 Bestimmungen; Best.-Nr.: 15 756
Zusätzlich: URAC® (Enteiweißungslösung), Best.-Nr.: 15 908
Messung: 560—660 nm bzw. Hg 436 oder Hg 578 nm
Normalwerte: 70—100 mg/100 ml

Neutralfett (Triglyceride)

Firma:
Boehringer Mannheim GmbH, 68 Mannheim 31, Postfach 51
UV-Test:
Testcombination für 3 × 4 Bestimmungen; Best.-Nr.: 15 940
Testcombination für 3 × 17 Bestimmungen; Best.-Nr.: 15 989
Packung für Analysen-Automaten für 3 × 35 Bestimmungen; Best.-Nr.: 15 747

Zusätzlich: garantiert glyzerinfreie Hilfsreagenzien:
Äth. Kalilauge, ca. 0,5 N, Best.-Nr.: 15 916
$MgSO_4$-Lösung, ca. 0,15 M, Best.-Nr.: 15 907
Erforderlich: 0,2 ml Serum
Messung: im UV-Bereich mit Filter Hg 366 nm (bzw. Hg 334 nm)
Normalwerte: 74—172 mg/100 ml

Hämoglobinbestimmung im Blut als Hämiglobincyanid

Prinzip:

Kaliumferricyanid oxidiert Hämoglobin zu Hämiglobin, das mit Kaliumcyanid einen für mindestens 24 Stunden stabilen Hämiglobincyanidkomplex bildet.

Reagenzien:

1. Cyanhämiglobin-Reagenz »S«
   a) Trockensubstanz
   b) Detergens
   Ein Fläschchen Trockensubstanz und 1 ml Detergens ergeben mit aqua dest. 1000 ml Reaktionslösung
   Die Reaktionszeit beträgt für dieses Reagenz 3 Minuten
2. Cyanhämiglobinstandardlösung:
   79,6 mg Hämiglobincyanid / 100 ml
   Dies entspricht bei 251-facher Verdünnung 20 g Hämoglobin/100 ml Blut = 12,4 mmol Hb (Fe) / l Blut.
3. Kontrollblut ASID

Haltbarkeit: Die Reagenzien sind ungelöst praktisch unbegrenzt haltbar; gelöst in brauner Glasflasche mindestens 3 Monate.
Bei Standard-Lösung und Kontrollblut Verfallsdatum beachten!
Anzahl der Bestimmungen pro Reagenzienpackung: 800 Bestimmungen.

Verfahren:

(photometrisch)

Man pipettiert in je ein entsprechend beschriftetes Reagenzglas:

	Unbekannte Probe	Standard	Kontrolle	Leerwert
Reaktionslösung	5 ml		5 ml	5 ml
Cyanhämiglobin-Standardlsg. (ST)		5 ml		
Kapillarblut (UP)	0,02 ml			
Kontrolle (KT)			0,02 ml	

Ansatz mit unbekannter Probe und Kontrolle gut mischen! 3 Minuten stehenlassen.

Messung bei:
Wellenlänge 540 nm oder entsprechenden Filtern (520–546 nm) gegen den Leerwert. Schichtlänge 1 cm.

Berechnung:

$$\frac{\text{Ext. UP}}{\text{Ext. ST}} \times 20 = \text{g Hb In 100 ml UP; für Kontrolle analog verfahren}$$

bzw.

$$\frac{\text{Ext. UP}}{\text{Ext. ST}} \times 12{,}4 = \text{mmol Hb (Fe) / l UP}$$

Harnsäure Urica-quant®

Firma:

Boehringer Mannheim GmbH, 68 Mannheim 31, Postfach 51

Enzymatischer Farb-Test:

Testcombination für ca. 50 Bestimmungen; Best.-Nr.: 15 865
Testcombination für ca. 180 Bestimmungen; Best.-Nr.: 15 866

Erforderlich:

0,50 ml Serum bzw. verd. Harn (1 + 9 mit Natriumchlorid-Lösung, 0,9proz., Best.-Nr.: 15 870)

Messung:

mit Blaufilter 405—415 nm, z. B. Hg 405 nm

Normalwerte im Serum:

Männer: 3,4—7,0 mg/100 ml
Frauen: 2,4—5,7 mg/100 ml

Harnstoff

Firma:

Boehringer Mannheim GmbH, 68 Mannheim 31, Postfach 51

Farb-Test: nach Berthelot

Testcombination für ca. 80 Bestimmungen; Best.-Nr.: 15 954
Testcombination für ca. 250 Bestimmungen; Best.-Nr.: 15 930

Erforderlich:

0,02 ml hämolysefreies Serum bzw. 0,20 ml verdünnter Harn (1 + 999 mit dest. Wasser);
außerdem Wasserbad von 37° C

Messung:

mit jedem Photometer möglich; Grünfilter 530—570 nm

Normalwerte:

Serum: 10—50 mg/100 ml
Harn: 20—35 g/24 Stunden

Harnstoff-Bestimmung nach der Berthelot-Reaktion

Firma:
ASID Bonz u. Sohn GmbH, 8044 Lohhof bei München

Prinzip:
Urease katalysiert die hydrolytische Spaltung von Harnstoff. Der entstehende Ammoniak bildet mit Hypochlorsäure Chloramin, das sich mit Phenol und Sauerstoff zu einem Indophenolfarbstoff umsetzt.

Reagenzien:
1. Urease-Mischung
2. Harnstoff-Standard-Lösung (30 mg Harnstoff/100 ml)
3. Natriumhypochlorit-Lösung
4. Phenol-Reagenz
5. Kontrollserum mit bekanntem Harnstoffgehalt für die Richtigkeitskontrolle:
   RKS ASID, RKP ASID, NORMOSIC®
6. Kontrollserum ohne Angabe von Werten für die Präzisionskontrolle:
   PKS ASID, LPK ASID

Haltbarkeit
der Reagenzien: 9 Monate

Anzahl der Bestimmungen:
pro Reagenziensatz 50 Makrobestimmungen

Verfahren:
In je ein entsprechend beschriftetes Reagenzglas pipettieren:

	Unbekannte Probe	Standard	Kontrolle	Leerversuch
Urease-Mischung	0,1 ml	0,1 ml	0,1 ml	0,1 ml
Patientenserum (UP)	0,02 ml			
Harnstoff-Standard.-Lsg. (ST)		0,02 ml		
Kontrollserum (KT)			0,02 ml	
5 Minuten im Wasserbad bei 37°C inkubieren.				
Phenol-Reagenz	5 ml	5 ml	5 ml	5 ml
Natriumhypochlorit-Lösung	5 ml	5 ml	5 ml	5 ml

Gründlich mischen. 15 Minuten im Wasserbad bei 37°C inkubieren. Röhrchen kurz unter fließendem Wasser auf Zimmertemperatur abkühlen. Photometrieren.

Messung: bei 546 nm
Schichtlänge: 1 cm

Berechnung: $\frac{\text{Ext. UP}}{\text{Ext. ST}} \times 30 = \text{mg Harnstoff / 100 ml UP}$

Berechnung der Kontrolle analog.

Kontrollseren für die Klinische Chemie

Firma: ASID Bonz u. Sohn GmbH, 8044 Lohhof bei München

Zur Verbesserung der Zuverlässigkeit von Laboratoriumsergebnissen wurden statistische Kontrollsysteme entwickelt. Mit den Methoden der sog. statistischen Qualitätskontrolle können Präzision und Richtigkeit von Analysenergebnissen geprüft werden.

Die Überwachung der Präzision bezweckt die Erfassung zufälliger, die Überwachung der Richtigkeit die Erfassung systematischer Fehler.

Zufällige Fehler sind grundsätzlich nicht vermeidbar, sie müssen jedoch möglichst klein gehalten werden. Wenn man das gleiche Untersuchungsmaterial mehrfach untersucht, streuen die erhaltenen Werte stets um einen Mittelwert. Streuen die einzelnen Meßwerte stark um den Mittelwert, so ist die Präzision schlecht. Die Präzision ist vor allem abhängig von der Methode, der Güte der Geräte und von der Arbeitsweise der untersuchenden Personen.

Systematische Fehler haben zur Folge, daß die Analysenwerte entweder überwiegend zu hoch oder zu tief liegen. Je größer ein systematischer Fehler ist, um so kleiner ist die Richtigkeit. Ein systematischer Fehler liegt vor, wenn beispielsweise bei Enzymaktivitätsbestimmungen bei zu hoher oder zu tiefer Temperatur gearbeitet wird.

Bei der Kontrolle von Präzision und Richtigkeit von Serumanalysen wird mit käuflichen Kontrollseren gearbeitet. Dei Kontrollseren werden als Stichprobe in die zu untersuchende Serie von Patientenserum eingefügt, sie sind wie Patientenserum zu analysieren.

Für die *Präzisionskontrolle* muß eine ausreichend große Menge *konstanter Zusammensetzung* für längere Zeit zur Verfügung stehen. Die genaue Zusammensetzung muß nicht bekannt sein.

Für die *Richtigkeitskontrolle* müssen *Sollwerte* für die zu bestimmenden Bestandteile und Methoden für das betr. Kontrollserum vorliegen. Neben Kontrollseren für die Richtigkeit mit Normalwerten werden auch Kontrollseren für die Richtigkeit mit Werten im pathologischen Bereich geführt, da es sich als zweckmäßig erwiesen hat, Richtigkeitskontrolle über den gesamten möglichen Bereich durchzuführen.

Präparate:

RKS ASID
flüssiges Kontrollserum für die Richtigkeitskontrolle mit Sollwerten in Normalbereich

PKS ASID
flüssiges Kontrollserum für die Präzisionskontrolle

RKP ASID
flüssiges Kontrollserum für die Richtigkeitskontrolle mit Sollwerten im pathologischen Bereich

Normosic®
lyophilisiertes Kontrollserum für die Richtigkeitskontrolle von Substraten und Enzymen mit Sollwerten im Normalbereich.

LPK ASID
lyophilisiertes Kontrollserum für die Präzisionskontrolle von Substraten und Enzymen.

ERK ASID
lyophilisiertes Kontrollserum für die Richtigkeitskontrolle von Enzymen mit Sollwerten vorwiegend im pathologischen Bereich.

EPK ASID
lyophilisiertes Kontrollserum für die Präzisionskontrolle von Enzymen.

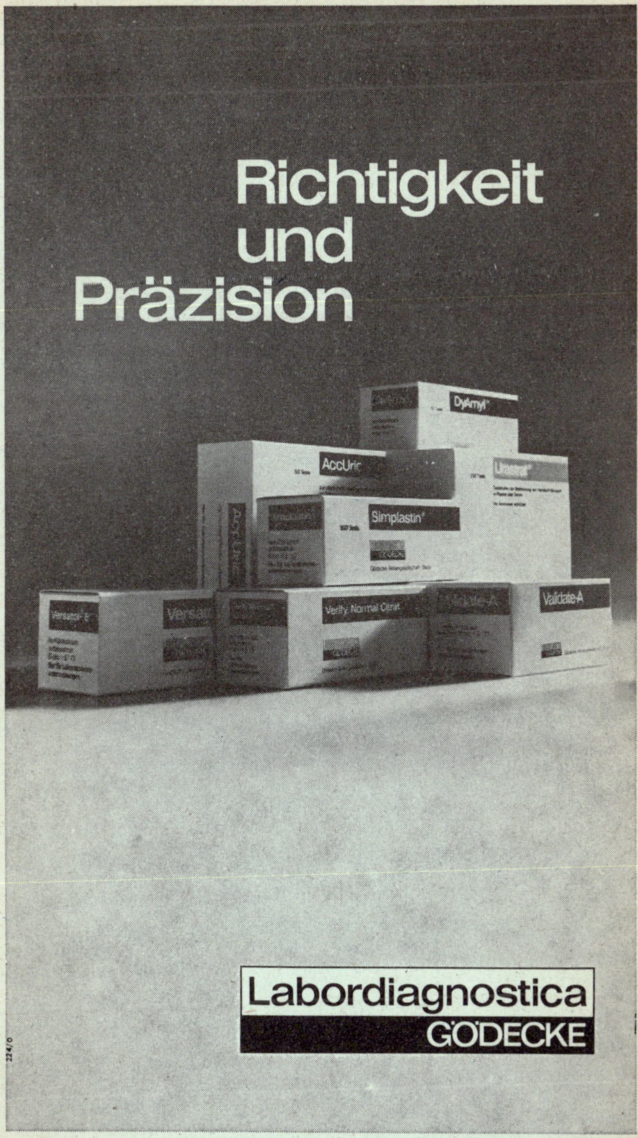
Richtigkeit
und
Präzision
DyAmyl
AccUric
Simplastin
Verify Normal Citrat
Validate-A
Labordiagnostica
GÖDECKE

LAP
Leucin-Arylamidase

Firma:
Boehringer Mannheim GmbH, 68 Mannheim 31, Postfach 51

Farb-Test: mit L-Leucin-p-nitranilid als Substrat
Testcombination für ca. 30 Bestimmungen; Best.-Nr.: 15 952
Monotest® für 20 Bestimmungen; Best.-Nr.: 15 882

Erforderlich: 0,2 ml hämolysefreies Serum bzw. dialysierter Harn

Messung: mit Blaufilter bei Hg 405 nm,
ist kein Photometer mit Quecksilberlampe vorhanden — kann also nicht bei exakt 405 nm gemessen werden — muß eine Eichkurve aufgestellt werden.

Eichsubstanz: p-Nitranilin, auf Anforderung kostenlos;
Best.-Nr.: 15 912

Normalwerte: 8—22 U/l Serum

LDH*
Lactat-Dehydrogenase

Firma:
Boehringer Mannheim GmbH, 68 Mannheim 31, Postfach 51

UV-Test:
Testcombination für 3 x ca. 12 Bestimmungen; Best.-Nr.: 15 977
Testcombination für 2 x ca. 50 Bestimmungen; Best.-Nr.: 15 948
Monotest® für 20 Bestimmungen; Best.-Nr.: 15 887

Erforderlich: 0,1 ml Serum

Messung: im UV-Bereich mit Filter Hg 366 nm (bzw. Hg 334 nm)
Normalwerte: 120—240 U/l Serum

α-HBDH*
Lactat-Dehydrogenase-1-Isoenzym

Firma:
Boehringer Mannheim GmbH, 68 Mannheim 31, Postfach 51

UV-Test:
Testcombination für 3 x ca. 20 Bestimmungen; Best.-Nr.: 15 953
Monotest®: für 20 Bestimmungen; Best.-Nr.: 15 888

Erforderlich: 0,1 ml Serum

Messung: im UV-Bereich mit Filter Hg 366 nm (bzw. Hg 334 nm)
Normalwerte: bis 140 U/l Serum

Thromboplastinzeitbestimmung
Einphasengerinnungszeit nach Quick

Firma:
ASID Bonz u. Sohn GmbH, 8044 Lohhof bei München

Prinzip:
Dem sorgfältig gewonnenen Patientenplasma wird ein Thrombokinase-Calcium-Gemisch zugesetzt und der Eintritt der Gerinnung bestimmt. Mit dem Test werden die Verhältnisse im exogenen Gerinnungssystem erfaßt.

Reagenzien:
1. Thromboplastin Calcium Asid
   Mischung einer mit Natriumdiäthylbarbiturat und Natriumacetat gepufferten Thrombokinase aus menschlichen Placenten und Calciumchlorid.
   Konservierungsmittel: Natriumtimerfonat
2. Standard-Citratplasma Asid
   lyophilisiertes, standardisiertes, gepooltes Normal-Citrat-Plasma zur Erstellung der Eichkurve oder zur Kontrolle.
3. Normales Kontroll-Citrat-Plasma Asid
   lyophilisiertes, gepooltes Citrat-Plasma zur Kontrolle des Normalbereiches.
4. Pathologisches Kontroll-Citrat-Plasma I u. II
   lyophilisierte, gepoolte Citratplasmen zur Kontrolle der oberen und unteren Grenze des therapeutischen Bereiches bei der Anticoagulantientherapie mit Dikumarinen und Indandionen.

Haltbarkeit:
Alle Produkte müssen im Kühlschrank bei +4° — +6°C gelagert werden und sind dann bis zu dem auf der Packung angegebenen Datum verwendbar. Bzgl. Haltbarkeit nach Anlösen siehe Einzelprospekte.

Geräte:
Wasserbad mit Thermostat und Umwälzvorrichtung, Stoppuhr, Pipetten, Reagenzröhrchen, Häkchen, Brenner, ggf. Coagulometer.

Verfahren:
Mit Standard-Citratplasma Asid wird eine Standardkurve erstellt, wobei zu beachten ist, daß hierfür dieselbe Methode (z. B. Häkchenmethode oder Coagulometer) verwandt wird wie auch später für die Untersuchung mit Patientenmaterial. Diese Standardkurve behält so lange Gültigkeit wie man mit Thromboplastin derselben Aktivität arbeitet, in der Regel also mit ein- und derselben Chargennummer. Durch laufende Kontrollen im normalen und pathologischen Bereich überzeugt man sich vom Funktionieren des Testsystems.

Berechnung:
Die im Testansatz ermittelten Zeiten werden über die Eichkurve in Prozent abgelesen und angegeben.
Details siehe Einzelprospekte.

Bestimmung der partiellen Thromboplastinzeit

Firma:
ASID Bonz u. Sohn GmbH, 8044 Lohhof bei München

Prinzip:
Mit der Bestimmung der partiellen Thromboplastinzeit werden die Faktoren des endogenen Gerinnungssystems überprüft.
Der Test eignet sich besonders als Suchtest, z. B. um Blutungsrisiken vor chirurgischen Eingriffen auszuschalten, am besten ergänzt durch den Quicktest, die Blutungszeitbestimmung, die Plasmathrombinzeit und die Thrombozytenzählung.

Reagenzien:
1. PTT-Reagenz
   aus Human-Thrombozyten mit Kaolin als Aktivator.
2. Calcium-Chlorid-Lösung, 0,025 m.
3. Standard-Citratplasma Asid
   lyophilisiertes, gepooltes, standardisiertes Normalplasma zur Kontrolle.
4. Normales Kontroll-Citrat-Plasma Asid
   lyophilisiertes, gepooltes Citratplasma, ebenfalls für die Kontrolle der partiellen Thromboplastinzeitbestimmung geeignet.

Haltbarkeit:
Alle Produkte müssen im Kühlschrank bei +4° — +6° gelagert werden und sind dann bis zu dem auf der Packung angegebenen Datum verwendbar. Bzgl. Haltbarkeit nach Anlösen siehe Einzelprospekt.

Geräte:
Wasserbad mit Thermostat und Umwälzvorrichtung, Stoppuhr, Pipetten, Reagenzröhrchen, Häkchen, Brenner, ggf. Coagulometer.

Verfahren:
Das PTT-Reagenz wird nach Vorschrift angelöst und die Gerinnungszeit in gewohnter Technik bestimmt (siehe auch Gebrauchsanweisung PTT-Reagenz).

Berechnung:
Die ermittelte Zeit wird direkt in Sekunden angegeben.

Register

Anhang: Normalwerte des eigenen Labors

(Tragen Sie bitte die Werte mit Bleistift ein, damit bei Wechsel der Methodik, Angabe in anderen Einheiten usw. die entsprechende Änderung leicht durchgeführt werden kann!)

Normalwerte	Erforderliches Material*
Adrenalin	....
Aldolase	....
Alkali-Reserve	....
Alkalische Phosphatase	....
Alpha-Amylase (Diastase)	....
Alpha-Amylase (Serum)	....
Azetessigsäure (Harn)	....
Azeton (Harn)	....
Azeton (Serum)	....
....	....
....	....
Bilirubin	
Gesamt	....
Konjugiertes (direktes) B.	....
Unkonjugiertes (indirektes) B.	....
Betalipoproteide	....
Blutungszeit	....
Blutzucker	....
Bromthaleintest	....
....	....
....	....
Calcium (Serum)	....
Calcium (Harn)	....

* Mengenangabe von Serum, Plasma, Vollblut, Urin usw.

Anhang: Normalwerte des eigenen Labors

Normalwerte	Erforderliches Material*
C-reaktives Protein	
Chlorid (Serum)	
Chlorid (Harn)	
Cholesterin	
Cholinesterase	
CPK	
Eisen	
Eisenbindungskapazität	
Elektrophorese	
Albumine	
Alpha-l-Glob.	
Alpha-2-Glob.	
Beta-Glob.	
Gamma-Glob.	
Gesamteiweiß	
Gerinnungszeit	
GLDH	
Harnsäure	
Harnstoff	
Hydroxyindolessigsäure	

* Mengenangabe von Serum, Plasma, Vollblut, Urin usw.

Anhang: Normalwerte des eigenen Labors

Normalwerte	Erforderliches Material*
....	....
....	....
....	....
Kalium (Serum)	....
Kalium (Harn)	....
17-Ketosteroide ♂	....
♀	....
Kongorotprobe	....
Kreatin (Serum)	....
Kreatin (Harn)	....
Kreatinin (Serum)	....
Kreatinin (Harn)	....
Kupfer (Serum)	....
Kupfer (Harn)	....
....	....
....	....
....	....
LDH	....
....	....
....	....
Magnesium (Serum)	....
Magnesium (Harn)	....
....	....
....	....
Natrium (Serum)	....
Natrium (Harn)	....

* Mengenangabe von Serum, Plasma, Vollblut, Urin usw.

Anhang: Normalwerte des eigenen Labors

Normalwerte	Erforderliches Material*
Noradrenalin	
Phosphatide	
Phosphor, anorganischer (Serum)	
Phosphor, anorganischer (Harn)	
Proteingebundenes Jod (PBI)	
Rest-N	
Saure Phosphatase	
SGOT	
SGPT	
Triglyzeride	
Vanillinmandelsäure	
Xylose-Resorptions-Test	
Zweifarbstoff-Test	

* Mengenangabe von Serum, Plasma, Vollblut, Urin usw.

Nachwort

Verfasser und Verlag sind dankbar für Vorschläge zur Änderung, Verbesserung, Ergänzung und Erweiterung dieses Buches.
Bitte verwenden Sie für Ihre Nachricht den beigehefteten Vordruck.

Anschriften:

Dr. med. German Weiß
Schießgrabenstraße 4
8900 Augsburg

J. F. Lehmanns Verlag
Agnes-Bernauer-Platz 8
8000 München 21

WEISS „Diagnostische Bewertung von Laborbefunden"

Für eine Neuauflage schlage ich vor:

Datum

Absender
(bitte Stempel und Unterschrift)